综合医院心身疾病案例诊治分析

主　编　许兰萍　郎森阳　姜凤英

副主编　胡佩珍　赵志付　冯　杰

编　委　（按姓氏拼音排序）

洪宝瑟　李晨阳　栾一禾

吕晓飞　石　慧　史以珏

汪爱虎　张　成　张　娟

北京大学医学出版社

ZONGHE YIYUAN XINSHENJIBING
ANLI ZHENZHI FENXI

图书在版编目（CIP）数据

综合医院心身疾病案例诊治分析/许兰萍，郎森阳，姜凤英主编．—北京：北京大学医学出版社，2012.1

ISBN 978-7-81116-786-3

Ⅰ.①综… Ⅱ.①许… ②郎… ③姜… Ⅲ.①心身病—诊疗 Ⅳ.①R749.92

中国版本图书馆 CIP 数据核字（2010）第 031959 号

综合医院心身疾病案例诊治分析

主　　编：许兰萍　郎森阳　姜凤英
出版发行：北京大学医学出版社（电话：010-82802230）
地　　址：（100191）北京市海淀区学院路 38 号　北京大学医学部院内
网　　址：http：//www. pumpress. com. cn
E - mail：booksale@bjmu. edu. cn
印　　刷：北京瑞达方舟印务有限公司
经　　销：新华书店
责任编辑：药蓉　刘燕　**责任校对：**金彤文　**责任印制：**张京生
开　　本：880mm×1230mm　1/32　**印张：**13.125　**字数：**448 千字
版　　次：2012 年 1 月第 1 版　2012 年 1 月第 1 次印刷
书　　号：ISBN 978-7-81116-786-3
定　　价：45.00 元

序

通向临床心身医学之门

当前在推进生物-心理-社会医学模式的进程中，心身医学越来越成为广大临床医学工作者关注的热点。心身医学与心身疾病是一门研究精神与躯体，即用心身相关的立场研究人类健康和疾病的新兴医学学科。它反映了传统生物医学模式向生物-心理-社会医学模式的重大转变，具有重要的理论意义和临床实践价值。心身疾病是指心理因素起重要作用的躯体疾病，占临床各科疾病的25%～35%。研究心身疾病的病因、病理、临床表现、诊治和预防是心身医学的重要任务之一。正确认识躯体疾病的心身相关原理，采用心身结合的综合诊治措施，必将加速疾病康复，阐明疾病本质和推动整合医学科学研究。

心身医学临床与教学在我国尚处于起步阶段，目前尤其要处理好普及化与专业化这一对应关系。普及化要求向医院、学校、社区、社会普及心身医学的理念、心身疾病防治知识，关注每个人的心身健康和人格发展。专业化是指医务人员的专业化，心身医学服务工作的规范化、科学化和人性化。在心身医学临床医疗和学科发展的初级阶段，在普及化和专业化水平都比较低的今天，更要强调以普及化促进专业化。如果过分强调专业化，忽视普及和宣教，我们会寸步难行，心身医学就难以在社区医疗和综合医院临床各科普及、生存并发展；如果过分强调普及，忽视专业化进程，我们就将永远停留在临床低水平的重复，最终心身医学也没有生命力。

多数心身障碍的病因至今尚不清楚，其中包括占住院床位20%以上的心身疾病，以及近年来备受关注的多发病——焦虑抑郁障碍。由于病因不明，因此尚没有可靠的实验室检查指标作为多数心身障碍诊断的参考依据，但是作者通过多年来临床资料的积累和长期对心身疾病规律的研究，发现大部分相同诊断的病例有相似的临床表现、类似的预后，且对相同的治疗有相近的疗效，可见，相同的诊断可能有共同的生物、心理和社会因素。由于心身疾病是由生物、心理、社会多因素致病，且临床表现、症状结构错综复杂，因此常有诊断错误。由于漏诊和误诊，难以制订正确的治疗方案，而致延误治疗，从而痛失最佳综合治疗时机。长期以来，基层医师对心身疾病的了解不够，使相当数量的心身疾病病人求医无门，使患者长期处于反复求医的心身障碍状态。

自20世纪中叶抗精神病药物被用于临床以后，心身疾病的治疗面貌得到改善，以后又不断有各种抗抑郁药、抗焦虑药、抗躁狂药等被开发出来。由于抗精神病药物的不断丰富，医生的选药空间不断扩大，这就对医生提出更高的要求，不仅要求医生对抗精神病药物有丰富的知识和用药经验，更重要的是对心身疾病的诊断水平、心理咨询与治疗技能的要求提高。由于常见的心身疾病没有客观的生物学指标作为确诊参考依据，因此临床各科医生必须具备良好的临床诊断技能。各科医生应该掌握收集资料、描述精神症状和分析病因等临床资料的技能。心身医学是一门专业程度较高的交叉学科，除常见的心身反应、心身障碍与心身疾病外，还有各种疑难复杂与罕见的疾病。

近年来，随着我国心身医学教育事业的发展，我国出版了大量的心身医学参考书籍，但它们多数为系统性理论介绍；而具有深入性分析与经验性总结、具有特色性的心身疾病案例诊治分析的专著较少。作为综合医院的医生，我们不但要有一定的心身医学理论知识，还应具有丰富的临床实践经验。许兰萍主任医师积累了三十余年的心身疾病诊疗经验，总结了她本人及他人的临床实践与体会，通过解析各种心身疾病案例，详细论述了各系统心身疾病的诊断与处理的原则、方法，并介绍了心得体会。在搜集了大量心身疾病病例资料后，许兰萍主任医师编写了《综合医院心身疾病案例诊治分析》一书。这无疑是一项很有意义的工作，比其他临床学科难度更大，因为临床各科心身障碍病例的诊断结论很少有病理或实验室检查结果可供参考，而主要依靠临床病史资料、随访结果及反复论证。本书参考了国内外近期文献，结合作者的临床实践，系统地介绍了心身医学理论、诊治方法和实际病例，向读者提供了较为典型的心身障碍的病例，对每个病例进行讨论分析，作出诊断和鉴别诊断，同时叙述治疗的经过、对预后的推测和点评。本书可供综合医院各科临床医师、社区全科医生、医学生和各级医务人员参考，可作为心身医学临床技能训练的参考读物，也适合初中以上文化的广大读者阅读。本书收集的病例中有的是少见病种，有的是经过了曲折的诊断过程，其中有经验，也有教训。相信读者通过对每一个病例的细致推敲，一定能悟出其中的诊断思路，对提高心身疾病临床诊治水平会有很大帮助。

该书有以下几个特点：

一是理论与实践相结合。作者长期在医院担任神经内科的临床教学工作，她没有从书本到书本，而是将临床教学、研究和实践相结合。她能够了解基层医疗、临床各科医务人员和患者家属的需求及想法。这对于一个有志于临床心身医学研究事业的主任医师来说是难能可贵的，令笔者钦佩不已。理论是灰色的，生命之树常青，没有临床实践就如同作家缺少生活，而写不出有生命力的精彩篇章。

二是力求通俗易懂。本书尽量避免冗长繁杂的理论分析，而是通过大量的案例介绍，使具有一定的医学、心理学基础的医师和具有较高文化素养的患者家属读得懂、喜欢学，并从中有所启发，有所收获。尤其是案例分析篇中提供的案例全部来自多年工作在综合医院一线中的各科临床医师，更使大家读起来倍感亲切，并愿意进一步学习和尝试实践。

三是突出实用性和可操作性。本书介绍的心身医学理论简明浅显，引用的案例全部来自临床，提供的各种心身诊疗方法和技巧简单易学，便于临床各科医师借鉴、模仿和运用。

我从事心身医学临床教学、科研已有二十余年，深感要做好一个临床心身科医生实属不易，除了学习前人的经验总结——理论之外，精湛的医术主要依靠临床经验的积累，而经验的获得并不是靠一时的灵感和体会，而是需要通过大量实践才能获得。病例是临床经验的源泉。对于尚缺乏可靠的实验室指标作为诊断依据的心身疾病来说，积累临床经验显得格外重要。医学杂志上刊登的病例讨论之所以受到医生的广泛欢迎，其原因可能也就在于此。本书是一本通俗易懂的心身疾病临床诊疗专业普及读物，具有实用性与启发性，可以使我们学习作者的宝贵经验，在心身疾病临床工作中少走弯路，尽量避免漏诊、误诊和误治，提高医疗水平。本书具有实际应用的意义，将是一本对心身医学工作者有价值的参考书，并会对其他有关学科的医生有所裨益。

当然，从更高的专业要求看，本书的作者为涉足心身医学工作多年、经验丰富的各科临床医师，由于专业有所区别，不同作者对病例的分析方法也有所不同，心身疾病的分类诊断标准有待科学规范化，案例的深度尚有待挖掘。但这对于一个临床医师来说已经很不容易了，希望许兰萍主任医师继续努力，加强深入临床心身疾病的研究，为综合医院临床心身医学的发展作出更多的贡献，取得更出色的成果，并引领更多的综合医院医务人员通向临床心身医学之门。

苏州大学附属一院精神心理科教授
中华医学会心身医学分会　副主委
江苏省心身-行为医学会　主任委员
吴爱勤

2011年10月

前　言

近30年来，社会、经济变革不断深入，伴随着社会转型、科技进步、经济发展和生活改善，家庭结构、人们的价值观念都在发生转变，人们的心理问题日益凸显，心身疾病患病人数迅速增长。

当代，科学高度分化，高新技术层出不穷，科技发展呈现出爆炸式增长的态势。生物医学知识累积到今天已经形成了严密的体系结构，研究进一步向微观深化。与此同时，我国医学界热衷心身医学的专业人员选择接纳生物-心理-社会医学模式并探索至今。我们应清醒地看到：医学整合既是医学自身分化的必然结果，也是医学走向的必然要求。我们深知医学模式转换的艰难，不期盼全体医生都走模式转换的道路，但是我们可以通过组织综合医院多学科人员相互合作以弥补个人知识的不足，通过不同专业人员的相互配合以对现有的职业资源进行整合，组建心身医学团队，努力促进健康观、疾病观、治疗观的根本改变。我们还应倡导祖国医学的整体观、哲学观与“上医治未病”的核心思想，关注大脑、心理和躯体的相互作用，研究心理与生理之间的心身关系，学习在临床工作中配合心理治疗。

实践是检验真理的唯一标准。在多年的临床实践中，我们体会到心身疾病的一些特征：发病因素与情绪障碍有关，大多与某种特殊的性格类型有关，发病率有明显的性别差异，同一患者可以有一种或几种疾病同时或交替发生，患者常有类似的家族史，病程往往有缓解和复发的倾向。当我们以临床实践为基础，站在整体观的角度，面对健康和疾病时，我们要重视人文精神、心理应激、微观基础和心身整体。依此理论模式，我们用中枢神经精神药物治疗心身疾病，治愈比例甚至可高达40%～80%，但同时我们也面临“违法”的尴尬。由此使我们进一步认清中西医学结合的契合点：决定论原则、分析与综合统一的原则、功能与结构统一的原则以及进行神经系统整合的必要性，通过这些契合点可增强我们推动这项事业的动力。我们更从临床实践中触摸到医学革命的脉搏，深刻感受到应该修正现有一切违背人本主义的临床医学诊疗体系。我们应在医学中融入人文精神。在此基础上，我们积累并编撰了这本心身疾病诊治案例分析，以期为推动心身医学事业的发展努力共进。期望由此引申整合我们的诊断体系，探讨心身疾病诊断的统一性和规律性，并整合我们的治疗体系，开创临床应用中枢神经精神药物（我们更愿意称其为神经递质药物）治疗心身疾病的适应性、合法性。

“小荷才露尖尖角，早有蜻蜓立上头。”心身医学是一门具有无限朴素、自然，又充满鲜活生命力的整合学科，与其他学科有广泛而密切的交叉融合。然而，心身疾病又常常是病因不清的，症状常错综复杂，在理论上也莫衷一是，所以我们在不停地探索和尝试。由于我们自身水平有限，书中不免有错误或缺陷，挂一漏万，恳请同道批评指正。

主编　许兰萍

2011 年 9 月

目　录

诊治思路篇

绪论

以整体观促进一场医学观念上的革命

著名医学史专家波特认为，在医学征服了许多严重疾病之后，医学的目标已不再清楚，它的授权变得混乱起来，人们不得不重新确定医学的目的，确定医学的人文价值。

一、现代医学需要一场革命

希波克拉底说："医学家必须同时是哲学家。"古罗马盖伦医生说："最好的医生也是哲学家。"医学模式属哲学范畴。中医学的模式为前瞻性认识，中医指导实践已有两千余年的历史。《内经》"医道"中详述了时令、季节、风雨、晦明、晨昏、昼夜、岁月、星辰、方位、地域等各种自然界的环境和其当前、既往以及未来的变化对人体产生的影响及其与疾病的关系（射线、磁场、航天医学、潜水医学、生物钟、时区病等都包含其中），大量的工作有待开展。中国的整体医学模式是全息、全方位的，它的特点是整体性的、融合性的。西方医学的模式为回顾性认识，随医疗实践情况而改变，20 世纪发展为生物-心理-社会医学模式，这种现代医学模式源于疾病谱的演变，而疾病谱的演变与人类活动时空的改变密切相关。疾病的发生、发展与遗传、生物学、地理、季节、气候、环境、居住条件、饮食卫生、生活习惯、经济文化、教育水平等密不可分，同时也与个体的心理特征有密切的关系。

我国心身医学的前驱杨菊贤教授指出：临床医师过早或过分的专业化将使医生逐渐形成单科思维，他们习惯从本专业的角度分析或处理问题，以有限的本专业知识分析患者复杂的病情，难免会引起分析局限或判断失误，进而限制本学科的发展。这样的生物医学模式的特点是：

1. 忽视心身是整体的、相互影响的，从而忽略了心身共病问题。

2. 强调生物学指标是诊断疾病的最终指标。

3. 只注重诊治技术对人体生理、病理方面的作用，忽略了诊治技术对伦理、社会、法律方面的影响，忽略了当代医学技术对传统伦理社会问题的挑战。人们对人体的干预越来越大，引发的伦理、社会、法律方面的问题越来越多。

4. 偏重于治疗，而忽视照顾和护理。

5. 重视近期某些生命指征的改善，而对整体生命质量的关心不够。

6. 对医学经济问题的处理常常缺乏正确的宗旨，因而往往给患者造成不应有的损失，并常因此引发医疗纠纷。

7. 常缺乏必要、充分的比较，如内外、介入、传统、生物、中医、精神心理方面的比较。

8. 对如何发挥患者的作用，如何吸取周围医生的智慧，如何与医院管理连接，未能给予足够的重视。

9. 缺乏科学的决策程序与思维程序。

10. 常忽视疾病的心理因素。

这样的生物学模式导致的结果有：

1. 抗生素引起的菌群失调。

2. 抗风湿药（非甾体抗炎药和糖皮质激素）导致的溃疡和消化道出血。

3. 手术（如胃及胆囊切除术、扁桃体摘除术、脊柱手术、介入、器官移植手术等）仍不能改善患者整体的生存状况。

4. 过度检查、过度治疗、过度用药使资金大量消耗，但疗效甚微，加重了患者的心理负担。但临床大部分医师对此认识不足，导致病情延误，治疗难度增加，使之成为医学发展的阻力。

5. 我国的临床误诊率在30%左右；疑难病例误诊率达40%以上。按照现代疾病分类系统，人类大概会患上22 000种疾病，还有各行其是的治疗（过度检查、治疗、手术、用药、保健等），这些均会导致社会财力、人力资源的浪费以及患者躯体和心灵上的痛苦。

科学的开始就是提出问题的开始。我们必须要进行一场医学观念上的革命：当我们享受现代文明的时候，要看到现代文明最大的缺陷是反自然；当我们无休止地推崇医学现代科学技术的时候，要看到现代医学对人体的过度干扰破坏；当我们用费用高昂的先进技术设备来维持脑死亡患者的生命体征时，要看到这既是对救死扶伤的异化，又显现了医疗体制的弊端；当我们处心积虑地寻找病原菌时，却忽略了我们的祖先于两千多年前就提出的用“七情六淫”（喜、怒、忧、思、悲、恐、惊，风、寒、暑、湿、燥、火）来整体把握病因。达尔文医学认为：假定某种被现代医学认定的有害细菌侵入人体，引起人体免疫应答，但因为这种应答是进化的结果，因而很可能它是人体正常生理所需要。从现代医学的角度看，杀灭或防止细菌的侵入是明智的，可以预防疾病；而从达尔文医学的角度看此举却未必明智，因为它取消了应答，从而妨碍了正常生理。现代医学能够延长个体寿命，却可能削弱物种进化优势。“没有内热不遭外感”，外因是通过内因而起作用的。否则，怎样解释我们口腔、肠道里存在无数细菌，它们却能在平衡状态下相安无事？当我们强调降血压的时候，要看到神经内分泌的影响。因为导致血压大幅波动的重要原因是不良的生活事件和负性情绪，所以要引入心理支持的概念。当我们治疗脂肪肝的时候不要以为营养过剩、脂肪过多才会引起脂肪肝，营养不良、减肥过度或减肥过快也会引起脂肪肝；当我们强调降脂达标的时候，要看到个体差异；当我们机械地按照各种疾病治疗指南叠加应用各种药物的时候，要顾及人体的承受能力和药物的不良反应；当我们频繁使用 CT 检查的时候，要看到其致癌危险的增加……我们要充分认识并运用“福祸相依、物极必反、主次矛盾”等哲学观以指导临床实践。

但是，众所周知，几乎所有复杂性疾病都受到多基因和环境的影响。同一种疾病的不同亚型以及不同疾病之间发生和发展过程中的共性特征在破碎化的诊疗体系下会被丢失，我们会失去不少用简单方法进行治疗或早期干预的机会。

从生理心理学的发展中，可以看到哲学观点起着重要的导向作用。整合论就是要用全局观点来整合技术还原论取得的微观成果，而不是抹杀或否定微观机制。西医看到的是清晰的局部，而中医看到的是模糊的整体。陈竺指出：医学研究应首先从人这个复杂的生物系统本身开始，在捕捉和了解其整体特性和规律的前提下着手进入微观领域，也就是说应该采用从整体到局部的研究策略。应先看到整体，尽管开始很模糊，但在明确人体的系统运行功能和状态基础上逐步向局部直至最小单元进行科学的还原分析，最终使其自上而下地逐层清晰化。

2000 年人类基因组计划首次破解了人类基因密码，绘制出人类约 3 万个基因 30 亿个碱基图谱。科研人员得出人类 99.9%的基因都是彼此相同的、个体的遗传差异为 0.1%的结论。0.1%的差异意味着每个个体身上 30 亿个碱基对中包含大约 300 万个差异。这是人类在基因组学层次上对个体差异内在依据的初步认识。2006 年 11 月，由美国科学家领导的一个国际科研小组宣布，基因密码的差异不是 1%，而是 10%甚至 12%。这些差异综合作用，使基因差异巨大而复杂。这个研究结果清楚地昭示：人类的个体差异比我们预料中的更深刻、更复杂、更广博。

医学专家秦伯益院士谈到当前我国医学科研存在着四大误区：其中之一是基础医学在进步，而医学模式在倒退。目前部分研究者言谈间离不开分子和基因，而放松了对宏观层面医学科学的研究，导致小问题越做越深，大问题越做越少。目前医学院校众口一词齐念“基因经”，共挤“干细胞”的独木桥。从各部门审批的科研项目中便可窥出“重微观轻宏观，重基础轻临床”的状况。

李政道教授展望 21 世纪时指出：有人认为找到最基本的粒子就会知道最大的构造，其实不然。比如对真空的研究就必须在微观的粒子与宏观的真空两个层面同时进行。生命科学也一样，仅是基因不能揭开生命之谜，生命是宏观的。如果说 20 世纪的文明是宏观的，那么 21 世纪应是微观与宏观结合成一体。

列费弗尔说：我们把现代性理解为一个反思过程的开始，一个对批判和自我批判某种程度进步的尝试。科学的每一个进步都是对以往科学定论怀疑的结果，它常常意味着思维的进展和认识的提高，是对历史所采取的辩证态度。

创新是一个民族的灵魂。民族文化是一个国家的精神支柱。只有民族的才是世界的，只有品牌的才是最好的。我国的医学事业发展必须适应国情、民情和科学规律，必须走民族化、特色化和中西结合的发展道路。

科学家许田在文章“如何更上一层楼”中说：教育体系里有猖獗和盲目的拜金主义、功利主义和裙带主义风气。最优秀的人走了，老一代退休了，商业化站稳了脚跟。我们面临的社会已经由理想主义转到物质主义。传统已经被打破，求真求实的人大都已离开，重建这种东西（求真求实）极其困难。这种拜金主义促使人们不顾一切地想要“迅速致富”，很少有人有耐心从事纯理论探索的工作。他说，不论在教育的哪个领域占据上风的都是最有关系而非最有理想的人。中国对教育的投资或许比其他国家大，但我们还未能教会人们的是重视思想，重视学者的生命。中国需要的是一场“新的革命”，以摆脱“教育人们循规蹈矩、不求创新的体系”。

二、以整体观促进一场医学观念的革命

物理学家、量子论的创始人 M. 普朗克说：“科学是内在的整体，被分解为单独的部门不是取决于事物的本质，而是取决于人类认识能力的局限性。”科学经历了综合、分化、再综合的过程。医学科学同样也遵循这样的一个规律。医学发展的进程体现了“整体医学—医学分化—医学整合”的历史走向。

天下大势，分久必合，合久必分。医学整合是对分化状态的医学各部分进行合理整合。医学整合的目标是充分发挥医学的科学—人文价值潜能，使医学协调、均衡、科学地发展，以适应医学发展的内在需求。

整体观认为整体大于其各部分之和，各部分在动态上是相互联系和相互依存的。现代医学首要的错误是假设把某些要素从整体中提出来，并尽可能在分离的状态下认识它的真相，而实际上这种在与它们密不可分的整体相分离的状态时将不能准确地反映它们在整

体中的情形。好比研究大树的枝芽、茎叶，而忽略滋养其的根须、主干及土壤。

我国中西医结合已有两百多年的历史，经历数度兴衰。现在是研究这个领域的最佳时期。在国外，中医结合也逐渐兴起，中西医学两个体系的界限已逐渐消失。将西医纳入中医的医学模式，表明中医的指导思想是正确的，它将指导西医学发展。但另一方面，中医若不用现代科学技术验证自身的科学性，而只强调特色，便失去科学性和先进性。哲学可以启迪科学技术的发展，但科学技术的机制却不能用哲学观点作解释，只能用实验方法来验证、阐明与提高。

不能否认，中西医在某些方面是对立的，在学术上它们各走一条路。在中西医结合方面成就斐然的医学前辈薛崇成先生指出："若从前者（注：指中医），则中医若有长处，好像只在药物方面；若从后者，则西医的工作表现支离无体系，不像中医对各方面因素考虑得周详。人们学习了巴甫洛夫学说后，体会到只有以之为桥梁与准则，才能使中西医汇合沟通。"

中西医结合的契合点在于：中医中的阴阳平衡与现代生物学有异曲同工之妙；天人合一与健康环境因素十分相似；辨证施治与通过药物遗传学为每一个患者找最适合的药物十分一致；复方理论、各种疗法的综合使用、鸡尾酒疗法等都讲究整体、注重变化。正像陈竺指出的，我们要用中医的原始和质朴的、讲究整体、注重变化为特色的治未病和辨证施治理念和西医的现代生物学手段和方法来研究亚健康以及慢性复杂性疾病。会聚东西方两种认知力量将是使现代医学向更高境界提升和发展的一种必然性趋势。这种会聚使中西医的内涵不断丰富和进步，逐步突破中西医学之间的壁垒，使融中西医学思想于一体的21世纪新医学得以建立。

希波克拉底指出：许多病害是本能的自愈。患者自身同疾病斗争即是一种治疗。医生所能做得最好事情是，给人体以能够发挥自愈力的机会。贝尔纳说：疾病能自己痊愈。很多证据表明在没有艺术家（医生）干预的情况下，疾病能很好地自愈。让我们记住流传于医学界的撒拉纳克湖畔的医学名言："有时，去治愈；常常，去帮助；总是，去安慰。”

英国学者伊文斯认为，医学人文学可以从两条途径来改变医学，一种是通过倡导人文关爱来软化技术导向的医学实践，但在本质上它并没改变生物医学的性质；另一种是综合路径，即将医学人文精神整合于现代医学之中。这也是中西医学的契合点。

“一个民族要想登上科学的高峰，究竟是不能离开理论思维的。”（马克思）中华民族应该以自己的文化、自己的祖先为荣。文化保存要由文化自豪开始。我们的医学早在2600年前就建立了先进的医学模式。中华民族在医学模式上的整体观与辨证论治对人类有较大的贡献。我们要继承之、弘扬之、发展之。

我们要将中西医联合起来完成我们的历史使命，促进一场医学观念上的革命！

案例分析篇

第一章
与呼吸系统有关的心身疾病

病例1 胃溃疡、胆囊炎切除术后、肺栓塞、左下肢深静脉血栓、原发性高血压、焦虑抑郁状态

【病历摘要】×× 男，37岁，已婚，工人。

患者2000-07-07因“右侧胸腔积液、结核性胸膜炎、原发性高血压三期、胃溃疡、胆囊炎切除术后”出院。出院后胸闷、憋气1个多月，诊断为“肺栓塞、左下肢深静脉血栓、原发性高血压一期”。确诊后住院溶栓治疗，每日尿激酶100万单位静点抗凝。出院后予华法林2mg/d、盐酸地尔硫䓬（恬尔心）30mg，每日3次，吲达帕胺10mg/d维持。一直感到胸闷憋气、气短、颈胸背痛、烦躁，未行治疗。2000-12-5日因“阵发性头晕、心悸、恶心、疲劳乏力2周，睡眠差、食欲差，无生欲，且胸闷、憋气加重，怕声音，易激惹，有濒死感”至神经科门诊就诊。

【既往史】患者于1992-03-16因“胸闷、气短、憋气及右上腹痛十余天”门诊行超声检查，诊断为“右侧胸腔积液、慢性胆囊炎、胆石症、结核性胸膜炎”，行抗感染、抗结核治疗，1年治愈。

【个人史】27岁结婚，生一女。2000-11-20下岗（半个月）。

【心理社会因素】患者性格内向、急躁多虑、争强好胜，但长期体弱多病，间断工作，性格内敛忧郁，有家庭冲突，常郁郁寡欢。

【体格检查】BP 140/90mmHg，P 80次/分，R 24次/分，T 37℃。神经系统未见阳性体征。精神检查：悲观失望，自觉：“快不行了，得死。求医生不要让自己再受罪了。”

【辅助检查】

1. 2000-07-07肺通气功能灌注扫描：肺血管左肺下叶前段梗死。

2. 2007－07－07 下肢血管造影：右下肢深静脉血栓。

3. 2007－12－04 凝血酶原时间正常。

【病例分析】患者躯体疾病诊断明确。由于长期慢性疾病，患者心情不悦。家人只知其“脾气大，不好侍候”，没有给予更多的精神支持。医生亦不关心其心理状态，不注意管理患者的情绪。迁延日久，致患者多病缠身，导致恶性循环，最终致工作不能胜任而下岗。这进一步使病情恶化。

【诊断】胃溃疡、胆囊炎切除术后、肺栓塞、左下肢深静脉血栓、原发性高血压、焦虑抑郁状态。

【治疗】

1. 认知疗法　告知患者他所表现的症状并不都是肺部疾病的症状。肺疾病已经稳定，主要是情绪问题，让其不要紧张害怕。同肺疾病一样，情绪不好也是可以治愈的。

2. 求得家庭社会支持　告诉家属患者脾气大、易激惹是疾病所致，要求亲属关心、体贴他，使其感到温暖。要求单位妥善安排其生活，给予其应有的照顾。

3. 药物治疗　氟哌噻吨美利曲辛 0.5mg/d，氟西汀 20mg/d。2 周后患者症状好转，停氟哌噻吨美利曲辛，继服氟西汀。坚持服用 5 个月后患者情绪稳定，头晕、胸闷等症状均消失。患者自己联系到新的工作，重返社会。

【点评】肺栓塞与焦虑的症状很多有重叠，肺栓塞治愈后患者仍然有胸闷、憋气，加上情绪反应，就应考虑心理精神问题了。

病例 2　慢性喘息性支气管炎、高脂血症、糖尿病、焦虑状态

【病历摘要】××　女，70 岁，已婚，退休工人。因“胸闷、憋气 5 年，周身疼痛 1 年，加重 4 个月”于 2005－05－17 至神经内科门诊就诊。

患者于 5 年前自觉行走后胸闷、憋气。行肺功能检查，诊断：慢性支气管炎、阻塞性肺气肿。反复多次服用西药治疗，略有缓解。1 年前开始有全身肌肉酸痛不适、疲劳乏力，口干、眼干，无发热、皮疹、四肢关节肿胀，有全身针刺样痛，部位不定。诊断

"多肌炎?"行多项检查未见明显异常。服"健骨钙"、"益肾口服液"等无效。服布洛芬稍好转，先后至心内科、呼吸科、风湿免疫科诊治未见好转。自起病来患者有急躁、心悸、多汗、食欲缺乏、失眠、便秘、尿频。近4个月病情加重不能做家务。

【既往史】喘憋史20年，冬春季发作多；餐后腹胀、上腹痛5年；4年前出现右小腿红色斑丘疹，服药后缓解；发现血脂高、血糖高1年，服用辛伐他汀、盐酸二甲双胍（格华止）。

【个人史】24岁结婚，生三男两女，性格内向、急躁、争强好胜、多虑。

【心理社会因素】患者家境不宽裕，又想为子女买房，将家中全部积蓄投入股市，却因股市下跌，致血本无归。患者感着急悔恨，又不善宣泄，自己生闷气，先后出现胸闷、憋气、全身疼痛、血糖增高。

【体格检查】BP 140/90mmHg，P 78次/分，R 22次/分，T 37℃。神清合作，言语流利，颅神经（—），四肢肌张力正常，腱反射降低，肌力Ⅴ级，双侧病理征（—），感觉障碍（—），共济失调（—）。心界不大，心律齐，无杂音，双肺呼吸音稍粗，双肺未闻及干、湿啰音，双下肢轻度可凹性水肿。

【辅助检查】

北京协和医院

1. 2003-10-17 胸片：两肺纹理增多、增粗，主动脉迂曲钙化。

2. 2003-10-27 心脏彩超：心脏结构及功能未见异常。

北京朝阳医院

1. 2001-12-07 肺功能：阻塞性通气功能障碍（重度），弥散量降低（中至重度）；"硫酸沙丁胺醇气雾剂"扩张试验阴性（FEV_1 值提高8%）。

2. 2003-09-24 心电图：正常。

3. 2003-09-25 生化全项：A/G 1.2，CK 35IU/L，TBIL 1.3mg/dl，IBIL 1.1mg/dl，AC 17.7mmol/L，Glu 111mg/dl。

4. 2004-03-12 生化全项：

项目	结果	单位	参考值
总胆固醇（CHOL）	237	mg/dl	140～220
低密度脂蛋白胆固醇（LDL-C）	141	mg/dl	70～130
肌酸激酶（CK）	38	IU/L	40～140
葡萄糖（Glu）	134	mg/dl	60～110

5. 2004-03-16 心脏彩超：心内结构未见明显异常。

6. 2004-10-11 尿常规：正常。

7. 2004-10-16 颈椎 MRI：颈椎病，$C_{3\sim4}$椎间盘突出。

8. 2004-10-22 骨密度：腰髂严重低骨量范围。

9. 2004-10-22 生化全项：

项目	结果	单位	参考值
白、球比例（A/G）	1.2		1.5～2.5
肌酸激酶（CK）	33	IU/L	40～140
二氧化碳结合力（CO_2）	13.2	mmol/L	21～30
葡萄糖（Glu）	146	mg/dl	60～110
前白蛋白（PAB）	0.14	g/L	0.2～0.4

10. 2004-10-22 风湿、类风湿实验室检查示 C 反应蛋白 2.78mg/dl（正常＜0.8mg/dl）。

11. 2004-10-22 血常规：正常。

12. 2004-10-24 ESR：34mm/h。

13. 2004-10-25 血清蛋白电泳：

项目	结果	参考值
白蛋白（ALB）	56.9%	60.0%～71%
α_1 球蛋白	3.3%	1.4%～2.9%
α_2 球蛋白	10.7%	7.0%～11.0%
β球蛋白	11.1%	8.2%～13.0%
γ球蛋白	18.0%	9.0%～16.0%

14. 2004-10-28 体液免疫：

项目	结果	单位	参考值
IgG	1490	mg/dl	723～1685
IgA	534	mg/dl	69～382
IgM	315	mg/dl	63～277
补体 C_1	34	mg/dl	85～193
补体 C_4	24	mg/dl	12～36

15. 2004-10-28 自身免疫：抗 SM 抗体（—），抗 RNP 抗体（—），抗 SSA 抗体（—），

抗 SSB 抗体（—），抗 JO-1 抗体（—），抗 SOL-70 抗体（—），抗核糖体抗体（—），抗核抗体（—），抗双链 DNA 抗体（—）。

2004-11-11 心电图：正常。

【病例分析】

1. 老年女性，慢性病史。
2. 主要症状：疲劳，全身疼痛。
3. 既往史：喘憋史 20 年。
4. 个性特征：性格内向急躁、争强好胜、凡事多虑。
5. 辅助检查：除肺功能、血脂、血糖外，余未见异常。

慢性疼痛与心理关系密切，与焦虑关系更密切。疼痛的体验所导致的负面影响包括持续感觉到的挫折、愤怒和失望，而消极的自我评价是持续疼痛的通常表现。焦虑性疼痛常见的为紧张性头痛，也有背痛、腹痛、胸痛、肌肉痛，同时伴有明显的焦虑情绪，如紧张不安、心慌、气促、出汗等。疼痛部位不如抑郁症的部位固定。由于恐惧是疼痛的一种自然结果，避免引起恐惧的事件用于处理急性疼痛是恰当的，但对于慢性疼痛患者的恢复不一定效果很好。通过对 87 例慢性背痛的病例研究，我们认为影响患者返回岗位最大的障碍是难以避免引起疼痛的事件。与恐惧相关的疼痛产生原因可能使患者对躯体疼痛感觉的注意力增加。除此之外，研究发现，与

疼痛相关的恐惧增加了某种生理上的反应，而这种生理上的反应可能会对疼痛的严重程度和持久产生作用。有实验证明，恐惧增加了低位脊柱旁肌肉的反应性，这预示着患者在随后的体能测试中可能有更严重的疼痛产生。

【诊断】慢性喘息性支气管炎、高脂血症、糖尿病、焦虑状态。

【治疗】

1. 心理治疗　通过认知疗法讲明临床症状的心理生理关系；行为治疗包括放松训练、转移注意力等。

2. 药物治疗　帕罗西汀 20mg qd；氟哌噻吨美利曲辛 1 片 qd；劳拉西泮 0.5mg qn。2 周后复查示全身刺痛消失。改为帕罗西汀 20mg qd，谷维素 10mg tid。维持治疗 8 个月患者逐渐恢复社会功能，后每周 40～60mg 帕罗西汀至 1 年。

【点评】患者就诊多科未能明确诊断“疼痛”问题，最后在神经科给予正确的诊治。临床医生必须关注患者的精神层面，如医生再向前走一步就是一个心身兼顾的医生。反之，如果接诊医生实在不敢涉足精神领域，亦要学会识别相关患者并将其转诊至心理精神科。

病例 3　支气管哮喘、焦虑抑郁状态、躯体形式障碍

【病历摘要】××　男，13 岁，初二学生，成绩中下等。主因“间断性哮喘两年半”至门诊就诊。

患者两年半前，因感冒发热，引发支气管哮喘发作，之后经常发作哮喘，大约每个月发作一次，每次持续 1 周左右。每次发作来势迅猛、突然。患者感到胸中发闷，立即发作哮喘。患者有呼吸困难、急促、鼻翼扇动、口唇青紫。经过抗感染治疗、吸氧、输液后好转。类似发作次数很多，患者及其家属曾想尽办法寻找哮喘的发作原因，将家中的家具全部换成原木的，把房间的顶棚都拆下来，用纸糊顶棚，但患者的哮喘发作依然不断。哮喘发作与体温没有直接关系，有时哮喘伴有发热，有时不热也喘，有时先热后喘，有时先喘后热。在发作频繁而严重时，往往不伴发热。发作时间集中在两个时间段，一个是在课堂上，绝大多数是在语文课、英语课上，

在课堂上发作往往都是星期一；另一个是在傍晚写作业时间。而在放假期间或者随学校去春游，或跟家长外出旅游期间，家长事先做好各种防范措施，但一次也没用上过。患儿自幼随爷爷、奶奶生活，周末回父母家，对父母较恐惧。患者小学成绩一般，上初中时家长交赞助费将其送到重点中学，学校离家较远，由父母接送。

【既往史】既往体健。无呼吸道疾病及免疫系统疾病史。

【个人史】无其他疾病史。性格内向，胆小任性。

【家族史】母：38 岁，体健，性格一般，溺爱孩子。父：38 岁，体健，性格暴躁，喜怒无常，对孩子严厉。父母无传染病史、遗传病史、免疫性疾病史。

【体格检查】T 36℃，P 96 次/分，R 20 次/分，BP 100/70mmg。神清合作，面色青灰，唇紫，呼吸急促，鼻翼扇动，三凹征（+），咽微红，两肺呼吸音对称，布满喘鸣音，未闻及水泡音，心音正常，律齐，腹平软，肝、脾未及，无压痛，四肢关节正常，神经反射（－）。

【辅助检查】血常规正常，血生化检查正常，嗜酸性粒细胞数值正常，血氧浓度低，CO_2 浓度偏高。胸片：心脏外形正常，支气管粗，两侧肺气肿，肋膈角光滑。

【心理测查】EPQ：P 65，E 40，N 75，L 35。焦虑：总分 43.6，躯体焦虑 15.6，广泛焦虑 10，分离焦虑 8，社交退缩 10，学校恐怖：4，抑郁：26。

【病例分析】

1. 支气管哮喘已发作两年半，发生在上中学之后。

2. 哮喘发作与感染无直接关系，理由：发作时体温与症状不平行，血象不高。

3. 患者及其家属曾积极查找过敏原，所疑过敏原均与发作无直接影响，免疫系统辅助检查无阳性表现，可考虑发作与过敏关系不大。

4. 发作时间多在语文课和英语课上，追问病史，此患儿最烦语文课及英语课，此两科的成绩最差，常不及格。做作业常拖拉，最怕英语老师。

5. 发作时间多在周一上午，因为他常常因病请假。患者请假后，再复课往往是安排在周一，平常患者周一早晨上学都比较勉强，早晨起来就不愉快，闹脾气，不是嫌衣服不对，就是嫌早点不对。一顿早点其母亲要征求他意见，并重新做 2～3 次。他还是不如意，勉强吃上两口便不肯再吃。母亲哄他好一阵儿他也不肯出门，直到爸爸大吼一声，才委屈垂泪地随母亲上路。

6. 晚间写作业时，患者经常是边写边玩，磨磨蹭蹭，非得家长在旁边监督，才能安心写作业。否则能拖到晚上 11 点以后。患者写完当天的作业，还要把以前的卷子改正，所以患者经常因为作业多而发脾气，闹起来就摔东西、撕课本。

7. 性格内向，胆小任性。

根据病例特点 4、5、6、7 条，再加上患者在外出游玩时，虽然条件艰苦，运动量大哮喘也不发作，说明他放松时不发作，可认为哮喘发作与情绪焦虑有关。

患者自幼在爷爷、奶奶家生活，上中学之后才回父母家。父母的教育方式不一致，父亲较严厉。患者与爷爷、奶奶的分离焦虑，对新的生活环境和学习环境的适应产生的焦虑，对中学教学方式的不适应，学习上的压力，这几方面都促成了他焦虑情绪的蓄积，没有得到及时调整。

从辅助检查看此患者性格内向、敏感而不稳定（N 分高），精神发育比较注重内心的主观世界，对外界客观事物适应性较差（P 分高），造成他内向的性格，使他没能建立良好的社会支撑系统，与同学还没有融合起来，就经常请病假，三天两头缺课。而且因为身体原因致家长对其过度呵护，患者上课迟到，中午接回家吃饭，放学即接回家，与同学的接触时间有限。其他同学都已互相熟悉，形成了相对固定的群体，而患者因客观条件再加上内向的性格，使他游离于群体之外。他的主动交往能力本来就弱，因此更难进入某个群体之中，从而切断了宣泄情绪的渠道，失去了社会支撑。当他焦虑、抑郁情绪蓄积到极点时，也有宣泄的表现，即在写作业时大哭大闹，摔东西、撕课本。可其情绪宣泄的方式不对，这种宣泄都会被严厉的父亲以更强大的力量威胁回去。这种主观上、客观上的各种原因，都使他的焦虑、抑郁情绪以内化的形式表达出来，即哮喘。也许最初的哮喘是因感染而起，但哮喘使他进入疾病角色，暂时脱离了使他难以适应、令他十分紧张的家庭环境和学校环境，摆脱了令他焦虑的作业，避免了课堂提问的尴尬和父亲的严厉呵斥，换回来的是轻松的休假、父母的精心照料和百依百顺的承诺。在他遭到心理冲突、情绪焦虑的境况时，哮喘便应运而生。

【诊断】支气管哮喘、焦虑抑郁状态、躯体形式障碍。

【治疗】

1. 心理治疗

(1) 症状发作时对症处理。学习自我放松技术。

(2) 改善家庭教育方式，建立和谐的家庭气氛。

(3) 与老师协商，制订合乎实际的期望值，以鼓励为主。

心理治疗：增加课余活动，鼓励他参加集体活动，在活动中建立自己的社会交往群体，使其融入群体之中。鼓励其学习社会交往技能，主动参与到同学的群体中。使其学会在群体中找到知心朋友，有不良情绪时可以向朋友宣泄，以得到朋友的正性支持。

2. 在急性发作时，给予吸氧、解痉药物，使发作能得到控制，使血氧分压维持在正常低水平。

3. 劳拉西泮 1/2 片（0.25mg）tid，共 3 天，3 天后哮喘基本消失后停药。

4. 氟哌噻吨美利曲辛 1 片 bid。

患者的哮喘以往发作要经历 4～5 天的吸氧、解痉药、输液等治疗，休假 1 周左右，恢复上课后仍要用解痉药。此次发作只 3 天即完全恢复，可以不用解痉药维持。用氟哌噻吨美利曲辛 1 个月，患者早晨上学及写作业时不再闹脾气，情绪平和，作业写得也较顺利。1 个月后改为 1 片/日，维持 1 个月后停药。停药后半年内曾有两次小的哮喘发作，仅使用 1/2 片劳拉西泮，未做特殊处理，半日后自然缓解。

【点评】科学是通过现象以寻求真实、寻求事物的本质。因心理精神因素至呼吸科就诊的哮喘患者的比例我们不得而知，但是流行病学告诉我们哮喘病的发病数量在逐年增加，且人在应激状态如警觉惊吓时易出现过敏，任何程度的精神健康不佳都会增加发生哮喘的危险。我们要冲破传统观念的束缚，敢于怀疑，在怀疑中发现真相、发现真理。“大疑则大悟，小疑则小悟，不疑则不悟。”只有具备这种精神才能透过现象看本质，破除轻信和迷信，冲破传统观念的束缚，使我们的诊断治疗系统不断创新和进步。明确哮喘与精神症状之间的因果关系和生理关系将需要进一步的研究。

病例 4　慢性阻塞性肺源性心脏病、焦虑状态

【病历摘要】×××　女，78 岁，退休工人。2007－02－28 呼吸科门诊主诉“喘息 10 年、加重 1 个月”，近 10 年喘息未明确诊断。冬季喘息重，无咳嗽。近 1 个月受凉后喘息加重，咳嗽轻，失眠明显。无青霉素过敏史。体检：口唇微绀，双肺呼吸音低，左下肺少许湿啰音，无干啰音。呼吸 25 次/分。双下肢不肿。2007－02－28呼吸科诊断：喘息性支气管炎史。治疗：①乙酰半胱氨酸(易维适)、金水宝、消咳喘。②慎用强力镇静催眠药。③长期吸氧。

2007－01－29 呼吸科诊断：慢性阻塞性肺源性心脏病(COPD)。治疗：盐酸奥昔布宁片、头孢拉定胶囊、丙卡特罗、祛痰灵、消咳喘。

2007－02－19 以“失眠 1～2 个月、入睡困难、心乱、心烦、气急”就诊于神经科门诊。诊断：神经衰弱。治疗：安神补心、百乐眠、氯美扎酮。

2007－02－28 神经科专家门诊：失眠、烦躁、恐惧、胆小（不敢一个人在屋里）、出汗。

【既往史】喘息性支气管炎史。

【心理社会因素】个性内向、急躁、争强好胜。10 年前丈夫去世，患者心情不悦，反复咳喘，一直迁延不愈，自己独身生活，儿女不在身边。

【体检】神志清，瞳孔右侧大于左侧，右侧青光眼术后。眼震（—），面纹对称，伸舌居中，四肢肌力未见异常，病理征（—），颈软，脑膜征（—），共济好。

【辅助检查】

1. 实验室检查：PO_2 64mmHg，PCO_2 55mmHg。

2. 胸片：双肺纹理重，肺气肿征。

3. 肺 CT：胸廓对称，纵隔居中。气管及各支气管通畅，双肺支气管血管束走行形态正常，双上肺可见数个微结节，直径2～3mm，边界清楚。纵隔内未见异常增大淋巴结。心脏大小、形态及血管走行未见明显异常，主动脉可见钙化斑，双侧胸膜未见明显异常。心包及胸膜未见积液。CT 诊断：①双上肺微小结节，建议定期复查；②主动脉硬化。

4. SAS 46 分，SDS 38 分。

【病例分析】

1. 老年女性，慢性病史。

2. 症状：咳喘、失眠、烦躁、胆小、恐惧。

3. 辅助检查：影像：肺纹理重，双肺气肿，上肺小结节。SAS 46 分，SDS 38 分。

4. 心理社会因素：个性内向、急躁、争强好胜。其丈夫去世后，患者感到情绪低落、孤独。

【诊断】慢性阻塞性肺源性心脏病、焦虑状态。

【治疗】SSRI，艾司唑仑，劳拉西泮（罗拉）。

2007－03－14 神经科：症状明显好转。继续服前药。

2007－03－14 呼吸科：喘息较前减轻，咳嗽轻。痰不多。体检：口唇不发绀，双肺呼吸音粗，心律齐。治疗同前。

【点评】站在不同角度评估此患者可得出不同的诊断与治疗。呼吸科诊断：COPD。要求慎用强力镇静催眠药，长期吸氧。整体模式评估其有明显焦虑情绪，故医生打破禁区，应用 SSRI 及苯二氮䓬类药物，患者症状明显减轻，从而改善了生活质量。科学精神就是“只问是非，不计利害（竺可桢）”。科学精神意味着献身精神。在科学的入口处，就像在地狱的入口处一样，必须提出这样的要求：这里必须根绝一切犹豫；这里任何怯懦都无济于事（但丁）。

病例 5 支气管哮喘、过敏性鼻炎、冠状动脉粥样硬化性心脏病、冠状动脉支架置入术后、原发性高血压Ⅲ级极高危组、焦虑抑郁状态、高脂血症、脂肪肝

【病历摘要】××× 男，53 岁，已婚，汉族，干部。主因“反复发作胸闷痛、心悸、头晕 7 年，加重半个月”于呼吸科就诊。

患者于 2000 年因劳累后出现胸闷、气短、心慌，无头晕、黑矇，无胸痛、肩背部放射，就诊于当地医院，心电图检查提示心肌缺血，诊断为“冠心病”，给予抗凝、扩冠等药物治疗，患者胸闷、气短症状好转。气候不好时上述症状时有发作，间断服用“地奥心血康、单硝酸异山梨酯”等药物。2003-02-21 因无明显诱因出现心慌、心悸、胸闷、气短入解放军第三中心医院，且偶有心前区疼痛感 2 年，行冠状动脉造影术，见前降支 7 段 85% 偏心狭窄。经协商，于右冠前降支植入支架一枚，造影显示无狭窄，管壁光滑，血流通畅。术后胸痛有所缓解，之后长期服用阿司匹林。2005 年患者胸闷、气短症状仍有发作，入西安交通大学第二附属医院就诊，诊断：阻塞性睡眠呼吸暂停综合征、咳嗽变异性哮喘、冠状动脉粥样硬化性心脏病、冠状动脉支架置入术后、原发性高血压Ⅲ级极高危组、高脂血症、脂肪肝，大动脉炎不除外。给予扩冠、营养心肌等治疗。2005-12-22 因“咳嗽、咳痰，伴胸闷、气短，加重 7 天”入解放军第三中心医院。查体：右下肺可闻及湿啰音。余正常。入院后予抗炎、扩冠、降压、抑酸等对症治疗后，症状较前明显缓解，14 天后出院。2006-03-29 入解放军第三中心医院精神心理科：患者长期腹部不适，有发热感，与心理、情绪关系密切，有时早起床后即发生烧灼感，局限于小腹部。患者压力大，心理负担重，有明显的自主神经症状，无故连续打喷嚏。处理：盐酸文法拉欣（博乐欣）2 片 bid，谷维素 10mg tid，氯丙咪嗪 50mg bid。患者未依从治疗。2006-08-19 主诉：间歇性心悸、胸闷 5 年，加重伴头昏、乏力、气短 3 天。去西京医院呼吸科门诊就诊，怀疑“肺纤维化？”患者顾虑较多并引起上述症状加重，且伴头晕、全身乏力，无头痛、胸痛，无视物模糊、旋转，无耳鸣、听力下降。出院诊断：间质性肺炎、冠状动脉粥样硬化性心脏病（心功能Ⅱ级）、

原发性高血压Ⅲ级极高危组、慢性糜烂性胃炎、十二指肠球炎、慢性反流性食管炎。出院继续服药（阿奇霉素、异山梨酯、奥美拉唑）。2006-11-21主因“间断胸闷、气短、胸痛5年余，伴咳嗽、咳痰3年”入北京朝阳医院呼吸科。患者间断胸闷、气短、胸痛5年余，持续时间不定，有时与情绪有关。无活动受限。近3年出现咳嗽、咳痰，不伴发热、消瘦。曾于外院诊断为“间质性肺炎、肺动脉高压”。辅助检查：HRCT：右下肺少许慢性炎症。肺功能检查：限制为主的混合性通气障碍，弥散量减少，气道可逆试验阳性，改善率15%。血气分析：低氧血症。2006-12-12心理咨询：患者4～5年来情绪低落，高兴不起来，心情压抑，睡眠不好，记忆力下降，反应迟钝，听力下降，心烦急躁，生气易怒，难自控，病情渐加重，并有敏感、多疑、胸闷、憋气。明尼苏达人格测查计算机分析：抑郁62%，精神病性37%。诊断焦虑抑郁状态。带药3个月。2006-12-06北京朝阳医院呼吸研究所会诊中心诊断：支气管哮喘、过敏性鼻炎、冠状动脉粥样硬化性心脏病、冠状动脉支架置入术后、原发性高血压Ⅲ级极高危组、焦虑抑郁状态、高脂血症、脂肪肝。出院后服用降压降脂药、帕罗西汀及吸入富马酸福莫特罗粉吸入剂（奥克斯都保）。2007-08-22主因“间断性胸闷、心慌、气短7年加重”，遂去当地医院就诊，测血压190/100mmHg，自服硝苯地平、贝那普利、美托洛尔等药物，血压控制不佳。为进一步治疗，门诊以原发性高血压收入院。血压最高时达180/100mmHg，服用硝苯地平、缬沙坦，血压控制基本正常。发病以来，患者无少尿、水肿、血尿、蛋白尿，无腰痛、尿频、尿急、尿痛，无长期服用止痛药、滴鼻剂、激素类及非类固醇抗炎药物；无突然血压升高、头痛、焦虑；无发作性肌无力和手足搐搦；无头部外伤等。精神、睡眠、食欲可，大、小便正常。近2个月，患者再次感觉胸闷、气短较前加重，一般谈话时就有气短，易出汗，经常感觉全身无力。精神、饮食一般，睡眠尚可，大、小便正常，体重无变化。2007-11-12再至北京朝阳医院就诊，要求解决“气短”问题。先后经呼吸科、神经内科专家会诊。

【既往史】平素体健，1989年腹部外伤致腹部血管破裂（具体血管不清），行血管吻合术，术中曾输血。患原发性高血压 13 年，在家坚持口服药物控制血压，血压时高时低。患者曾于 2005 年 10 月在西京医院诊断为“间质性肺炎”，并给予抗感染药物治疗（具体不详），好转后出院。2006 年 4 月曾因“结核性胸膜炎”住院治疗，经给予抗感染药物治疗（具体不详），病情好转后出院。否认肝炎等急、慢性传染病史。

【个人史】生于原籍，无外地长期旅居史，无疫水及毒物接触史。有吸烟史 20 年，1 包/日，戒烟 10 年，无饮酒史，无其他特殊嗜好。从事基层领导工作，为维护群众利益，与上级有直接冲突达数年之久。个性外向急躁、疾恶如仇、追求完美。

【家族史】父亲患原发性高血压，家族无传染病及遗传病史。二子一女体健，妻子患乳腺癌 4 年，手术后化疗。

【心理社会因素】①患者做了 20 年的基层领导工作，是人大代表、劳动模范，与某些上级有冲突。②妻子近四年患乳腺癌，行手术、化疗等。③本人个性特征为外向、急躁、追求完美，“不愿让任何人挑出自己的工作毛病”。④患者自小家境贫寒，父母均在 50 余岁亡故，患者担忧自己的健康问题，认为“自己也到了他们死的年龄”。⑤医生在患者反复就医中一再强调他的胸闷、气短是由于“低氧血症”造成。患者自认为低氧血症会“说死就死”，引起自己亲身体会到了“濒死感”。

【体格检查】T 36℃，P 70 次/分，R 18 次/分，BP 170/110mmHg。心、肺、腹及神经系统未见异常。

【辅助检查】

中国人民解放军第三中心医院（宝鸡市）

1. 2005-05-09 胃镜检查报告：慢性糜烂性全胃炎、结节性十二指肠球炎、慢性反流性食管炎Ⅰ期。

2. 2005-05-09 血糖：4.95mmol/L。

3. 2005-05-10 病理报告：胃底一块、胃窦一块：黏膜慢性轻度浅表性炎，Hp（－）。

4. 2005-06-28 喉镜报告：右侧声带表面有出血，舌扁桃体增生，诊断喉炎。

5. 2005－08－29 胸部 CT：两肺下叶炎症并两下肺胸膜轻度增厚；右肺动脉增宽；脂肪肝？

6. 2005－09－13 胸部正位片：两侧胸膜炎（以肥厚、粘连为主）。

7. 2006－05－13 头 CT：左侧脑室后角枕叶区考虑脑梗死灶。

8. 2006－07－11 胸部 CT：双膈位置升高。

9. 2006－08－19 生化全项报告：三酰甘油 2.69mmol/L，余各项检查正常。

10. 2006－08－22 胸部正位片：心、肺、膈未见明显异常。

11. 2007－02－28 胸部 CT：右下胸壁胸膜粘连；左侧冠状动脉前降支支架置入术后；右侧膈肌升高。

宝鸡市中心医院

1. 2005－12－19 心脏 MSCT＋CTA：①右冠状动脉远端硬斑块形成，远端纤细。②左冠状动脉前降支支架置入后改变，支架放置良好，管腔通畅。第一对角支近端有长约 10mm 的软斑块形成，致相应管腔狭窄，最窄处约 1.7mm，狭窄出口处约 3mm。③左右冠状动脉粥样硬化。④左心室心肌明显增厚，最后处约 20mm。余心房、心室未见明显异常。

2. 2005－12－19 胸部 MSCT：①右肺下叶病变多考虑炎症，建议治疗后复查；两肺下叶纹理增粗。②两侧胸膜粘连、肥厚。③肝密度均匀性减低考虑脂肪肝，肝右叶低密度多考虑囊肿。④右侧膈肌升高；下位胸椎骨赘形成。⑤主肺动脉及其分支增宽，考虑肺动脉高压。

3. 2006－08－09 胸部多层螺旋 CT（MSCT）：①右侧下叶背段病变与 2005－12－19 比较范围缩小；右肺下舌段淡薄密度增高影考虑炎症，建议治疗后复查。②主动脉及两肺动脉增宽，主肺动脉直径约 3.8cm，右肺动脉约 3.0cm，多考虑肺动脉高压。③扫描范围内肝改变考虑脂肪肝。

4. 2006－10－16 肺功能：中度限制性通气功能障碍，外周小气道阻力增高。

5. 2007－03－22 自身免疫：阴性。

西京医院

1. 2005－10 睡眠呼吸监测：混合性呼吸功能障碍（限制为主），低氧血症（70％）。

2. 2005－10－08 血气分析正常。

3. 2005－10－17 睡眠呼吸监测：①睡眠呼吸暂停综合征：符合，低通气为主，轻度。②夜间睡眠低氧血症：中度。③睡眠结构：紊乱。

4. 2005－10－10 痰病理：未见瘤细胞。

5. 2005－10－11 头 CT：未见异常。

6. 2005－10－12 肺功能：重度混合性通气功能障碍（以限制性为主），RV/TLC 增高，弥散功能降低。

7. 2005－10－12 超声：乳头肌水平以下前间隔心内膜回声增强；主动脉窦部内径增宽；左房略大；左室舒张、收缩功能正常；彩色血流未见异常。

8. 2005－10－12、2007－08－24 超声：肝右叶大，脂肪肝（中至重度）。前列腺略大，内回声未见异常。

9. 2005－10－19 内分泌科：①未吸氧动脉血气 90mmHg，血氧分压 62mmHg；②甲状腺功能减退，怕冷、风，记忆功能减退；③骨密度正常。

10. 2006－08－17 胸部 CT：肺气肿、肺动脉高压、左下肺感染。

11. 超声：双侧胸腔反复探查未探及液状暗区。

12. 2006－11－28 肺功能：肺活量降低，残气量降低，残气/肺总量％增高，第一秒用力呼气量（FEV_1）降低，FEV_1/FVC％轻度降低，弥散量降低，肺泡弥散量正常。呼吸阻抗：R5、R20、R35、X5 正常。提示：以限制为主的混合性通气功能障碍，弥散量低。呼吸阻抗正常。气道可逆试验阳性，改善率 15％。

13. 2006－11－28 睡眠呼吸监测：阻塞性通气功能障碍，低氧血症。

14. 2006－11－23 心脏超声：左室肥厚，肺动脉增宽（30.5mm）。

15. 2006－12－12 右心导管检查肺动脉压力（XA）：肺动脉高压，31/7mmHg，右膈抬高。

16. 2006－11－30 胸部 CT：①肺动脉扩张，未见肺动脉栓塞。

②右膈抬高，右肺中叶肺不张。③双下肺实变。

17. 2006－11－27 超声：脂肪肝。

18. 2006－12－12 病理报告：小块鼻黏膜呈非特异性慢性炎症，部分被覆上皮鳞状化生，间质纤维组织中可见较多厚壁血管，未见明显血管炎。

19. 生化、自身免疫、肝功能八项、CRP、HIV＋TP、ADA、TB-Ab、军团菌抗体、支原体抗体、衣原体抗体、ANCA、血尿便常规、凝血四项、ESR、D-二聚体、甲状腺功能均阴性。

20. 2007－04－17 检验报告示透明质酸、Ⅲ型前胶原、Ⅳ型胶原、层黏蛋白正常。

21. 2007－04－18 胸部 CT：右膈升高，相邻肺部有压缩及炎性改变。

22. 2007－04－17 肺功能：重度混合性通气功能障碍，RV 正常，RV/TLC 增高，弥散功能降低。

23. 2007－08－23Holter：窦性心律，平均心率 86 次/分，最低心率 57 次，最高心率 129 次/分，室性期前收缩 4 个，有一阵室速及房性期前收缩一个。

24. 2007－08－24 肺功能：重度限制性通气功能障碍，RV 正常，RV/TLC 增高，弥散功能降低。

25. 2007－08－24 胸部 CT：①右肺下叶炎症并膨胀不全，建议治疗后复查。②两侧胸膜增厚、粘连。③左心室增大，主动脉迂曲、增宽，结合病史，考虑高血压性心脏病。

26. 2007－08－24 超声：右侧颈内动脉粥样硬化斑块形成；锁骨下动脉、双侧颈总动脉内至中膜增厚；彩色多普勒示：斑块处血流充盈缺损。

27. 2007－08－24 超声：室间隔及左室壁增厚，考虑为高血压所致；左房略大；腱索水平以下左室后下壁欠协调；主动脉硬化；左室舒张顺应性低，收缩功能正常；彩色血流未见异常。

28. 2007－08－31 超声：腹主动脉、下腔静脉、髂总动脉内径均正常，彩色血流充盈好。

29. 2007－08－31 上肢动、静脉二维超声、彩色血流频谱多普勒检查：未见异常。

30. 2007－09－04 头 CT：右侧基底节区小腔隙梗死。

31. 2007－09－05 肺灌注显像提示右肺中叶及下叶各段未见血流灌注，建议做肺通气检查。

32. 2007－09－05 胸透：右膈抬高，右侧少量胸腔积液，两肺野清晰。

33. 2007－09－07 肺通气显像：与肺灌注基本匹配，结合胸片，符合肺不张表现。症状有所缓解。

<u>第四军医大学唐都医院</u>

1. 2007－12－17 冠状动脉＋肺动脉 CT：①64 排冠状动脉造影未见异常。②肺动脉干粥样斑块形成，余各分支未见异常。

2. 2007－12－17 胸部 CT：右肺下叶基底段炎症。

<u>西安交通大学第二附属医院</u>

1. 2006－09－16 胸片：双肺未见活动性病变。心影不大。吸气位右膈达第 8、9 后肋间水平，左膈达第 9 后肋水平。呼气位双侧膈肌达第 8 后肋水平。右侧膈运动幅度约 2.4cm，左侧膈运动幅度约 2.5cm。

2. 2006－09－19 超声：符合冠状动脉粥样硬化性心脏病改变，左心收缩功能正常，舒张顺应性正常。

<u>西安市中心医院</u>

1. 2006－08－28 超声心脏实时显像（扇形）报告：符合高血压性心脏病改变，左室收缩功能正常。

2. 2006－08－28 心脏彩色多普勒报告：左室顺应性正常，彩色血流未见异常。胸部 CT：左下肺炎，右膈抬高。

3. 2006－08－29 胸部 CT：右侧斜裂少量积液，左下肺炎症，左冠状动脉前降支置入支架术后改变。

<u>北京朝阳医院</u>

1. 胃镜：慢性糜烂性全胃炎、结节性十二指肠球炎、慢性反流性食管炎（Ⅰ）。病理报告：黏膜慢性轻度浅表性炎，Hp（－）。

2. 喉镜报告：右侧声带表面有出血，舌扁桃体增生。诊断：喉炎。

3. 胸部CT：两肺下叶炎症并两下肺胸膜轻度增厚，右肺动脉增宽。

4. 超声：肝右叶大，脂肪肝（中至重度）。前列腺略大。

5. 头CT：左侧脑室后角枕叶区考虑脑梗死灶。

6. 心脏MSCT+CTA：①右冠状动脉远端硬斑块形成，远端纤细。②左冠状动脉前降支支架置入后改变，支架放置良好，管腔通畅。第一对角支近端有长约10mm的软斑块形成，至相应管腔狭窄，最窄处1.7mm，狭窄出口处约3mm。③左、右冠状动脉硬化。④左心室心肌明显增厚，最后处约20mm。

7. 胸部MSCT：①右肺下叶病变多考虑炎症，建议治疗后复查；两肺下叶纹理增粗。②两侧胸膜粘连、肥厚。③肝密度均匀性减低，考虑脂肪肝；肝右叶低密度，应多考虑囊肿。④右侧膈肌升高；下位胸椎骨赘形成。⑤主肺动脉及其分支增宽，考虑肺动脉高压。

8. 肺功能：中度限制性通气功能障碍，外周小气道阻力增高。睡眠呼吸监测：混合性呼吸功能障碍（限制为主），低氧血症(70%～92%)。

9. 2005-10-14 血气分析：吸氧 PCO_2 第一次 36.9mmHg，第二次 40.2mmHg，PO_2 第一次 66.2mmHg，第二次 91.1mmHg。

10. 睡眠呼吸监测：①睡眠呼吸暂停综合征：符合，低通气为主，轻度。②夜间睡眠低氧血症：中度。③睡眠结构：紊乱。肺功能：重度混合性通气功能障碍（以限制性为主），RV/TLC增高，弥散功能降低。

11. 2006-11-28 肺功能：肺活量降低，残气量降低，残气/肺总量%增高，第一秒用力呼气量降低，FEV_1/FVC%轻度降低，弥散量降低，肺泡弥散量正常。呼吸阻抗：R5、R20、R35、X5正常。提示：以限制为主的混合性通气功能障碍，弥散量低。呼吸阻抗正常。气道可逆试验阳性，改善率15%。

12. 2006-12-12 右心导管检查肺动脉压力（XA）：肺动脉高压 31/7mmHg（正常平均压力18mmHg），右膈抬高。

13. 6分钟步行试验基本正常。

14. 病理报告（鼻黏膜）：小块黏膜呈非特异性慢性炎症，部分被覆上皮鳞状化生，间质纤维组织中可见较多厚壁血管，未见明显血管炎。

15. 2007－04－17 肺功能：重度混合性通气功能障碍，RV 正常，RV/TLC 增高，弥散功能降低。

16. 2007－08－24 肺功能：重度限制性通气功能障碍，RV 正常，RV/TLC 增高，弥散功能降低。

17. 2007－08－24 超声：肝大，脂肪肝（中至重度）。

18. 2007－12－17 冠状动脉＋肺动脉 CT：①64 排冠状动脉造影未见异常。②肺动脉干粥样斑块形成，余各分支未见异常。

【病例分析】

1. 中年男性，亚急性起病。

2. 间歇性心悸、胸闷、气短、头昏、乏力、咳嗽、咳痰 7 年。

3. 体征（—）。

4. 既往史：腹部外伤致腹部血管破裂行血管吻合术，输血史。原发性高血压 13 年，曾被诊断为“间质性肺炎”，抗感染药物治疗好转后出院。曾因“结核性胸膜炎”住院给予抗结核药治疗，病情好转后出院。

5. 个人史：吸烟史 20 年，1 包/日，戒烟 10 年。从事基层领导工作，为维护群众利益，与上级有直接冲突达数年之久。该患者个性外向急躁、疾恶如仇、追求完美。

6. 家族史：妻子患乳腺癌，正在治疗中。

7. 辅助检查：见上，略。

8. 明确的心理社会因素

（1）患者做了 20 年的基层领导工作，还有社会头衔：人大代表、劳动模范。

（2）妻子近 4 年患乳腺癌，行手术、化疗等。

（3）本人个性特征外向急躁、追求完美，不愿让任何人挑出自己的工作毛病。

（4）患者自小家境贫寒，父母均在 50 余岁亡故。患者担忧自己的健康问题。

（5）医生在其反复就医中一再强调他的胸闷、气短是由于“低氧血症”造成。

以上诸因素及各种繁杂的事务使其经常处于焦头烂额的状态，压抑的情绪难以发泄。患者有长期腹部不适、腹动发热感，有时早晨起床后即发生烧灼感，但局限于小腹部。患者压力大，心理负担重，有明显自主神经症状，如无故连续打喷嚏、大汗。患者有情绪低落，高兴不起来，心情压抑，睡眠不好，记忆力下降，反应迟钝，听力下降，心烦气躁，生气易怒，难自控，且渐加重，敏感多疑，有胸闷、憋气。患者易激惹，易着急生气，与家人吵架，有肩背疼痛、疲劳乏力，有时有心悸、大汗淋漓。平时忙碌中不感觉胸闷、憋气，闲暇时反而感觉有时不会呼吸、喘憋，“气不够用”，而发作明显与心理、情绪密切相关。

【诊断】支气管哮喘、过敏性鼻炎、冠状动脉粥样硬化性心脏病、冠状动脉支架置入术后、原发性高血压病Ⅲ级极高危组、焦虑抑郁状态、高脂血症、脂肪肝。

【治疗】

1. 心理治疗

（1）认知疗法：呼吸不舒适只是一种主观体验，它包括几种性质不同、严重程度不一的主观感觉。呼吸困难源于生理、心理、社会、环境等多种因素，而呼吸困难本身又可引起继发性生理和行为反应。医生对此应该有正确的认知才能给患者以正确的导向、合理的解释。脾气不好可导致呼吸困难。科学家发现，来自美国4个城区的4629个年龄18～30岁的男女被要求填写一个用来评估他们愤怒和激进情绪强烈程度的标准心理调查问卷，并被要求向一个用来测试肺呼吸能力的机器吹气。结果发现，一个人的个性越是具有攻击性，这个人的肺功能就表现得越差。把年龄、身高、社会和经济背景、是否吸烟和患有哮喘疾病的因素考虑进去后结论同样成立。科学家认为，敌意情绪在那些生活在社会底层的人们身上表现得更为强烈，因此黑人妇女、白人妇女和黑人男子可能要比白人男子承受更大的损害健康的内在压力。美国马萨诸塞州的心理学家贝妮塔·杰克逊博士说：“最近的研究显示，在年龄较大的人当中敌对情绪越强预示着他们的肺功能下降得越厉害。"这是在年轻成人身上所作出的第一个详细检验敌对情绪和肺功能存在逆反关系的研究。对于多数人来说，他们认为在健康的生活阶段看到肺功能出现下降是引人关注和深思的。尽管现在我们知道敌意情绪和肺功能下降常常一起出现，但我们还需要更多的研究来检验在成年期敌对情绪是否和肺功能的变化存在关联。同时应让患者正确认识自我，调动自身潜能，战胜疾病。

（2）整体评估其健康状态：作为一位有鲜明个性特征且事业有成的54岁男性，他又处于更年期，出现一些躯体疾病不足为奇，有病患者就接受现实，积极主动治疗，但不要过分夸大躯体疾病的严重程度。应让患者在生活中放松自己（教给他放松训练的方法），在工作中觉察自己（忙碌的时候并不觉得胸闷、气短），在思考中认识自己（在外人看来你并不像一个久病患者，只是你自己的主观感觉不好），在交流中充实自己（了解心理因素引起生理反应的表现），在治疗中提高自己（能正确认识自己的现状，自己并无危险存在），在行动中改变自己。总之一句话，即把治愈的本能交给患者。

（3）现代医学检验仪器的不断出现使医务人员过分依赖CT、MRI、超声、X线、各种化验等辅助检查。医生更多地强调躯体疾病的危害而忽略了心理状态对躯体的作用。在心绞痛发作时治疗的主要矛盾是扩张冠状动脉，甚至放置支架。但当人情绪低落、对身体过分担忧，出现大量心理生理反应和自主神经症状时，说明现在的主要矛盾是心理，应当使用调节情绪的药物，甚至应该在治疗冠心病的同时，如评估患者有焦虑抑郁状态应该用抗焦虑抑郁药物。因为焦虑抑郁也是疾病，它不同于躯体疾病能够找到生物学、影像学证据，而是在微观的递质水平出现问题。治愈的标准五花八门，没有一定规范，自我感觉好转自然是需要的，但是这种自我感觉好转是否是必要的还需要商榷，他要不要改变，要不要保持他既往的看法，都是他自己的选择，而任何选择都是无可非议的。我们的作用仅是促使患者进入更深一层的思考及决定而已。

2. 药物治疗　用西酞普兰治疗后患者反应症状确有改善，但返回当地医院后医生仍认为其主要是冠心病、肺部疾病、肺功能不好。患者于是心存疑虑，停抗焦虑抑郁药，后又应用“米塔扎平（米氮平）”治疗。医生通过电话及复诊时鼓励其坚持心身疾病共同治疗。目前患者已能较正常地出行和工作、生活。

【点评】该患者曾就诊于5家三甲医院及两家二甲医院，经历了过度检查和过度医疗，历时7年之久，花费20余万元。患者有器质性疾病，也有心理精神问题，除心肺疾病的诊断外，有3家医院曾诊断患者为焦虑抑郁状态，只是更多的医生强化其躯体疾病的诊断，服抗焦虑抑郁药物总共未超过3个月。患者的主次矛盾在不断变化，器质性疾病稳定后真正困扰该患者的主要矛盾是心理精神疾病，而非躯体疾病。重要的治疗方法是用认知疗法解释心理与呼吸生理的关系，心身共病的主次矛盾关系，评估整体心肺功能。其意义在于通过针对性心理干预提高患者的活动耐力和生活。倘若医生的观念不改变，抗焦虑治疗不坚持，患者的观念更难以改变，采用认知疗法则更加艰苦、持久。此患者的治疗集中体现了两种医学模式的博弈。

心身健康是不可分割的，它们是相互促进和相互影响的。人类的疾病与健康是个体生理现象和心理现象共同作用的结果。长期的不良心理和社会因素刺激会对人的心理健康产生不利影响，导致心身疾病。而神经系统通过自主神经即交感神经和副交感神经调节。机体过分紧张激动时，肾上腺素的分泌会急剧增加，引起呼吸加深、加快，心脏收缩力增强，传导加快。周围血管阻力增加，血压增高，血糖增高，胃肠分泌和蠕动受到抑制，出现口干舌燥、唾液分泌减少、不思饮食、腹胀不适、打嗝嗳气、上腹隐痛，甚至恶心、呕吐、尿频等现象；反之，迷走神经兴奋使心脏抑制，并出现食欲增强、胃灼热感、反酸、嗳气、饥饿时疼痛、进食后缓解等类似溃疡病的症状。

病例6 气道高反应性、抑郁症伴躯体化

【病历摘要】×× 女，43岁，已婚，工人。

患者于2006年9月着凉后出现咳嗽、咳痰，自服“双黄连口服液、阿莫西林、甘草片”等药物治疗，服药4天，效果不佳。在

当地医院行胸片检查发现左肺感染，给予“利君派舒”静脉输入，抗感染治疗效果不佳，经20天抗感染治疗后复查发现双肺感染，痰培养发现铜绿假单胞菌，改用多种抗生素治疗后感染得到控制。好转后出院。自此以后患者感觉较前易患感冒，常咳嗽、咳痰，晨起常打喷嚏，季节变化时容易感冒。2007年9月患者再次出现较重的“呼吸道感染”，兰州医科大学第一附属医院行痰培养发现铜绿假单胞菌，给予抗感染、补液等治疗后，患者病情好转出院。其后出现胸痛，为闷痛，位置不固定，并不断加重。

【辅助检查】入院后各项检查、检验结果未见明显异常，心脏超声及动态心电图、肺部CT均未见异常，气管舒张试验正常，气管激发试验呈弱阳性。

【心理科会诊分析】患者自述病前因工作问题及子女教育问题，产生较大心理压力，逐渐出现情绪低落、入睡困难、体重减轻、身体疲乏，后反复出现各种躯体化疾病和躯体不适，且经久不愈。目前情绪低落，经常抑制不住地想哭。查体：神清合作，思维清晰，自知力完整。未见精神病性阳性症状。

【诊断】气道高反应性、抑郁症伴躯体化。

【治疗】

1. 药物治疗　西酞普兰片20mg，qd，奥氮平2.5mg qh。

2. 心理治疗　腹式呼吸训练治疗：即腹式呼吸、缓慢呼吸，通过减慢呼吸频率减少或消除过度通气的倾向性。腹式呼吸训练治疗的概念是由Soley和Shock在1938年提出的，是目前普遍接受的有效治疗措施。该治疗分为三个步骤：①向患者解释症状与过度通气之间的联系，症状是由过度通气引起，以此来说明高通气综合征的诊断和该疾病的性质。②让患者学习正确的呼吸方法，通过缓慢的腹式呼吸，以消除过度通气而减少二氧化碳排出，阻断高通气综合征发生的恶性循环，使患者内环境趋于平衡，从而减轻最终消除呼吸性碱中毒。③一般患者应接受20次呼吸训练，每次1个小时，2～3个月为一个疗程。腹式呼吸训练治疗和面罩重呼吸疗法是高通气综合征急性发作期的主要治疗方法，通过增加呼吸无效腔，使二氧化碳分压增加，通气降低，症状迅速得到缓解。

【预后】2 周后患者症状好转出院。坚持服用 5 个月后情绪稳定，胸痛、胸闷等症状均消失。

【点评】高通气综合征是由于通气过度超过生理代谢所需而引起的一组症候群。发病原因有：①遗传因素：高通气综合征有家族性，患者常常从儿童时期发病，很可能与遗传因素有关。②心理社会因素：高通气综合征患者发病前受过明显的负性生活事件的打击。常见的致病因素及诱因有：过度劳累、家庭关系不合、人际关系紧张、学习压力大等。高通气综合征患者的症状是由于过度通气和呼吸性碱中毒引起的。低碳酸血症使脑血管收缩，导致脑血流下降、脑缺氧。呼吸性碱中毒导致的碱血症使血红蛋白氧解离曲线左移，血红蛋白与氧的亲和力增强，氧血红蛋白在组织中难以解离释放，造成组织缺氧。脑缺氧出现神经系统症状，如头晕、视物模糊、黑矇，甚至晕厥等。碱血症继发血清游离钙降低，可出现肢体麻木、强直、痉挛和抽搐。严重的碱血症可引起心肌缺氧，心电图出现 ST－T 改变和心律失常。心理治疗常可改变患者的认知与行为。目前常用的心理治疗方法是认知-行为治疗，治疗的目的在于帮助患者了解高通气综合征的本质，向患者解释症状与过度通气之间的联系，解除患者的精神负担，消除恐惧心理，增强战胜疾病的信心，使其主动配合医护人员的治疗计划。有研究者先通过过度通气试验激发出患者的临床症状，采用必要的仪器检查排除其他器质性疾病，用明确的诊断消除患者错误的认知，同时配合心理疗法，以达到认知-行为治疗的效果。

病例 7　支气管扩张并感染、慢性阻塞性肺疾病、肺部真菌感染、左侧肺炎旁胸腔积液、原发性高血压Ⅰ级高危组、营养不良、肺部感染、继发焦虑抑郁状态

【病历摘要】×× 男，73 岁，已婚，干部。

患者 10 年来无明显诱因反复出现咳喘，间断于当地诊所给予对症治疗（具体用药及剂量不详），症状可缓解。于 2009－01－28 感冒后出现咳嗽、咳痰、胸闷，以夜间为剧，痰液为黄色脓痰，量多，伴有胸闷、气短，夜间明显，就诊于北京宣武医院门诊，给予

静点左氧氟沙星及口服莫西沙星，未见明显好转，间断治疗。遂于2009－03－06入北京广安门医院住院治疗，考虑支气管扩张合并感染，痰培养提示铜绿假单胞菌，给予哌拉西林、他唑巴坦联合阿奇霉素抗感染，并予以解痉平喘、化痰，及中药补肺益肾、清热疏肝治疗，未见明显好转。2009－03－13后，患者开始发热，体温最高达39.2℃，发热以午后及夜间为主，多为中低热，伴有咳痰不畅、痰中带血丝。2009－03－18及19日G试验检查的是真菌的细胞壁成分——（1,3）－B－D葡聚糖，痰培养提示：白假丝酵母菌。更换抗生素为泰能、万古霉素治疗5天，考虑合并曲霉菌感染，予以伏立康唑抗真菌治疗，同时予以试验性抗结核治疗（异烟肼、乙胺丁醇、利福喷汀），患者上述症状仍无好转，有发热、食欲缺乏、乏力不适、干咳，无咳痰及咯血，仍有胸闷不适，复查G试验阳性、GM试验阴性。今为进一步检查及治疗入院。入院后完善各项检查，结合外院痰细菌、真菌培养及药敏结果给予静点泰能0.5g q6h、阿莫西林0.4g qd、伏立康唑0.2g q12h联合抗感染治疗；并予以止咳、化痰及复方异丙托溴胺吸入治疗。患者病情逐渐平稳，但焦虑情绪明显，易激动，尤以夜间明显，伴有夜间胸闷、咳痰。

【辅助检查】痰细菌培养：有真菌，建议培养；奈瑟菌属，肠球菌属。痰（2009－04－02）浓缩查结核分枝菌：未找到抗酸杆菌。痰（2009－04－03）真菌培养：无真菌生长。痰（2009－04－04）结果：真菌培养＋鉴定＋药敏：光滑假丝酵母菌。血红细胞沉降率测定：102mm/h。

【病例分析】患者躯体疾病诊断明确。患者长期患有多种慢性疾病，迁延日久，心情不悦，食欲缺乏、乏力、情绪低落，失眠、早醒症状明显，并经常想一些消极悲观的事情，且无法自控。

【诊断】支气管扩张并感染、慢性阻塞性肺疾病、左侧肺炎旁胸腔积液、原发性高血压Ⅰ级高危组、营养不良、继发焦虑抑郁状态。

【治疗】

1. 一次性心理治疗。

2. 奥氮平1.25mg qn，氢溴酸西酞普兰10mg qd。

【预后】1 周后，患者夜间睡眠明显改善，焦虑缓解，夜间胸闷、咳痰缓解。2 周后出院。

【点评】由于肺部感染、慢性阻塞性肺疾病（chronic obstructive pulmonary disease，COPD）病情的不断反复与逐步进展，患者常会出现焦虑、忧郁、恐惧等心理症状。一项研究表明，抑郁、悲观、无希望感是 COPD 患者最常见的心身症状。患者往往对呼吸困难有恐惧感，否认各种症状，有易怒、孤独、整天静坐不动，不参加娱乐、社会活动和人际交往。有些患者还伴有各种神经精神症状，如失眠、多梦、记忆力减退、识别不能、谵妄等。由于治疗特点，有些患者对医务人员及家属产生不信任感，并产生敌意、愤怒、仇视、排斥等负面情绪，不配合治疗，自暴自弃，甚至出现轻生思想，严重影响了治疗与康复。此外由于患者工作能力和自主生活能力的丧失，会产生强烈的挫折感。长期治疗所产生的家庭经济负担、患者的生活需要照顾所带来的家庭人力负担等，均易导致患者出现各种精神心理疾患。以往对于 COPD 的治疗主要集中在疾病本身对机体生理的影响，而忽视了 COPD 伴有的心身障碍对患者及其家庭生活质量的影响。有研究表明，与对患者进行教育干预治疗相比，采取认知-行为治疗可明显减少焦虑和抑郁症状的发生，并明显改善患者的机体功能和生活质量。心理治疗可以帮助患者解除各种不必要的顾虑，为患者发展克服困境的技能提供建议；通过与患者建立信任的关系，加强其恢复健康的信心；增加患者的理性情感，鼓励患者积极参与康复治疗，改善患者的自主和自尊意识，从而增强治疗的依从性。

第二章 与循环系统有关的心身疾病

病例 8 缺血性脑血管病、冠状动脉粥样硬化性心脏病、原发性高血压、焦虑抑郁状态、躯体化

【病历摘要】××× 女，66 岁，汉族，已婚，退休干部。主因“头晕、胸闷、憋气反复发作 26 年，加重伴左手及上唇麻木 2 个月”于 2000-11-21 至神经内科就诊。

患者自 1974 年胆囊手术后经常有两肋疼痛，26 年来反复因“头晕、失眠、乏力、胸闷、憋气”等症状就诊，1976 年、1986 年行上消化道造影未见异常。1986 年住院诊断“胆囊切除术后综合征”。经常有头晕、胃痛、失眠、多梦。1987-05-22～25 出现头晕、心慌、胸闷、憋气、心悸，诊断“自主神经功能紊乱”。1987-11-10 出现失眠，1988-04-27 出现胸闷、憋气、无力、头晕、头沉、食欲缺乏。1988-09-23 症状同上。1988-12-03 出现周身疲劳、乏力、头晕、头胀，请中医治疗。1993-04-07 住院诊断为“胆囊切除术后不全粘连性肠梗阻”。1994 年因心悸住中医科，诊断冠心病。1994-11-24 住院于消化内科，诊断“肝外胆管炎胆囊切除术后”。以后仍有头晕、头胀、全身酸痛、胸闷，诊断：“神经衰弱，自主神经功能紊乱”，用曲克芦丁、PSS、氯美扎酮、茴拉西坦治疗。1998-10-22 于入院前 1 个月出现乏力、出汗、易怒、发热。住院诊断“手颤待查甲亢?”出院诊断：“神经官能症、胆囊切除术后”。1998-11-11 开始服氟西汀，症状有所缓解，半年后停药。1999-09-20 因冠心病急性下壁心肌梗死行支架置入。2000-02-16 出现皮肤瘙痒，伴失眠、大便失调。2000-08-21 服安神补心药物。近 2 个月前述症状加重，伴失眠、头痛及左手及上唇麻木。

【既往史】患者于 1974 年经常发作两肋疼痛，1974 年 12 月做胆结石手术。1 年前因胸痛住心内科，诊断：冠心病急性下壁心肌

梗死。8 个月前因皮肤瘙痒、失眠、疲劳乏力、大便失调至中医科服中药。

【个人史】出生原籍，久居北京。个性急躁专断，缺乏耐心，争强好胜，爱发脾气。

【家族史】足月顺产两子两女，子女体健。丈夫患脑血栓，卧床 15 年。

【体格检查】右鼻沟浅，伸舌右偏，右偏身痛觉减退。

【辅助检查】

1. 心脏彩超：左室较大阶段性室壁运动异常，二尖瓣关闭不全，心功能降低。

2. 周围血管造影：左侧颈总动脉远端局部内膜增厚。

3. 胸片：肺淤血、主动脉硬化。

4. 冠状动脉造影：左前降支于第一对角支发出后可见 90%局限狭窄，支架置入。

5. 心脏彩超：左室较大阶段性室壁运动异常，二尖瓣关闭不全，心功能降低。

6. 周围血管造影：左侧颈总动脉远端局部内膜增厚。

7. 胸片：肺淤血、主动脉硬化。

8. 1990 年 7 月及 2000 年 11 月头颅 CT、MRI：未见异常。

9. 动态心电图：偶发室性期前收缩、房性期前收缩。

10. 高密度胆固醇 32mg/ml，三酰甘油 199mg/ml。

11. 心理测查：HAMA 27 分；HAMD 25 分；MMPI 见下表。

说谎分	诈病分	校正分	疑病症	抑郁症	癔病	精神病态	男女子气	偏执狂	精神衰弱	精神分裂	轻躁狂症	社会内向
L	F	K	Hs	D	Hy	Pd	Mf	Pa	Pt	Sc	Ma	Si
39	73	38	82	67	72	58	37	71	71	63	60	63
Hs	Hy	Pa	Pt	D	Sc	Ma	Pd	Si	Mf	F	L	K
1	3	6	7	2	8	9	4	10	5			
82	72	71	71	67	63	60	58	45	37	73	39	38

8 个病理量表的平均分：68　　两点峰型：13

【病例分析】

1. 老年女性，慢性病史。

2. 患者在胆囊术后，一直出现消化、心血管、神经系统各种躯体症状，表现为焦虑、抑郁、躯体化。由于医学观念的问题，一直以“自主神经功能紊乱、神经衰弱、神经官能症”治疗。随着医生的认知改变，患者曾在 1998 年诊断为“焦虑抑郁”，服用“氟西汀”半年，症状改善，停药 4 个月后发作心肌梗死。显然病情与停药有密切关系。

3. 患者的个性特征：明显疑病及躯体化，有焦虑抑郁倾向，与力求完美或缺乏安全感有关，有明显的 A 型行为（冠心病性格）：急躁专断、缺乏耐心、争强好胜、爱发脾气、此种性格容易患冠心病。在疾病、应激、环境恶化、心理或生理弱化时表现出来，容易转换和躯体化障碍，过分使用否认、投射和合理化机制。为人以自我为中心、幼稚肤浅、推脱责任、缺乏自知，否认自己有任何心理问题。临床症状符合焦虑症诊断，汉密尔顿量表评分提示焦虑抑郁。

4. Huffman 等报道焦虑症患者在惊恐发作时可激活蓝斑核脑区，引起交感张力亢进，儿茶酚胺释放过多，促发冠状动脉痉挛，引起急性冠状动脉综合征（acute coronary syndrome，ACS）。由冠状动脉痉挛促发的 ACS 类型主要是变异型心绞痛。较长时间的冠状动脉痉挛可以促发斑块破裂，引起心肌坏死，可演变成心肌梗死。由冠状动脉痉挛促发的急性心肌梗死占 14%～38%，在高度焦虑或惊恐发作时，心脏性猝死的概率增加 4～6 倍。Rumsfeld 等指出，重型抑郁是促发 ACS 的独立的危险因素，如未能加以干预，其死亡率将增加 3 倍以上。McFarlane 等发现冠心病伴有重型抑郁患者的心律变异性具有显著的下降，因此出现恶性的心律失常与心源性猝死的概率将有显著的增加，如能及时对冠心病伴有抑郁障碍的患者给予规范的治疗，则冠心病患者演变成 ACS 乃至发生猝死的概率将有大幅度的下降。

在猝发 ACS 的心理应激中，抑郁与焦虑共病现象比较常见，有 30%～90%的惊恐发作以及 30%～65%的广泛性焦虑患者伴有抑郁；有33%～95%的重型抑郁患者伴有焦虑。我国CCMD-3表明混合性焦虑抑郁反应与单一性焦虑抑郁相比有以下特点：①胸痛等躯体症状更显著。②更易变成慢性。③患者更可能自杀。④治疗更困难。⑤预后更差。

整体医学模式的原则认为：心血管疾病的发生、发展与下述5种心理社会因素密切相关：焦虑、抑郁、某种人格特征、社会孤立以及慢性生活应激。心理社会因素通过不良生活方式和行为习惯，如吸烟、酗酒、持久紧张的高负荷工作和生活节奏以及A型行为等，激活神经内分泌机制，使交感张力和血小板活性增加，促使冠状动脉内皮损伤，形成冠状动脉内斑块，致冠状动脉管腔狭窄，引起心肌缺血、缺氧。心理应激也可引发冠状动脉痉挛，促使斑块破裂，引起ACS的临床症状；心理应激对于ACS的促发作用绝不亚于原发性高血压、高血脂等传统的危险因素。对于ACS的发生、发展，如仅注重高血压、高血脂等传统危险因素的影响，忽视焦虑、抑郁等心理应激，以及不良的生活方式和行为习惯的影响，就会忽略心理应激促发冠状动脉痉挛、引起ACS的重要环节，从而违背了整体性的原则。

【诊断】缺血性脑血管病、冠状动脉粥样硬化性心脏病原发性高血压，焦虑抑郁状态、躯体化。

【治疗】

1. 心理治疗：强调积极因素，帮助患者建立信心，使用支持、认知、领悟疗法，鼓励引导患者，调动积极因素。

2. 药物治疗：患者输液半个月没好转。患者仍有失眠、头痛、烦躁、疲劳、易生气。复查CT、MRI检查未见异常。扩冠：单硝酸异山梨酯，抗焦虑抑郁：氟西汀20mg，劳拉西泮0.5mg bid，艾司唑仑1mg qn。

【点评】本例是一个“躯体（身）-心理（心）-躯体（身）”反应的过程，也是一个典型的心身共病案例。布伊藤蒂克指出：经验已经告诉我们，生理和心理现象并不是截然对立的，而是一种交互的（辩证）关系。

病例 9 冠状动脉硬化性心脏病、原发性高血压、焦虑抑郁状态、躯体化

【病历摘要】×× 男，54 岁，汉族，已婚，干部。因“四肢酸痛 11 年、加重 3 个月”于 2005-05-31 转入我科。

此前因“发作性胸闷、憋气 10 余天，伴胸痛 1 周”于 2005-05-14 收入心内科，行冠状动脉造影示左主干加双支病变，狭窄 30%～50%。入院后患者的胸闷症状缓解。给予冠心病二级预防治疗。

【现病史】患者 11 年前无明显诱因渐出现四肢酸痛，出现于长时行走后，双下肢明显，自觉四肢肌肉酸痛僵硬、沉重感，休息及家人按摩后可暂时缓解。3 年前退休后症状即有所加重，患者自诉性格转变，不愿与人交流，自我封闭。行走半里路即因酸痛感行走吃力停止而不再外出。患者多次就诊于多家医院，未得到明确诊断及有效治疗。3 个月来症状加重，为明确诊治转入我科。患者起病以来睡眠、饮食尚可，二便正常，无明显体重下降，性功能减退。

【既往史】有神经性皮炎史、原发性高血压 4 年，血压最高达 180/100mmHg，服“降压 0 号”，每天 1/4 片，血压控制满意。否认糖尿病病史，否认肝炎、结核等传染病病史，否认食物、药物过敏史。

【个人史】生于辽宁，久居北京，适龄结婚。曾吸烟 5 年，20～30 支/日，已戒 10 年，不饮酒。

【家族史】父亲患原发性高血压、糖尿病，母亲患原发性高血压、冠心病，姐姐患糖尿病，否认其他家族遗传病史，配偶体弱。

【心理社会因素】个性特征：敏感多疑、外向急躁，疑病、躯体化障碍、焦虑抑郁。掩饰自己的疾病，缺乏自知力。社会生活事件：炒股赔了 100 多万元，住院后丢失豪华车 1 辆。患者自认为此事对自己无较大的影响，他还有几套房子出租。

【体格检查】内科系统：心、肺、腹（—），全身浅表淋巴结未及肿大，双手背皮肤局限性干燥脱屑，余（—）。神经系统：神志清，言语流利，脑神经（—），四肢肌力Ⅴ级，肌张力正常，双侧腱反射对称，双侧提睾反射可引出，双侧病理征未引出，颈软，共

济感觉未见异常。

【辅助检查】

1. 血、尿、便常规：（－）。

2. 血生化：CHOL 269mg/dl，TG 241mg/dl，轻度升高；CK、CK－MB、LDH、ALP 均在正常范围内。

3. 自身免疫全项：ESR、RF、ASO、CRP、HIV＋TP（－）。

4. 胸片、心电图：未见异常。

5. 双下肢动脉超声：粥样硬化伴斑块形成。

6. 双颈部动脉超声：双颈动脉窦部斑块形成。

7. 心脏超声：室间隔增厚，升主动脉增宽。

8. 头 MRI：部分空蝶鞍。

9. 胸椎 MRI：T_2 椎体点状高信号，建议随诊观察。

10. 腰椎 MRI：L_3 椎体异常信号，考虑椎体退行性变？终板炎？建议随诊观察，腰椎骨质增生，$L_{3\sim4}$ 椎间盘退行性变。

11. 体感诱发电位：双上肢正常，双下肢膝部波峰潜伏期延长。

12. 心理测查：HAMA 22 分，HAM D21 分。

【病例分析】

1. 中年男性，慢性病史。

2. 症状：四肢酸痛、乏力，性欲减退。

3. 既往原发性高血压、冠心病史。

4. 父母有原发性高血压、冠心病、糖尿病史。

5. 体格检查未见明显异常。

6. 辅助检查：腰椎 MRI 异常、诱发电位阳性。

7. 个性特征：外向急躁、疑病、躯体化障碍、焦虑抑郁。患者掩饰自己的疾病，缺乏自知力。社会生活事件：炒股赔 100 多万元，丢失豪华车 1 辆。

8. 心理测查：HAMA 22 分，HAMD 21 分。

【诊断】冠状动脉硬化性心脏病、原发性高血压、焦虑抑郁状态、躯体化。

【治疗】

1. 心理治疗：认知-行为治疗。

2. 药物治疗：苯二氮䓬类、帕罗西汀抗焦虑抑郁。

【点评】患者的个性特征及负性生活事件均明确提示其患病的心理社会因素，但基于患者的病耻感而宁愿强调自己的冠心病、腰椎病等躯体疾病。躯体化的表象掩饰了一种被抑郁支配的情绪状态，躯体化存在着不同的心理学原因。如因害怕中国文化中对精神疾病的强势污名化倾向而压制和掩饰他们的抑郁感受。或者，躯体化倾向可能从另一个侧面反映了中国人在表述内在感受方面的困难，医生应对此加以重视。

病例 10 冠状动脉粥样硬化性心脏病、原发性高血压、焦虑抑郁状态

【病例摘要】××× 女，75 岁，汉族，已婚，干部。主因"疲劳乏力、烦躁、夜眠多汗、消瘦十余年伴多虑、胸闷、心悸、憋气、失眠早醒 4 个月"于 2005－01－11 至神经内科就诊。

在此次发病前，患者的一个 50 岁的侄子突发"脑出血"死亡，现患者经常想起当时探视的情况，经常回顾同院病故的邻居老人，想念在外地的女儿。1 个月前出院时医生开了"辛伐他汀"，患者吃完后复查血脂、肝功指标都不正常了。再看药物说明书的副作用，患者心里很害怕，请教医生用药问题。患者患冠心病 20 年，担心自己是否也会"猝死"。患者每思及诸多"烦心事"，则感烦躁疲劳、紧张害怕，不能做任何家务活，也不看电视，整天提心吊胆。

【既往史】患冠心病 20 年，原发性高血压 5～6 年。2004－12－13～31 心外科住院，行冠状动脉造影示：双支病变 LAD 节后支狭窄 60%；DEA 50%节段性狭窄；心脏彩超：主动脉关闭不全（轻度）；心脏 Holter：偶发期前收缩；心电图：V_1、V_6、aVF 导联 T 波改变。

【个人史】出生原籍，1949 年来京工作，1959 年丈夫被打成"右派"，下放到贵州，自己被下放到唐山，分居 26 年至丈夫平反。一个女儿在外地工作，一个女儿在北京，但都离患者家很远。家庭的境遇使患者一直不开心。

【体格检查】神经系统未见异常。

【辅助检查】

1. 生化全项

项目	结果 2004-12-14		结果 2005-03-11		单位	参考值
白、球比例（A/G）	1.0	↓	1.1	↓		1.5～2.5
总胆固醇（CHOL）	175		221	↑	mg/dl	140～220
三酰甘油（TG）	173	↑	265	↑	mg/dl	35～160
丙氨酸转移酶（ALT）	11		34	↑	IU/L	1～31
肌酸激酶（CK）	38	↓	58		IU/L	40～140
γ-谷氨转肽酶（GGT）	30		62	↑	IU/L	3～50

2. 心理测查：MMPI

说谎分	诈病分	校正分	疑病症	抑郁症	癔病	精神病态	男子女气	偏执狂	精神衰弱	精神分裂	轻躁狂症	社会内向
L	F	K	Hs	D	Hy	Pd	Mf	Pa	Pt	Sc	Ma	Si
35	116	28	86	2	70	70	60	87	80	93	78	56
Sc	Pa	Hs	Pt	Ma	Hy	Pd	D	Mf	Si	F	L	K
8	6	1	7	9	3	4	2	5	10			
93	87	86	80	78	70	70	67	60	56	116	35	28
8 个病理量表的平均分：79							两点峰型：86					

【病例分析】

1. 老年女性，慢性病史，亚急性发作。

2. 此次起病诱因为其一侄子患“脑出血”死亡。

3. 症状：疲劳乏力、烦躁、夜眠多汗、消瘦十余年，伴多虑、胸闷、心悸、憋气、失眠、早醒 4 个月。

4. 患者平时经常回顾同院病故的邻居老人，想念在外地的女儿。患者近期对服用药物后血脂、肝功能指标不正常感到心理恐惧，探讨用药问题。

5. 患者患冠心病20年，原发性高血压5～6年。行冠状动脉造影示：双支病变LAD节后支狭窄60%；DEA 50%节段性狭窄。患者担心自己是否也会"猝死"。

6. 丈夫被打成"右派"并被下放到贵州，自己被下放到唐山，分居26年。自己的理想抱负、工作生活均未能如愿实现。患者长期感到不悦。

7. 患者由于自己一生的坎坷经历加之争强好胜的性格，个人存在过高的内部需要和愿望，在此背景上形成不恰当的价值观，养成对社会环境和人际关系适应不良的个性特征，由此产生特殊的认知、情绪反应和行为方式，成为疾病的重要原因。患者有疑病及躯体化倾向，明显的焦虑情绪，缺乏安全感；明显的A型行为（冠心病性格）：急躁专断、缺乏耐心、争强好胜、爱发脾气；患者有抑郁倾向、深刻的自卑和不安全感，缺乏自尊、自信；喜怒无常，易激惹，缺乏友情，难以深交；常有淡漠退缩，不信任他人，缺乏社交技能，喜欢独处；缺乏有效的防御机制。

【诊断】冠状动脉粥样硬化性心脏病、原发性高血压、焦虑抑郁状态。

【治疗】

1. 心理治疗：通过治疗使认知方式与价值观改变，继而引起情绪与行为反应改变。以价值观改变为主要目的的认知心理治疗在减缓应激与防治相关疾病方面具有治本的效果。转变价值观的正确途径是使个人的价值观更加接近客观现实，使患者更好地适应社会，并开导其利而不害、为而不争、少私寡欲、知足常乐、清静无为、顺其自然的价值观。

2. 药物治疗：阿司匹林100mg qd，异山梨酯10mg tid，氟西汀20mg qd，氟哌噻吨美利曲辛1片 qd，劳拉西泮0.5mg bid，谷维素10mg tid，艾司唑仑1mg qn。1个月后患者症状缓解，仍有心悸，继续氟西汀20mg qd，劳拉西泮0.5mg bid，培哚普利5mg

qd，辛伐他汀 20mg qd。3 月 22 日患者晨起乏力，有时血压高，复查血脂、肝功能异常。给予停辛伐他汀，继续服氟西汀 20mg qd，劳拉西泮 0.5mg qd，培哚普利 5mg qd，异山梨酯 10mg tid。2 个月后患者心态较前平和，继续服药，情绪稳定，能够正常生活，仍有胆小，维持治疗。

【点评】社会因素对精神苦痛和精神疾病的影响在导致苦痛的程度上是有差异的。对某些类型的苦痛和疾病来说，社会问题造成的影响可能是决定性的，而对别的类型则可能影响很小。精神上的脆弱性（易感性）正如前述几个案例中提到的，在社会张力对个人的影响上是一个重要的媒介。事实上精神脆弱性也是苦痛的一个大根源，在其影响下，长久的性格和行为问题就会恶化，这些问题又会导致患者健康、家庭和工作状况的恶化。作为好的临床医生，他必须了解社会、认识人及人性。

病例 11 原发性高血压、焦虑状态

【病历摘要】××× 男，54 岁，汉族，已婚。主诉“阵发性心悸、出汗、血压波动、失眠 2 个月”于 2004-02-24 至神经科门诊就诊。

就诊时查体：血压 150/90mmHg，当时诊断：原发性高血压、焦虑状态。给予“氟哌噻吨美利曲辛、劳拉西泮”治疗，未复诊。2005-02-29 再来就诊。患者诉去年服美托洛尔症状缓解后就未再看病。但血压一直不稳定，最高达 180/100mmHg。患者一年来一直看心内科，用一平苏、氨氯地平、美托洛尔，血压仍控制不好。近一个月出现发作性紧张恐惧、出汗、心悸、失眠、胸闷、憋气、窒息感两次，每发作 15 分钟至半小时，伴有失眠、食欲缺乏、腹胀。患者先后看过心内科、呼吸科、消化科，服多种药物无效。因患者突然想起去年看过神经科，用药后缓解，故再来就诊。查血压 140/100mmHg，余正常。

【既往史】原发性高血压半年。

【个人史】出生、工作在北京。25 岁结婚，生一子，爱人、孩子体健。

【心理社会因素】个性外向、急躁、争强好胜、追求完美。为国企老总，工作压力大。

【辅助检查】生化全项正常。

【体格检查】BP 150/90mmHg，神经系统未见异常体征，心、肺（—）。

【病例分析】

1. 中年白领人士，亚急性起病。

2. 原发性高血压史半年，血压波动，服多种药物无效。

3. 伴恐惧感与自主神经症状。

原发性高血压患者的个性有明显的精神质倾向，性格较为内向、孤独、内心焦虑、忧心忡忡，对外界刺激有强烈的情绪反应，自我控制能力差，难以适应外界环境变化。容易导致紧张情绪的发生，进而使大脑皮质兴奋与抑制过程失调，同时使下丘脑促垂体后叶大量释放血管加压素，导致全身细小动脉痉挛，另外也使下丘脑释放促肾上腺皮质激素释放激素，使垂体前叶分泌促肾上腺皮质激素，进而使肾上腺皮质激素分泌增多，引起钠潴留，使血容量增加，导致血压恒定升高，进而证实了学者们关于人的个性特征异常是原发性高血压发病的重要原因之一的论述。

在国外原发性高血压患者的自然病程中，50%患者最终死于冠心病，34%死于卒中，10%～15%死于肾衰竭；国内原发性高血压死亡首因为卒中，约80%，冠心病和肾衰竭所导致的死亡分别占14%和6%。

【诊断】原发性高血压、焦虑状态。

【治疗】

1. 给予枸橼酸坦度螺酮（希德）、氟哌噻吨美利曲辛、劳拉西泮。半个月后复诊没有发作，停氟哌噻吨美利曲辛，继续服希德。1个月后患者症状均明显缓解，且血压平稳，仅保留一种降压药（西拉普利）。病情稳定，继续服药。

2. 心理治疗、行为治疗、生物反馈治疗等，改善异常个性心理状态，是治疗原发性高血压的一个重要途径。

3. 随意治疗、阶梯治疗、肾素分型治疗、个体化治疗。

4. 飘浮疗法：是近十年来在美国发展起来的一种新的综合心理治疗。该方法起源于20世纪50年代的限制环境刺激疗法。受试者飘浮在一个相对于环境隔离的飘浮液上，治疗师通过语言或音乐对受试者做心理治疗。由于飘浮液的浮力作用，受试者可以非常轻松地飘浮在温度与体温相同的液体里，全身处于一种深度的放松状态，使身体就好像没有边界一样“溶化”了，“重量感”也随之消失，意识进入“虚无”和“空白”的状态。该方法可以降压、止痛以及改善学习，提高创造力。它融合了音乐疗法、温水浴疗法、语言暗示疗法等多种心理治疗和物理治疗手段，与药物结合使用，效果显著。

【点评】原发性高血压是经典的心身疾病，其发病机制与神经内分泌有密切关系。引入心理学机制识别治疗该疾病会获得意想不到的效果。

病例12 帕金森病、焦虑抑郁状态、颈椎病、冠状动脉粥样硬化性心脏病PCI术后、冠状动脉旁路移植术后、心律失常——房颤、原发性高血压Ⅲ级极高危组、前列腺增生

【病例摘要】××× 男，82岁，已婚，汉族，离休干部。于2008-01-15因“间断头晕6年，加重4个月”至神经内科门诊就诊。

患者6年来出现头晕、胸痛、胸闷、心悸、出汗、叹息、长出气、食欲缺乏、呃逆、反酸、嗳气、烦躁、疲劳乏力、易激惹、敏感多疑、兴趣减退、无生欲。每年平均住院1～5次，共计15次，且多次急诊、门诊留院观察。

【既往史】2002-07-09行心脏旁路移植手术。2002-09-27再因“胸痛、上腹痛36小时伴大汗”急诊入院心内科CCU。PE：BP 120/60mmHg，P 50次/分，R 18次/分，无颈静脉怒张，双肺呼吸音清，未闻及干、湿啰音，律齐，腹平软，肝、脾肋下未及，双下肢无水肿。ECG：Ⅲ导异常Q波，完全右偏。予以抗血小板、低分子肝素抗凝、调脂、保护胃黏膜等对症治疗，胸痛缓解。因干咳、无痰、声嘶，请耳鼻喉科会诊，行平闪喉镜检查诊断为声带白

斑，必要时行喉活检。心脏彩超：双房大（轻度），三尖瓣、主动脉瓣关闭不全（轻度）。腹部B超：（一）。2002-10-30出院。出院诊断：冠状动脉粥样硬化性心脏病PTCI+支架术后、冠状动脉旁路移植术后、心功能Ⅱ级（NYNA）、原发性高血压Ⅲ级极高危组、帕金森病、前列腺增生、慢性浅表性胃炎、声带白斑。出院带药：阿司匹林肠溶片、复方盐酸阿米洛利（武都力）、单硝酸异山梨酯、辛伐他汀、硝酸甘油、乳酸左氧氟沙益（来立信）。2003-03-01因“反复胸痛2个月”住院。心脏造影示LADP弥漫性狭窄60%，RCAP 50%弥漫性狭窄，RCAD 50%局限性狭窄，于RCA置入一支架。2003-01-24至03-12因“胸痛发作1年余、加重4天”住院。入院CTNI 0.114mg/nl，予抗凝、调脂等治疗后胸痛缓解出院。2003-03-31至04-14因“间断发作针刺样胸痛3年”入心内科。患者有胸闷、胸痛，向左肩背部放射，多于休息时发作，每持续10～30分钟缓解。2003-04-02冠状动脉造影：双支病变，LAD置入支架一支。给予扩冠、抗凝、降脂治疗，仍时有胸痛发作，考虑冠状动脉痉挛存在，改美托洛尔为盐酸地尔硫䓬（合心爽）、硫糖铝、西咪替丁。病情平稳出院。2003-12-11至2004-01-04、2005-05-11至05-31、2005-09-21至09-30、2005-10-28至11-11因“胸痛反复发作3年”4次住北京朝阳医院心内科。检查、治疗同前。2006-01-13至2007-11-29反复5次在北京军区总医院就诊住院。多因“胸痛、头晕、耳鸣”等主诉先后入急诊抢救室及留观室，诊断“脑供血不足、冠心病、急性胃肠炎、帕金森病”，予输液及口服药物治疗，无明显好转。2007-01-25至02-15主因“发作性胸痛5年余伴出汗9天”再住北京朝阳医院心内科。入院诊断为不稳定型心绞痛、冠状动脉粥样硬化性心脏病PCI术后、冠状动脉旁路移植术后、心律失常——心房颤动、完全右偏、原发性高血压Ⅲ级极高危组、帕金森病、前列腺增生、慢性浅表性胃炎。住院诊治：予以抗血小板、低分子肝素抗凝，调脂，硝酸异山梨酯（爱倍）扩冠，非洛地平控制血压，改善心室重构，营养心肌，盐酸地尔硫䓬解痉及保护胃黏膜等治疗。完善检查：心脏彩超：双房增大，二、三尖瓣关闭不全（轻度），LVEF 73%。

颈动脉超声：颈动脉、椎动脉硬化，斑块形成。超声：肝囊肿。双下肢静脉：左侧大隐静脉术后。动态心电图：房颤伴长间歇，完全性右束支传导阻滞。动态血压正常，间断头晕，行头颅多普勒检查未见异常，考虑为房颤，予以华法林抗凝，患者拒服。2007－09－28 主因“间断性头晕 2 个月余、加重 1 周”入心内科。患者经常活动后头晕，伴视物旋转，无恶心、呕吐、耳鸣、不适，就诊于北京军区总医院。头颅 CT 检查诊断：脑供血不足，予以银杏达莫及甘露醇治疗后头晕好转，之后药物控制，近一周来仍感活动后头晕，无恶心、呕吐、晕厥，持续十余分钟，与活动有关。患者入院后给予川芎嗪以及中药治疗，头晕缓解不明显。请神经科会诊，加用通天口服液以及清脑复神液，患者头晕逐渐好转。患者房颤需要长期服用华法林，根据 INR 调整用量，目前华法林 2.5mg qd，INR 2.01，继续门诊调用。2007－10－16 出院诊断：脑供血不足、高血压Ⅲ级极高危组、冠状动脉粥样硬化性心脏病 PCI 术后、冠状动脉旁路移植术后、心律失常——房颤、心功能Ⅱ级（NYNA）、老年脑改变、动脉硬化并高血脂、帕金森病、前列腺增生。出院带药：硫酸氢氯吡格雷（波立维）、非那雄胺（保列治）、卡维地洛（达立全）、辛伐他汀、盐酸地尔硫䓬、单硝酸异山梨酯、尼莫同、法莫替丁、吉法酯（惠加强）。2007－11－30 再因“间断头晕 4 个月”入院神经内科。检查头 CT、MRI：腔隙性脑梗死。MRA：脑动脉粥样硬化。胸片：开胸术改变，动脉硬化。CTA：双侧颈动脉窦部斑块形成。心电图：心房颤动，异常 Q 波，右束支传导阻滞。颈椎 X 片：颈椎病。余无异常。给予活血化瘀对症治疗，症状缓解。2007－12－15 出院。出院诊断：椎-基底动脉供血不足、颈椎病、冠状动脉粥样硬化性心脏病 PCI 术后、冠状动脉旁路移植术后、心律失常——房颤、高血压Ⅲ级极高危组、帕金森病、前列腺增生。出院带药：马来酸咪达唑仑（多美康）、蚓激酶肠溶胶囊、华法林、清脑复神液、麻仁润肠、通天口服液、麝香壮骨膏（外用）。

2002－09－03 日因“尿频、尿急、排尿困难 22 年、加重 1 个月余”入泌尿科住院。患者排尿时尿线细弱无力，伴尿等候，尿后淋漓不尽，夜尿多，曾在北京协和医院行 TURP，术后症状恢复不佳，近1个月症状加重。欲行手术治疗，请麻醉科及心内科会诊，认为麻醉风险极高，暂不宜手术，遂出院保守治疗。出院带药：保列治、特拉唑嗪。门诊反复就诊于心内科、消化科、神经内科、外科等。先后诊断：冠心病、慢性胃炎、神经衰弱、神经性头痛、脑动脉硬化、混合痔、前列腺增生、右眼白内障术后。服药：华法林、波立维、尼莫同、辛伐他汀、法莫替丁、保列治、盐酸贝那普利、托拉塞米胶囊、氨氯地平。

【个人史】出生原籍，久居北京。生两男三女，妻女体健。

【家族史】父母患病及死因不详。

【心理社会因素】患者性格内向敏感、多虑、多疑、警觉、认真、追求完美。

【体格检查】BP 110/70mmHg，神清语利，颈静脉充盈，双肺呼吸音清，未闻及干、湿啰音，心率 66 次/分，律不齐，心音低钝，心房颤动，四肢肌张力高，腱反射活跃，四肢肌力正常，病理征（一），上肢静止性震颤，左侧为著。

【辅助检查】

北京朝阳医院

1. 2003-05-07 心电图：心房颤动，完全性右束支传导阻滞，陈旧性下壁心肌梗死，$V_{1\sim6}$ T 波低平倒置。

2. 2003-05-07 心脏彩超：双房增大，升主动脉增宽，肺动脉增宽，主动脉瓣关闭不全（轻度），三尖瓣关闭不全（轻度），肺动脉高压（轻度）。

3. 2004-06-03 心脏彩超：双房增大，升主动脉增宽，肺动脉增宽，主动脉瓣关闭不全（轻度），三尖瓣关闭不全（轻度），左室舒张功能降低（松弛性）。

4. 2004-04-22 胃镜：慢性浅表性胃炎，Hp（一）。

5. 2004-06-03 生化全项：总胆红素 1.8mg/dl，间接胆红素 1.6mg/dl，总胆固醇 134mg/dl（正常 140～220mg/dl），低密度胆固醇 61mg/dl（正常 70～130mg/dl），余正常。

6. 2004-04-19 乙肝五项：抗-HBs（+），HBeAg（+），抗-HBs（+）。

7. 2004－05－18 X线钡餐灌肠：下消化道未见器质性病变。

8. 2006－02－27 头CT：老年性脑改变，脑动脉硬化。

9. 2006－06－15 X线钡餐灌肠：下消化道未见器质性病变。

北京军区总医院

1. 2006－10－24 头颅CT：右侧腔隙性脑梗死，老年性脑改变。

2. 2007－11－28 血常规：大致正常。

3. 2007－11－28 生化全项：正常。

4. 2007－11－28 凝血四项：

项目	结果	参考值
凝血酶原时间测定（s）	15.9	11.5～15
凝血酶原活动度（%）	58	70～120
纤维蛋白原定量（g/L）	3.25	2.0～4.0
活化部分凝血活酶（s）	32.2	24～36

【病例分析】

1. 老年男性，慢性病程5年余，反复就医，痛苦不堪，消耗本人及全家的心力和体力。

2. 主诉胸痛、腹痛、全身痛、头晕、耳鸣、尿频等躯体症状。

3. 先后就诊于心内科、消化科、神经科、泌尿科。各科医生陷于单科思维的局限，未能对心理精神疾病正确地诊断，导致误诊误治。

4. 患者每年住院1～5次，均按心脏病治疗。辅助检查无更多阳性证据。

未分清诊断、治疗中的主次矛盾。现代医学检验仪器的不断出现使医务人员过分依赖辅助检查。医生更多地强调躯体疾病的危害而忽略了心理状态对躯体的作用。在心绞痛发作时治疗的主要手段是扩冠，甚至放置支架。但当患者出现情绪低落，对身体过分担忧，出现大量心理、生理反应和自主神经症状时，说明主要矛盾在心理，应当用调节情绪的药物。甚至在治疗冠心病的时候，如评估有焦虑抑郁状态亦应同时用抗焦虑抑郁药物。因为焦虑抑郁也是疾病，它引起的是微观的生物体内分子结构的改变，若不治疗会引发宏观的改变。

【诊断】帕金森病、焦虑抑郁状态、颈椎病、冠状动脉粥样硬化性心脏病 PCI 术后、冠状动脉旁路移植术后、心律失常——房颤、原发性高血压Ⅲ级极高危组、前列腺增生。

【治疗】

1. 心理治疗：从整体出发，评估其健康状态并使用认知疗法。作为一名 82 岁的男性，出现一些躯体疾病不足为奇。有病患者就要接受现实，积极主动治疗，但不要过分夸大躯体疾病的严重程度。让患者在生活中放松自己、觉察自己、思考认识自己由于心理因素引起生理反应的表现。并告知其并无危险存在，要使其增强战胜疾病的信心并付诸行动参与治疗。

2. 药物治疗：西酞普兰 20mg qd，劳拉西泮 0.5mg bid。一个半月后，患者症状明显改善，停用劳拉西泮。门诊服药至 2009 年 1 月病情稳定，未再入急诊或住院。其家人深深体会诊治正确的重要性并从中获益。

【点评】根据辩证法统一性原理，任何事物的发生、发展都是有其因果关系的，疾病也不例外。躯体疾病与心理疾病并非截然对立的概念，两者的区分是相对和有条件的，是一个无法分开的连续体，构成了一个相互移行的连续谱，它们之间的界线不是一成不变的。临床医生一定要对此引以重视，早诊断、早治疗尤为重要。及早发现疾病的原因及诱因，终止其发生发展过程是临床医学的立足点。

病例 13 原发性高血压、糖尿病、焦虑状态

【病历摘要】××× 女，67 岁，汉族，已婚，退休工人。主因"失眠、血压不稳定、尿频、周身疼痛、食欲缺乏、紧张数年"至神经内科。有时自觉用手压前胸部。以往被诊断为"自主神经功能紊乱"。

【既往史】绝经 13 年，患原发性高血压 12 年，降压用"盐酸

贝那普利”。1996 年发现糖尿病，先服“阿卡波糖”，因不能报销，后改服“二甲双胍”。控制血糖至 6.2mmol/L。1998－10－09 因“自主神经功能紊乱”住院治疗，至 10 月 20 日出院。1999－05－21 因“头晕、恶心、呕吐 2 天”以“头晕待查”收入神经内科住院，经活血化瘀治疗于 6 月 24 日以“脑供血不足、颈椎病、原发性高血压”出院。2003－09－26 入心内科，既往有前胸、后背痛 3～4 年，持续时间长（数小时），走路加剧，休息缓解，医生动员其做冠状动脉造影，患者不同意。

【心理社会因素】患者个性外向急躁，争强好胜，追求完美。绝经后因神经内分泌紊乱出现高血压。患者帮助儿子带孙子，孙子长大后上幼儿园、小学，患者担忧难舍、孤独郁闷，后患糖尿病。

【体格检查】BP 140/80mmHg，P 80 次/分，律齐，无病理性杂音。神情合作，言语流利，脑神经（—），四肢反射低，肌力Ⅴ级，病理征（—）。

【辅助检查】

1. 平板试验（—）。

2. 心脏彩超：IVS 中间基底运动下降，LVEF 42%。

3. 2003－04－02 生化全项：CH 234mg/dl，LDL 134mg/dl，BUN 23mg/dl，CREA 0.9mg/dl，Glu 151mg/dl，余正常。

4. 2003－09－26 平板试验：运动前、中、后未见动态改变，无心绞痛症状。运动前、运动后偶发房性期前收缩，因疲劳运动达近次极量心率。运动平板试验（—）。

5. 2003－09－26 心血管超声：①各房室腔内径正常范围。②室壁厚度正常，心尖四腔心切面：室间隔中间至基底段运动减低，余室壁运动幅度正常。③各瓣膜未见明显增厚，CDFI 未见异常血流信号。④主动脉、肺动脉内径正常；左室射血分数减低。检查结果：运动试验后即刻行超声检查示：阶段性室壁运动减低，左室收缩功能减低。

【诊断】原发性高血压、糖尿病、焦虑状态。

【治疗】

1. 心理疏导、认知疗法。

2. 药物治疗：口服氟西汀 20mg qd，劳拉西泮 0.5mg qd，阿司匹林、异山梨酯、美托洛尔、复方丹参滴丸。

【点评】临床医生应该认识到原发性高血压、糖尿病共同的土壤是“胰岛素抵抗”，再向上追溯即“交感神经兴奋”，这是焦虑的物质基础，要有这根“弦”，发现患者的情绪问题，就不会多次诊断“自主神经功能紊乱”，而不加处理，以致病情迁延 7 年。

病例 14　原发性高血压、焦虑抑郁状态

【病历摘要】×××　女，62 岁。主因“间断胸闷 2 个月，加重 2 日”入院。

患者 2 个月前出现胸闷、气短，伴心悸，多在活动后出现，休息 10 分钟可缓解，无头晕、胸痛、夜间阵发性呼吸困难，未予重视。近 2 个月症状间断发作。2 日前无明显诱因出现压迫感、气喘、憋气，呈持续性，无发散、出汗、晕厥，持续 10 分钟不缓解。为进一步诊治收入院。入院查体：血压 160/100mmHg，双肺呼吸音清。心率 64 次/分，律齐，各瓣膜区未闻及杂音。腹平软，全腹无压痛及反跳痛，双下肢无水肿。既往患高血压 30 余年，血压最高 189/100mmHg，予硝苯吡啶控释剂（拜心痛）治疗，控制欠佳。

患者入院后完善相关辅助检查，给予阿司匹林、硫酸氢氯吡格雷（波立维）抗血小板，低分子肝素（克塞）抗凝，培哚普利、美托洛尔控制血压、心率，降低心肌耗氧，盐酸他嗪片（万爽力）改善心肌代谢及扩冠等支持治疗。心肌酶、CTNI 均正常，心电图示：I 度房室传导阻滞，T 波改变。心脏彩超示：EF 69%，室间隔运动欠协调，左心轻度增大（左房长径 51.3mm），二尖瓣关闭不全（轻度）。行冠状动脉造影未见有意义狭窄。胸片示：肺内未见活动性病变，左肋膈角变钝，主动脉心影。平板运动试验示静息心电图：T 波倒置；心率对运动的反应：适当；血压对运动的反应：正常；静息血压，适度反应；胸部疼痛：无；心律失常：室性期前收缩-（单发）；ST－T 改变（Ⅰ、aVL 导联抬高，Ⅲ、aVR、aVF 导联压低），Ⅰ度房室传导阻滞。患者入院后血压控制理想，仍间断有胸闷、憋气等不适感主诉。考虑患者存在心脏神经官能症。

出院情况：患者仍间断有胸闷、憋气，出院查体：血压 120/70mmHg，神志清，双肺呼吸音清，心率 65 次/分，律齐。腹平软，无压痛，双下肢无水肿。出院诊断：心脏神经官能症、原发性高血压病Ⅲ级极高危组。出院带药：培哚普利 6mg tid，万爽力 20mg tid。

出院后因症状再次发作且伴有失眠而转至神经内科门诊就诊。追询患者个性特征外向、急躁、争强好胜、追求完美。生活状态：丈夫病逝 1 个月，儿女为家庭财产有纠纷，自己难以掌控家庭，极易出现烦躁、无兴趣、疲劳、紧张、情绪低落。

【诊断】原发性高血压病、焦虑抑郁状态。

【治疗】

1. 认知疗法：向患者讲明为什么出现心律失常等症状。

2. 药物治疗：继续服降压药，帕罗西汀 20mg qd，劳拉西泮 qn。服药 1 个月后症状明显缓解，一个半月后心律失常完全消失，2 个月后Ⅰ度房室传导阻滞消失，恢复窦性心律。继续维持 3 个月逐渐停药。

【点评】患者在心内科住院治疗时医生不关注患者的个性特征及生活状态，没有运用整体医学模式。出院时根据陈旧理念沿用以往的诊断：心脏神经官能症，但又不做任何相关处理，必然造成患者多次反复就医，如果医生没有站在整体医学模式的角度明确“心身共病”的诊断，患者不知还要走多少漫长的求医路。

病例 15　急性左室下壁、左室后壁、右室心肌梗死，冠状动脉粥样硬化性心脏病，心功能 KillipⅠ级，高脂血症，原发性高血压病Ⅲ级极高危组，焦虑状态

【病历摘要】××× 男，50，已婚，北京，汉族。主因“发作性胸闷、憋气 10 余年，加重 3.5 小时”入院。患者 10 余年前无明显诱因与活动后出现胸闷、胸痛、闷胀感，不向其他处放射，无恶心、呕吐、头晕、头痛等，持续约半小时，休息后可缓解，未服药，无夜间发作。后症状偶发作，多于活动后出现，性质同前。今患者于入院前 3.5 小时活动后出现憋气、胸闷、胸痛，胸痛为压榨

性，位于左胸部，未向后背放散，伴大汗，无恶心、呕吐、头晕、头痛等，自服“硝酸甘油”不缓解，于急诊查心电图示下、后壁心肌梗死改变，予以急诊冠状动脉造影及急诊 PCI。为进一步诊治，转入心内科。自发病以来，无发热、咳嗽，无恶心、呕吐，无腹痛、腹泻，精神、饮食可，睡眠欠佳，二便正常。

【既往史】原发性高血压病史 10 余年，自服“氨氯地平”；有高脂血症史 3 年余。否认糖尿病史，否认肝炎、结核等传染病史，无外伤、手术、食物过敏史，对青霉素过敏。

【个人史】生于北京，否认传染病接触史。无烟酒不良嗜好。适龄结婚，育有一子；爱人及其子女均体健。患者性格外向急躁、追求完美、敏感警觉。

【家族史】母亲患高血压、冠心病；父亲及二姐均有冠心病。

【心理社会因素】因家族中均有冠心病史，患者常过度担忧，惶惶不可终日。

【体格检查】T 36℃，P 71 次/分，R 19 次/分，BP 120/80mmHg。内科未见阳性体征。

【急诊辅助检查】ECG：Ⅱ、Ⅲ、aVF，$V_{7\sim9}$ ST 段抬高0.1～0.25mV。

【初步诊断】急性左室下壁、后壁心肌梗死，冠状动脉粥样硬化性心脏病、心功能 KillipⅠ级、高脂血症、高血压Ⅲ级极高危组。

【诊疗经过】2007－12－03 行急诊 CAG＋PCI 术，示双支病变，LADm 不规则，Dlo 90％局限性狭窄，RCAp 50％阶段性狭窄，RCAm 100％闭塞，予 RCA 植入 ENDEAVOR 支架 1 枚。术后收入 CCU 病房，给予扩冠、抗凝、抗血小板、调脂、改善血管内皮功能等治疗。心肌酶 CK-MB、CTNI 明显升高，急性心肌梗死诊断明确。病情平稳后于 2007－12－06 转入普通病房，并完善相关辅助检查。继续给冠心病药物治疗，患者转入后仍间断发作胸闷、憋气，多于晨起 4 点左右出现，与运动无关，持续半小时至一小时不等，无胸痛、端坐呼吸，双肺未闻及干、湿啰音，多次测血压 110/70mmHg 左右，心率 55 次/分左右，发作时心电图较前无进一步心肌缺血改变，吸氧、含服硝酸甘油最短半小时可缓解。请会诊考虑心理因素可能性大。出院进一步诊治。

【辅助检查】

1. 2007-12-11 核医学报告：心肌断层现象大致正常。

2. 2007-12-10 心脏彩超：左房轻度增大，节段性室壁运动异常，主动脉窦及升主动脉轻度增宽。

3. 2007-12-04 X线：肺淤血，考虑左侧少量叶间积液，右下肺纹理模糊。

4. 2007-12-13 Holter：窦性心动过缓；偶发房性期前收缩，偶见成对出现；T波改变；异常Q波。

【病例分析】

1. 根据患者此次入院病史、症状、体征、辅助检查，诊断急性左室下壁、左室后壁、右室心肌梗死，及冠状动脉粥样硬化性心脏病、心功能 Killip Ⅰ级。治疗稳定，但患者仍间断有胸闷、憋气，发作呈定时性，症状持续时间长，硝酸甘油含化半小时后才缓解，其症状缓解与服硝酸甘油无明确关系，发作时心电图无明显变化，出现胸闷、气短。鉴别诊断考虑排除：

(1) 支架内血栓形成：但心肌酶 CTNI 呈下降趋势，发作时心电图较前无改变，不支持。

(2) 心功能不全：但发作时无端坐呼吸，无进行性加重，双肺无湿啰音，心脏彩超示 EF 正常，不支持。

(3) 呼吸系统、血液系统疾病如哮喘、贫血等，结合其症状及辅助化验检查不支持。

2. 焦虑的病因：

(1) 生物学因素：①遗传。②生化：a. 乳酸盐假说：静脉注射乳酸盐引起实验动物惊恐发作，导致酸碱平衡紊乱，有氧代谢异常，肾上腺素活动亢进，外周儿茶酚胺过度释放，化学敏感器增加；代谢成碳酸，水解为水，触发受体过度换氧。b. 神经递质去甲肾上腺素、5-羟色胺活动增强。c. 肾上腺素受体兴奋。60%脑电生理表现为β慢波和棘波增多。

(2) 心理社会因素：患者的性格为急躁、认真、追求完美，从事 IT 业，工作超负荷，每日工作 12 个小时以上。家族有冠心病史，患者长期给自己精神压力并有刺激症状达 10 年之久。其心理—认知—行为反应过程是对某些环境刺激的恐惧形成的一种条件反射，是一种未能解决的无意识范围的冲突的一种转化形式。

患者在病中无明显强迫症状，故不考虑强迫障碍的诊断。恐怖症中的害怕是有某种确切对象的，是在无危险情景下发生的，常有回避行为，而本病的怕死不是境遇性的，是继发于焦虑的认知改变，不能诊断为恐怖症。

诊断精神创伤后应激障碍的先决条件是患者曾经历过严重的、威胁性的和灾难性的生活事件（如自然或人为的灾害、战争、严重意外事故、被强奸等），这些事件几乎可使所有的人出现强烈的痛苦体验，在症状出现时患者可重现、回忆创伤情景。本例不符合创伤后应激障碍的诊断。

惊恐障碍的基本特征为反复突然发作的严重焦虑，达到惊恐的程度，发作不局限于特殊的情景之下，发作难以预料，持续时间不长，数十分钟自行消失，临床表现因人而异，典型的为多种症状短时间内相继涌现，如心悸、胸痛、憋气、窒息感、头晕、出汗、麻木、刺痛、颤抖、濒死感等。每月、每周或每日有数次发作，而发作间期患者可以正常生活，症状甚少。惊恐障碍患者在发作期间可有不同程度的神经过敏、忧虑等症状，如果这些症状是由于害怕再次发作所致，就不应附加广泛焦虑障碍的诊断。

广泛性焦虑障碍的基本特征为广泛性和持续性焦虑，主要症状的表现符合下述两项：患者终日神经过敏、过分担心，常有颤抖、肌肉紧张、出汗、头昏、心悸、烦恼和不祥的预感。

本病例符合焦虑障碍的诊断标准，同时伴有惊恐发作。在过去，急性焦虑症（惊恐障碍）和慢性焦虑症（广泛性焦虑障碍）并未作严格的区分，被认为是一种疾病的不同表现，核心仍是焦虑。在临床上，两者交叉混合存在的情况并不少见，而且在病因和症状学上尚有着共同特征。

焦虑普遍存在于多种精神障碍之中，因此，医师面临一个诉有焦虑的患者，必须首先考虑以下两点：①焦虑症状是否与躯体疾病有关；②焦虑是否为其他精神障碍的症状。

广泛性焦虑障碍起病缓慢，病程可迁延数年。对焦虑障碍患者的追踪统计，有1/3的患者病程在半年到2年，2/3的患者在2年以上。41%～59%的患者痊愈或好转，少数患者预后欠佳。女性、年轻、病程短而病前性格良好者预后较好，反之预后不良。病史中有晕厥、激动、人格解体等癔症性格倾向，且有轻生念头者预后欠佳。焦虑障碍的自杀死亡率近似于抑郁症。

1. 焦虑的生物功能：焦虑是普遍存在的正常现象，焦虑与恐惧的生物功能是适应性，可使机体对生存威胁产生警觉，并因此而采取适当的行为。在动物中，则表现为“战斗和逃避反应”。当焦虑过于强烈，并与所受刺激不相称，在危险过后焦虑仍继续存在，或在公认无害的环境中诱发，或根本没有任何原因时产生，则被视为异常（焦虑），视为过度焦虑。

病理性与正常变异间的区别主要在于前者有“明显的功能损害”。轻度的焦虑可改善个体的功能水平，而严重的焦虑就会产生抑制效应。

2. 焦虑的特征：增强的激发状态（例如一些躯体症状——紧张、心动过速、呼吸急促、震颤）伴有忧虑、担心、害怕、强迫或类似的情感反应。焦虑症状的担心和害怕与正常的担心和害怕是不同的。正常的担心和害怕是对现实的客观威胁的一种情感反应，而且这种情感反应是与现实威胁相适应的。焦虑障碍的担心和害怕症状出现时，并无明显的客观威胁，或者是与现实威胁不符的过分的害怕、担心。

3. 焦虑有主观体验和客观表现两个方面：主观体验是焦虑心情：没有明确对象和具体内容的恐怖、害怕。患者整天惶恐不安，提心吊胆，总感到似乎大难临头或危险迫在眉睫，虽然知道实际上并不存在什么危险和严重威胁，却不知道为什么就是无法控制自己的害怕。客观表现为躯体症状：①运动性不安：肌紧张、疼痛、轻度震颤、坐立不安。②自主神经功能紊乱，尤其是交感神经功能亢进：口干、颜面一阵阵发红或发白、出汗、心悸、胸闷、呼吸急促、尿频、尿急及易头晕、昏厥等。焦虑障碍的确定在诊断上必须要有上述两个方面的症状，缺一不可，与此同时，还应考虑到病程的时间标准和症状的严重程度（造成社会功能损害）以及除外标准。

【诊断】急性左室下壁、左室后壁、右室心肌梗死，冠状动脉粥样硬化性心脏病，心功能 Killip Ⅰ级，高脂血症，原发性高血压病Ⅲ级极高危组，焦虑状态。

【治疗】

1. 心理治疗。

2. 西酞普兰 20mg qd、劳拉西泮 0.5mg bid。1 个月后患者病情稳定。

【点评】患者突患重病，内心不安，其家族史更增加了他恐惧感。即使病情稳定，患者仍感胸闷、憋气等症状是“心身共病”问题。加用抗焦虑药后，患者症状缓解。

病例 16 原发性高血压Ⅲ级高危组、支气管哮喘、脑供血不足、右顶骨增生性骨瘤、焦虑抑郁状态、安眠药依赖治疗

【病历摘要】××× 女，66 岁，小学教师。

患者有间断头晕、头痛、恶心、濒死感、间断胸骨后不适 1 年余。应用降压、活血化瘀、止喘等药物治疗无效，并有心悸、紧张、出汗、忐忑不安、失眠，而服用 3～5 片苯二氮䓬类安眠药仍难以入眠，且有血压高并难以控制。门诊以“原发性高血压病Ⅲ级高危组、支气管哮喘、脑供血不足”收住院。

【既往史】2006-03-03 发现原发性高血压 2 年，血压难以控制 1 个月。1 个月前自行停止服用“美托洛尔”后两次出现血压升高（221/95mmHg）。

【个人史】出生、学习、生活、工作在北京。月经正常。24 岁结婚，足月顺产一子。

【心理社会因素】患者个性外向、争强好胜、追求完美、敏感警觉。原为重点中学教师，为孩子教育转至重点小学任教。因不适应小学教学状态，有心情不悦及心态不平。

【体格检查】BP 130/65 mmHg，P 56 次/分，神清、合作、语利，唇无发绀，双肺呼吸音清，未闻及干、湿啰音，心律齐，未闻

及病理性杂音，腹软，肝、脾未及，双下肢不水肿。检查中患者强调自己心脏不好，颈动脉出现了斑块，马上就会堵住血管，会不会有心肌梗死、脑梗死。患者表现极度恐慌、担忧。

【辅助检查】

1. EEG：窦性心律失常。

2. CT：右侧顶骨骨性突出，未见脑梗死。

3. 颈部动脉超声：直径 0.7cm 动脉硬化斑块。

【出院诊断】原发性高血压Ⅲ级高危组、支气管哮喘、脑供血不足、右顶骨增生性骨瘤、焦虑抑郁状态、安眠药依赖治疗。

【治疗】

1. 心理治疗：向患者解释"动脉硬化斑块"问题。入院后完善各项检查。

2. 药物治疗：予美托洛尔、氯沙坦钾（科素雅）、吲达帕胺降低血压，氯美扎酮、帕罗西汀抗焦虑治疗。

【点评】此患者应修正的正确诊断应是：原发性高血压、焦虑状态、右顶骨增生性骨瘤。头晕、喘憋、血压高均系焦虑伴惊恐所致。基本不存在脑供血不足，若有亦是继发的血管痉挛。同时提示应用地西泮类可以缓解焦虑，但不能改善焦虑的核心症状，还应加服SSRIs。

病例 17　不稳定性心绞痛（Brouwald Ⅱ级）、冠状动脉粥样硬化性心脏病、经皮冠状动脉介入治疗术后、心功能 NYHA Ⅰ级、原发性高血压病Ⅱ级极高危组、高脂血症、慢性胃窦炎、焦虑抑郁状态

【病历摘要】×××　男，51 岁，工人。主因"反复胸痛 10 年、加重 1 个月余"于 2006-10-20 入院，2006-10-31 出院。

患者于 1996 年 11 月无明显诱因出现胸痛，胸痛位于左锁骨中线第 2 肋间和心前区，性质呈刺痛，多于受凉后出现，发作时无放射痛，每次发作持续时间 6 小时至 15 天不等，经休息和服药后可缓解。上述症状发作时不伴有出汗、心慌，无恶心、呕吐，无活动性气促，无端坐呼吸、夜间阵发性呼吸困难及双下肢水肿。2006-09-20 因受凉再次出现胸痛。患者曾到北京朝阳中医院诊治，给予

口服“心可舒、硝酸甘油”，无明显缓解，为求进一步诊治来我院，门诊以“胸痛待查、冠状动脉粥样硬化性心脏病?”收入心内科。自患病来，患者精神、睡眠、进食差，大便正常，排尿不畅，有时有尿痛，体重无明显下降。查体：T 36.8℃，P 94 次/分，R 18 次/分，律齐，各瓣膜听诊区未闻及病理性杂音。双肺正常、腹部平坦，腹部无压痛，肝、脾未触及，双下肢无水肿。辅助检查：心电图：窦性心律，T 波改变：Ⅰ、aVL、$V_{4\sim6}$ 导联低平。入院初步诊断：冠状动脉粥样硬化性心脏病？入院后情况：完善各项检查如三大常规、心肌酶、凝血功能、血电解质、心电图、胸片、超声检查等。CK－MB＜1.0ng/ml，肌红蛋白 79.1ng/ml，HBsAg 阴性，抗 HCV 阴性，HIV 抗体阴性。生化：总胆固醇 5.97mmol/L，三酰甘油 2.56mmol/L，低密度脂蛋白胆固醇 3.61mmol/L，前白蛋白 4～6mg/L，其余正常。凝血酶原时间测定 10.70s，凝血酶原活动度 152%。颈动脉超声：颈动脉结构及血流未见异常。超声心动图：心内结构和血流未见异常，左室收缩功能正常。活动平板运动试验报告：运动中诱发 ST 段下降持续 2 分钟，运动峰值血压 172/60mmHg。胸部 X 线片：双肺纹理重，未见实质性病变。腹部超声：脂肪肝，胰、脾未见占位性病变。冠状动脉造影诊断：冠心病（累及 LAD 和 RLA）。给予口服阿司匹林肠溶片以抗血小板聚集，口服硝酸异山梨醇酯片扩张血管，静滴川青粉针活血化瘀。2006－10－24 行冠状动脉造影＋PCI 术，术后：密切观察生命体征，复查心电图，严密观察穿刺局部有无渗血、渗液，观察右侧桡动脉搏动情况。口服阿司匹林肠溶片、硫酸氯吡格雷（波立维）。经治疗患者病情稳定，查 OGTT、BNP 未见异常。予扩冠、抗凝、降脂、减少心肌耗氧等治疗，患者住院期间仍诉左胸痛，为持续性，多次查心电图（T 波改变）较前无明显变化，且表现为紧张焦虑、多疑性格，患者心脏病变情况平稳，要求出院，准予出院。

出院后患者反复因胸痛再度就诊于心内科，治疗同前。继之出现失眠、烦躁，胸痛加剧，疲劳乏力，无兴趣，孤僻封闭，卧床不起，后就诊神经内科。

【既往史】高脂血症 20 年，慢性胃窦炎史。2001 年中医院出院诊断：胆汁反流性胃炎、胆囊切除术后、心脏神经官能症、颈椎病、双膝关节病、结膜炎。发现原发性高血压1年半。9个月前于北京军区总医院行冠状动脉造影及支架术后。

【个人史】出生、工作在北京。个性外向急躁、有洁癖，喜反复盥洗。

【家族史】无特殊可载。

【心理社会因素】单位转型买断工龄后，患者自谋职业。

【体格检查】T 36.5℃，BP 120/70mmHg，R 16次/分，P 74次/分。神清，双肺呼吸音清，心前区无隆起，心界不大，心率74次/分，律齐，未闻及杂音，腹软，肝、脾肋下未及，无压痛，双下肢无水肿。

【辅助检查】

北京人民医院

1. 1996-11-04 乙肝五项：(一)。

2. 2000-01-28 动态心电图：①房性期前收缩。②窦性心律失常。③最快心率154次/分，发生于9点24分35秒，最慢心率47次/分，发生于4点53分。④T波有时低平（发生于窦性心动过速时），ST有时呈上斜型下降0.05mV（发生于窦性心动过速时）。

3. HRV（心率变异性）SDNN（平均正常RR间期标准差）：185ms（正常<100ms）。

4. 超声心动图：左室顺应性降低。

5. 心电图：窦性心动过缓。

北京朝阳医院

1. 1999-11-04 纤维结肠镜检查：大致正常结肠黏膜。

北京中医院

1. 2000-12-13 纤维胃镜检查：慢性胃炎，十二指肠球炎。

2. 2001-08-23 食管胃镜检查：慢性浅表性胃炎，幽门螺旋菌感染。

3. 2000-02-10 头CT：颅脑平扫未见异常。

4. 2002-03-25 鼻窦CT扫描：双侧筛窦炎，左上颌窦黏膜下囊肿。

5. 2005－11－04 肺功能检查：通气功能正常，小气道功能正常，弥散功能正常。气道阻力：周边弹性阻力增高。

6. 2006－02－27 腹部B超：胆囊切除术后。

7. 2007－02－13 纤维结肠镜检查：大致正常所见（升结肠以下）。

<u>北京军区总医院</u>

1. 2002－06－03 辅助性T细胞亚群检测：CD_3 62.4%（正常65%～78%）；CD_4 42.4%（正常30%～52%）；CD_8 13.8%（正常21%～39%）；CD_4/CD_8 3.09%（正常1.5%～2.0%）。

2. 2002－06－03：大肠气钡双重造影未见异常，Hp（－）。

3. 2005－04－26 肌电图检查：未见肯定神经源性或肌源性损害，上下肢神经传导未见异常。

4. 2007－05－08 活动平板运动试验报告：运动中高血压改变（峰值血压164/102mmHg）。运动中未见缺血性ST－T改变。

5. 2007－06－25 胸片：心、肺、膈未见明显异常。

6. 2007－06－25 腹部超声：脂肪肝（轻度）胆囊切除。

7. 心肌核素显像（运动）：左室后侧壁、后壁供血不足。

8. 冠状动脉造影：LM（－），LADp－m可见2个支架影，近端支架的近端见不规则斑块，局限性狭窄80%，放入EXCEL支架一枚，LCX（－），RCAp见50%～60%弥漫狭窄，RCAm可见1个支架影，PLo－m 80%～90%弥漫狭窄，放入Partner支架1枚。

9. 血生化：TCH 3.05mmol/L，TG 2.66mmol/L，HDL－CO 86mmol/L，LDL 38mmol/L，余未见明显异常。

【诊断】不稳定性心绞痛（Brouwald Ⅱ级）、冠状动脉粥样硬化性心脏病、经皮冠状动脉介入治疗术后、心功能NYHA Ⅰ级、原发性高血压Ⅱ级极高危组、高脂血症、慢性胃窦炎、焦虑抑郁状态。

【治疗】

1. 心理治疗：①认知疗法。②行为治疗：低盐低脂饮食，戒烟戒酒，适量运动，减轻体重。定期复查肝和肾功能、血脂。如有病情变化可随诊。

2. 药物治疗：按时服药：阿托伐他汀片 10mg，qn；富马酸比索洛尔片，2.5mg qd；硫酸氢氯吡格雷片 75mg qd；阿司匹林肠溶片 120mg qd；地西泮片 2.5mg qd；单硝酸异山梨醇酯片 40mg qd，舍曲林 50mg qd，2 周后增至 100mg。1 个月后胸痛逐渐消失，维持治疗。

【点评】经过心内科系统治疗患者的症状依旧，只要稍加询问病史（2001 年曾在中医院诊断为心脏神经官能症），再看其个性特征（外向急躁、洁癖、反复盥洗），兼顾“冠心病”和“心理病”的“双心”诊断治疗是正确的。

病例 18 焦虑抑郁状态、高脂血症、脂肪肝、结肠息肉

【病历摘要】×× 男，43 岁，干部。胸痛 3 年，加重伴头晕、耳鸣，右耳道疼痛不适，似过电样麻木，颈肩背痛 5 个月。停氟西汀半年余。

2002-11-19 因心悸、乏力半天入急诊。2002-11-21 发作性胸痛 3 天，发作性心绞痛 3 天，加重 6 小时，住院行冠状动脉造影（—）、平板试验（+），以“冠状动脉粥样硬化性心脏病、不稳定性心绞痛、急性非 ST 段抬高性心肌梗死待除外、心功能Ⅰ级”住院。2002-12-06 以“冠状动脉性心脏病、微创性心绞痛（X 综合征）”出院。2002-12-15、2003-04-29、2003-06-19 因胸痛、憋气急诊留观。2003-09-18 因 10 个月前不明原因发作胸闷、心悸、出汗、紧张、恐惧住院治疗，出院仍有前述症状，隔日发作一次，平素因周身乏力、头晕、食欲缺乏、颈肩背痛、烦躁、嗜睡，入神经内科。2003-09-24 因胸闷、心悸、疲劳入神经内科，诊断“高脂血症、焦虑症、冠心病？”给予“氟西汀、劳拉西泮、氟哌噻吨美利曲辛、阿西莫斯”，2003-10-15 减去氟哌噻吨美利曲辛。11 月症状基本消失，自行停药。2004-03-23 再发胸闷、心悸、出汗、左下腹痛、烦躁 1 个月，诊断“焦虑抑郁状态”，服氟西汀、氟哌噻吨美利曲辛。以后复诊服氟西汀、劳拉西泮至 9 月，继续服氟西汀至 2005 年 3 月停药，未再复发。

【个人史】足月顺产，生长、工作于北京。否认其他病史。性

格内向多虑、孤僻。

【家族史】母亲患“神经症、神经衰弱”。

【心理社会因素】由于性格原因单位人际关系欠佳，家庭夫妻间亦有冲突。

【辅助检查】

1. 2003-09-19 超声：脂肪肝，肝内局限性低回声区；考虑为非均匀性脂肪肝所致。

2. 2004-01-56 结肠镜活检：结肠息肉。

【诊断】焦虑抑郁状态、高脂血症、脂肪肝、结肠息肉。

【治疗】

1. 心理治疗：认知疏导。

2. 药物治疗：氟西汀 20mg qd，氟哌噻吨美利曲辛 10.5mg qd，阿西莫斯（益平）。

【点评】Ruesch（1958 年）提出个体与环境之间的相互作用模式和个体的人格特征共同参与了心身疾病的发病，首次将环境（社会）因素的概念引入心理动力学，他提出个体与环境交流模式异常导致疾病发生，而这种异常一般是指退缩型的交流模式。他因此得出“婴儿型”人格的个体易发生心身疾病的结论。Sifneos Nemiah（1970）提出心身障碍的患者在发展与表达和冲突相关的情感方面受阻，从而导致了心身疾病。Staudenire 进一步发展了上述理论，强调用躯体语言或躯体症状表达与冲突相关的情感方面，被阻抑在无意识的矛盾和冲突及其相关情绪是导致心身疾病的原因。根据家族史及患者的个性特征可确立焦虑抑郁诊断。首次服药 2 个月，疗程不足，两次服药 14 个月。考虑停药，一要根据临床症状，二要根据人格特征，三要根据背景因素，包括季节气候，春秋季节是发病季节，不宜停药。

病例 19 原发性高血压、焦虑状态

【病历摘要】××× 女，66 岁，退休职工。因“阵发胸部不适 1 年，加重 3 天”入院住心内科。初步诊断：胸部不适待查、不稳定性心绞痛、冠状动脉粥样硬化性心脏病、原发性高血压Ⅲ级极

高危组、高脂血症？

患者于1年前晨起小便后出现胸部不适，为胸骨下段紧缩感，平卧休息半小时症状渐缓解，后未特殊诊治。3天前无明显诱因再次出现上述症状发作，性质同前，伴心悸，持续半小时余仍不缓解遂来我院急诊，测血压180/90mmHg。给予对症治疗用药，给予“硝苯地平、环磷腺苷”，症状好转后出院。昨日下午无诱因上述症状再次发作，性质同前，自测血压190/91mmHg，故再次来我院急诊，以“心绞痛”收住院。入院查体：血压100/70mmHg，双肺呼吸音清，无干、湿啰音，心率55次/分，律齐，腹部平软，肝、脾未触及肿大，全腹无压痛及反跳痛，左下肢水肿。心电图（2007年）：窦性心动过缓，未见明显ST-T改变（T波直立）。心电图（入院）：窦性心动过缓，T波改变。诊疗经过：入院后给予扩冠、抗凝、抗血小板、调脂、控制血压、改善血管内皮功能等治疗，并完善相关辅助检查。冠状动脉造影检查示：冠状动脉未见明显狭窄。

【既往史】原发性高血压20余年。

【个人史】出生、工作于北京，24岁结婚，生两子一女。

【家族史】父母死因不详。

【心理社会因素】患者性格外向急躁，争强好胜，A型性格。女儿在外留学，近日留学国有内乱，信息不通。患者担忧着急。

【出院体格检查】患者目前病情平稳，无明显不适。出院查体：BP 126/76mmHg，神清语利，双肺未闻及干、湿啰音，心率52次/分，律齐，未闻及杂音。腹软，肝、脾肋下未及，双下肢不水肿。经请示上级医生，同意出院。

【辅助检查】

1. 2008-02-06心脏彩超：左心房轻度增大，三尖瓣轻度反流，肺动脉瓣轻度反流，肺动脉高压（轻度）。

2. 2008-02-15冠状动脉造影报告：冠状动脉供血右优势型，冠状动脉开口正常，钙化：无。结论：冠状动脉造影未见有意义出现。

3. 2008-02-20核医学报告：心肌显像检查结论：左室前壁、前基底血流灌注明显降低。

4. 2008－02－21 心脏彩超：左房长径 51mm，左室舒张末期内径 49.7mm，左室收缩末期内径 26.3mm，室间隔厚度 11.1mm，射血分数 78%，TI 法估测肺动脉收缩压 38.7mmHg。心脏彩超（2008－02－27）：左房长径 48mm，左室舒张末期内径 49mm，左室收缩末期内径 26mm，室间隔厚度 11mm，射血分数 78%，TI 法估测肺动脉收缩压 53mmHg。右心增大，左心房轻度增大，三尖瓣轻度反流，肺动脉瓣轻度反流，升主动脉增宽，肺动脉高压（轻度）较前次检查增高。

5. 2008－02－25 运动试验：阴性。

6. 2008－02－25 心电图：窦性心律，胸前导联广泛 T 波倒置。Holter 示窦性心动过缓；偶发房性期前收缩，偶见成对出现；短阵房性心动过速；偶发室性期前收缩；T 波改变。

7. 2008－03－02 双肾、肾上腺 CT：双肾多发囊肿，左肾血管平滑肌脂肪瘤；双肾动脉起始部及髂动脉硬化。

8. 2008－03－02 腹部 B 超：双肾囊肿。

9. 2008－02－25 血脂 4.32mmol/L，TG 0.6mmol/L，HDL－C 1.38mmol/L，LDL－C 2.34mmol/L，ESR 65mm/h。

【心内科诊断】原发性高血压Ⅲ级极高危组，冠状动脉微血管病变可能性大，泌尿系统感染。

2008－03－30 再次发作“心悸”至急诊，BP 139/73mmHg，心、肺（一），心电图、心肌酶正常。输液“门冬氨酸钾镁、环磷腺苷”缓解后返家。次日于神经科门诊主诉心悸、胸痛、失眠。

【神经内科诊断】原发性高血压、焦虑状态。

【治疗】

1. 心理治疗：①认知疗法。②行为治疗：注意休息，避免劳累及情绪激动，低盐低脂饮食。半个月后门诊复查，有不适随时就诊，半年后复查心脏彩超。

2. 药物治疗：拜阿司匹林 0.1g qd（注意监测血常规）；福辛普利纳 10mg qd，硝苯地平 30mg bid，氢氯噻嗪 12.5mg qd；单硝酸异山梨酯（欣康）20mg bid，帕罗西汀 20mg qd。服药 2 个月症状明显缓解。维持治疗半年，逐渐停药，症状无复发。

【点评】由于临床医生诊断“宁左勿右”的不良心理倾向，就胸痛而言，即便找不到证据也要戴上“冠状动脉微血管病变可能性大”的帽子，殊不知对焦虑的患者来说任何一种疾病的诊断都会给其平添一份恐惧。要认识到 ST－T 波改变首先是神经问题，然后是继发血管问题。此例患者虽无典型焦虑症状，但结合个性特征及背景因素应该考虑心因性胸痛，经过心理精神药物治疗可取得满意的疗效。

病例 20　冠状动脉粥样硬化性心脏病、不稳定性心绞痛、抑郁伴躯体化

【病历摘要】×× 女，67 岁，丧偶，干部。

患者于入院 1 年半前爬山后出现剑突下针刺感，约 1 秒钟后立即感双肩部针刺不适，持续十几秒左右自行缓解，症状发作时无心慌、头晕、四肢乏力、牙痛、恶心、呕吐、出汗、呼吸困难等不适。当天同样症状发作共 4 次，均 1 分钟左右自行缓解。此后偶有症状发作，大多为活动时出现。2009 年 1 月曾于我院行冠状动脉 CT 示：冠状动脉粥样硬化，左主干、前降支近段受累，管腔轻度狭窄。前降支中段壁冠状动脉-心肌桥。给予药物对症处理，症状稍减轻。半天前患者情绪激动后再次出现剑突下针刺感，并感症状较前加重，伴胸闷、憋气，较重。自述当时面色发白，伴出汗，持续约半分钟后症状始缓解。入我院急诊，查心电图未见异常。对症处理后收入心内科。患者自发病来，无夜间阵发性呼吸困难、双下肢水肿，体重无明显变化，二便正常。为进一步检查及治疗入院。患者入院后，情绪不稳，症状仍呈阵发。

【入院诊断】冠状动脉粥样硬化性心脏病、不稳定性心绞痛。

【辅助检查】冠状动脉 CT 示：冠状动脉粥样硬化，左主干、前降支近段受累，管腔轻度狭窄。前降支中段壁冠状动脉-心肌桥。心电图、动态心电图、平板运动试验均未见异常。

【心理科会诊分析】患者躯体疾病诊断明确，但病症与病变程度不符，相关检查不支持。2 年前丈夫去世后，患者心情压抑，迁延日久，食欲缺乏、乏力、情绪低落、失眠、早醒症状明显，并经

常想一些消极悲观的事情，且无法自控。后逐渐出现各种躯体不适。且躯体不适与情绪波动明显相关。

【诊断】冠状动脉粥样硬化型心脏病、不稳定性心绞痛、抑郁伴躯体化。

【治疗】

1. 一次性心理治疗。

2. 奥氮平 1.25mg qn，氢溴酸西酞普兰 20mg qd。

【预后】1 周后，患者夜间睡眠明显改善，食欲缺乏、乏力缓解，消极悲观的想法减少。2 周后逐渐减停奥氮平，出院后坚持服用氢溴酸西酞兰 9 个月后，逐渐减停，至今症状无复发。

【点评】此例再次证明，即使患者存在躯体疾病也同时要关注其心理状态，否则一味按躯体疾病治疗而忽略心理精神因素，且因后者是主要矛盾，仍然会导致误诊误治。

病例 21 冠状动脉粥样硬化性心脏病、不稳定性心绞痛、支架植入术后、冠状动脉旁路移植术后、原发性高血压Ⅲ级极高危组、支气管哮喘、继发焦虑抑郁状态

【病历摘要】××× 男，75 岁，已婚，干部。

患者 3 年前出现胸闷症状，2008 年 4 月行冠状动脉造影示：前降支狭窄 95%，右冠状动脉狭窄 80%，钙化严重。用旋磨头在前降支近段反复旋磨，植入 CYPHER 3.0mm×28mm 和 2.5mm×28mm 支架。术后长期口服氯比格雷和阿司匹林等治疗。后症状间断发作，2008-12-15 再次行冠状动脉造影检查示：LMA 局限性狭窄 60%，LAD 支架近段局限性狭窄 90%，RCA 中段局限性狭窄 75%，后于 2009-01-04 在心外科行全机器人微创非体外循环冠状动脉旁路移植术，将 LIMA 搭至 LAD；并于 2001-23 行 PCI 术，于 RCA 植入一枚支架 Firebird 3.5mm×23mm。2009-02-09 以来，患者再次无明显诱因出现胸闷、后背部不适，呈火烧样，伴出汗，口含硝酸甘油后数分钟缓解，症状多于夜间发作。发作时，心电图和平时无明显变异。

【辅助检查】

1. 胸正位片检查结果显示：左肺野致密影，胸膜病变可能。

2. 心脏超声检查示：左室舒张功能轻度降低，主动脉瓣、肺动脉瓣轻度反流。

3. 腺苷负荷心肌核素试验结果示：心肌灌注显像示左室下壁近心尖、下后侧壁心肌灌注降低。

【心理科会诊分析】患者躯体疾病诊断明确，但各种治疗疗效不佳。患者3年前首次出现症状入院后，同病室病友一周内先后有2人再发急性心肌梗死去世。患者平时特别紧张，担心疾病再次发作，每次发作时均伴有濒死感，发作时间长短不一。患者不敢独处，活动十分谨慎。一到医院或口含硝酸甘油后数分钟，症状就可缓解。病情迁延日久，患者心情压抑、失眠、易醒。

【诊断】冠状动脉粥样硬化性心脏病、不稳定性心绞痛、支架植入术后、冠状动脉旁路移植术后、原发性高血压Ⅲ级极高危组、支气管哮喘、继发焦虑抑郁状态

【治疗】

1. 一次性心理治疗。

2. 暂停相关“安眠”药物，改用奥氮平1.25mg qn，氢溴酸西酞普兰20mg qd。1周后，患者夜间睡眠明显改善。

【预后】2周后胸闷、后背部不适等症状基本消失。出院后逐渐减停奥氮平，坚持服用氢溴酸西酞普兰至今，症状无复发。

【点评】本病例仍然是心理问题躯体化的表现，心内科可解释为“心绞痛”；呼吸科会戴上“支气管哮喘”的帽子。其实本病例是心身共病的表现，需要整合我们的知识。

病例22 冠状动脉粥样硬化性心脏病、不稳定性心绞痛、支架植入术后、冠状动脉旁路移植术后、惊恐障碍

【病历摘要】××× 男，59岁，已婚，教师。

患者于2005年无明显诱因出现胸闷、胸痛，伴大汗，症状发作与活动无明显关系，上述症状持续约十余分钟至半小时，服“速效救心丸”或“异山梨酯”后可缓解。症状发作时无头晕、晕厥、

头痛、咳嗽、咳痰、恶心、呕吐、腹痛、腹泻、双下肢水肿。在当地医院行冠状动脉造影检查示前降支中段狭窄，诊断为冠心病，于前降支植入支架1枚，症状缓解后患者出院。患者出院后原症状偶尔发作，程度不重，未在意。2008年10月无明显诱因原症状发作较前频繁，2～3天发作一次，伴夜间阵发性呼吸困难，无咳嗽、咳痰、恶心、呕吐、双下肢水肿。2009年2月在当地医院复查冠状动脉造影提示前降支支架远端狭窄，再次植入支架1枚，术后患者症状无缓解。今为求进一步诊治以冠心病收入心内科。

【入院诊断】冠状动脉粥样硬化性心脏病、不稳定性心绞痛、支架植入术后、冠状动脉旁路移植内术后。

【辅助检查】24小时动态心电图无明显异常。腹部超声、泌尿系统超声均未发现肿瘤样组织，肾上腺CT未发现明显异常。入院后症状发作时心电图及血压均无明显异常。24小时尿CA 73.9nmol/24h，24小时尿VMA 36.9μmol/24h，均在正常范围。头颅CT扫描未见明显异常。冠状动脉CT示前降支远段支架2枚。

【心理科会诊分析】患者自述2005年首次发病前，曾有一领导突发疾病去世，自己亲眼目睹。此后逐渐出现胸闷、气短、心悸，上述症状持续几分钟到数十分钟不等，可自行缓解。上述症状间断发作，休息、活动时均有发作。反复检查，均不支持心脏病。患者平时容易紧张，担心疾病再次发作，每次发作时均伴有濒死感。早期发作间隙无任何不适，近年症状发作频繁。患者逐渐不敢独处，回避密闭空间，并有失眠、多梦、易惊醒。

【最终诊断】冠状动脉粥样硬化性心脏病、不稳定性心绞病、支架植入术后、冠状动脉旁路移植术后、惊恐障碍。

【治疗】

1. 一次性心理治疗。

2. 暂停相关“安眠”药物，改用奥氮平1.25mg qn，盐酸舍曲林100mg qd。

【预后】2周后，患者夜间睡眠明显改善。出院后继续服用奥氮平、盐酸舍曲林至今，症状无复发。

【点评】临床医生只要“再走一步”，给患者以关爱，秉承祖国医学的“望、闻、问、切”之“问”，稍加询问病史就可以找到患者的心理社会因素，抓住患者“担忧”的焦虑核心症状，从而明确诊断，对症下药。这才能真正体现医生的价值。

第三章
与神经系统有关的心身疾病

病例 23　椎-基底动脉供血不足、原发性高血压Ⅱ级极高危组、颈椎病、脂肪肝、神经性耳鸣、焦虑状态

【病历摘要】×××　男，50 岁，干部。主因“发作性头晕 4 天”入院。

4 天前患者无明显诱因出现头晕、视物旋转，伴恶心、呕吐数次，非喷射性，呕吐物无咖啡色样，头晕与体位无关，为阵发性，伴耳鸣，行头颅 CT 未见出血。查体：神清、语利、合作，双瞳孔等大、等圆，直径 3mm，对光反射灵敏，四肢肌张力正常，肌力Ⅴ级，双侧腱反射对称，未引出双侧 Babinski 征。

【既往史】原发性高血压 3 年。

【诊疗经过】患者入院后完善相关检查，头 MRI 示脑多发缺血灶，透明隔增宽。头 CTA 灌注示轻度脑白质变性，双侧灌注大致正常。前庭功能检查示中枢性病变，颈椎片示颈椎病。治疗给予活血化瘀、改善脑代谢、脑循环治疗。患者无明显头晕症状，请示上级医师后于 11 月 29 日准予出院。

【出院情况】患者无头痛、头晕，无恶心、呕吐。查体：BP 110/80mmHg，神清、语利、合作，双侧瞳孔等大等圆，直径 3mm，对光反射灵敏，四肢肌张力正常，肌力Ⅴ级，双侧腱反射对称，未引出双侧 Babinski 征。

【辅助检查】

1. 2006－11－16 头 MRI：脑多发缺血灶，透明隔增宽。

2. 2006－11－13 头 CT：脑白质变性，透明隔增宽，左侧上颌窦及双侧筛窦轻度炎症。

3. 2006－11－23 头 CTA：轻度脑白质变性，透明隔增宽，双侧灌注大致正常，颈动脉及颅内动脉未见异常。

4. 2006－11－16 心脏彩超：双房轻度增大，左室肥厚，主动脉窦轻度增宽。

5. 2006－11－15 腹部 B 超：脂肪肝，肝内片状稍低回声——考虑不均质脂肪肝所致。

6. 2006－11－18 前庭功能检查：提示中枢性病变。

7. 2006－12－23 脑干诱发电位：各波峰潜伏期均正常；双耳Ⅲ至Ⅴ波波峰潜伏期均比同侧耳Ⅰ至Ⅲ波延长，波形分化均可。

8. 2006－11－14 超声：双颈动脉及椎动脉内膜毛糙。

9. 2006－11－15 颈椎正侧双斜位片：颈椎生理弯曲略显僵直，椎体序列未见异常。$C_{5\sim7}$椎体前后缘骨质增生、变尖，$C_{4\sim6}$双侧钩突关节增生、变尖，$C_{5\sim6}$间隙略窄，$C_{3\sim4}$、$C_{5\sim6}$双侧椎间孔不同程度变窄，项韧带钙化。

10. 2007－08－17 头 MRI：双侧额、顶、枕叶散在缺血脱髓鞘灶；老年性脑改变，透明隔增宽；双侧乳突炎症，以左侧为著；双侧下鼻甲肥大。

11. 2007－08－14 生化全项：大致正常。

12. 2007－08－14 血尿便常规、凝血四项、肝功能八项均正常。

【出院诊断】椎-基底动脉供血不足、原发性高血压Ⅱ级极高危组、颈椎病、脂肪肝、神经性耳鸣。出院后患者仍有发作头晕。

2007－12－19 变态反应科：发作性头晕 1 年余，曾在神经科检查未见异常，原发性高血压 3 年，口服降压药维持在 120/80mmHg，口服硝苯地平、美托洛尔。

2007－12－19 头晕伴耳鸣、呕吐，在耳鼻喉科检查未见异常，希望查过敏原。无过敏史。诊断：头晕待查。

2007－12－20 北京协和医院神经内科：头晕 1 年余。每天均有发作，旋转感，约半小时至 2 小时后好转，服药后有效。睡眠可。既往有原发性高血压并服药，神经系统检查未见阳性体征。诊断：头晕。治疗：甲磺酸倍他司汀（敏使朗）等。

【辅助检查】

2007-12-27 过敏原检查异常。

总 IgE：参考值，≤60kua/L。

特异性 IgE：1 级（≥0.35kua/L）为可疑或轻度过敏，2 级（≥0.70kua/L）为中度过敏，3 级（≥0.35kua/L）为重度过敏，4 级（≥0.7kua/L），5 级（≥17.5kua/L），6 级（≥100kua/L）为特重度过敏。

2007-12-29 神经内门诊就诊，主诉同前，追询患者头晕，同时伴有心悸、出汗，平素有呃逆、尿频、失眠、颈部僵硬疼痛、易激惹。个性特征急躁、争强好胜、追求完美。

【最终诊断】椎-基底动脉供血不足、原发性高血压Ⅱ级极高危组、颈椎病、脂肪肝、神经性耳鸣、焦虑状态。

【治疗】

1. 心理治疗：认知疏导。

2. 药物治疗：继续服硝苯地平、美托洛尔；帕罗西汀 20mg，qd；喹硫平 25mg qn，1 周后明显好转，1 个月后症状基本消失。

【点评】椎-基底动脉供血不足与焦虑的症状重叠共病是有其物质基础的。中脑网状结构终止于杏仁核、中缝核及边缘叶外侧部纤维，此处富含 5-羟色胺。上行于前脑内侧束及黑质纹状体通路的中脑腹侧被盖部神经元轴突含大量多巴胺。下丘脑是自主神经系统内脏活动重要的皮质下中枢。下丘脑通过两种途径调节自主神经系统：首先下丘脑投射纤维至脑干和脊髓的有关核团，该核团作用于控制体温、心率、血压及呼吸的自主神经节前神经元，如孤束核就是参与调节心血管和呼吸功能的脑干核团之一；其次，下丘脑作用于内分泌系统释放激素，从而影响自主神经功能。患者临床出现许多自主神经症状。单纯按“缺血”治疗效果不好，加用抗焦虑药可获得很好疗效，进一步证实中枢对整体调节的作用。

病例 24　椎-基底动脉供血不足、焦虑抑郁状态、脑膜瘤

【病历摘要】×××　男，45 岁，北京籍贯，已婚，汉族，干部。因“头晕、呕吐半小时”到医院急诊。BP 145/83mmHg，体

征（一），诊断：头晕待查。治疗：银杏达莫30ml、丹参 400mg 加生理盐水静点；异丙嗪肌内注射 3 天无明显好转而转至朝阳医院，于2007-12-21 日入院。

患者 5 天前无明显诱因出现头晕，驾驶时出现，自觉有“踩棉花感”、“漂浮感”，无视物旋转，伴呕吐，为非喷射性胃内容物，伴右侧耳鸣，右耳听力降低，无肢体无力，无意识丧失及肢体抽搐，无大、小便失禁。患者至北京垂杨柳医院就诊。头 CT 检查未见明显病灶，予以输液治疗（具体不详），患者症状无明显好转，遂至北京朝阳医院门诊，以“头晕原因待查”收入。起病来，患者精神、体力、食欲、睡眠差，大、小便正常。

【既往史】“心包炎”病史 10 余年，2004 年患“胆囊炎、胰腺炎”。否认外伤及手术史。自述有“血糖增高”，口服“阿卡波糖”后好转。平素有烦躁、疲劳、情趣减退、易紧张、急躁、耳鸣，继之听力下降 3 年，多方求医治疗无果。

【个人史】出生并长期居住于北京，否认疫水、疫区接触史，吸烟 20 余年，10 支/天，饮酒 20 余年；已婚，育有一子，妻子体健。

【家族史】母亲患原发性高血压病。

【心理社会因素】

1. 个性内向认真，敏感多虑。

2. 患者本人工作经历：初为某乡镇企业干部，后因其组织能力强，被任命为村干部，主管村民纠纷、安全保卫等工作。因村民拆迁占地、房基地纠纷繁杂，患者的工作紧张，压力大。

3. 患者因父母早年离异，生长在同父异母家庭，既要负责生母生活及治病发丧等，又不能让继母知道真相内幕。且本人有情感问题，为照顾多方关系而身心疲惫。

【体格检查】T 36.2℃，P 80 次/分，R 18 次/分，BP 140/70mmHg。内科、神经科检查未见异常。

【病例分析】

1. 中年男性，既往有“血糖增高”病史，无原发性高血压，有吸烟高危因素，头晕为急性起病。

2. 突发头晕，无视物旋转，无摔倒，伴恶心、呕吐数次，为非喷射状胃内容物，伴右侧耳鸣，无肢体无力，无意识丧失及肢体抽搐，无大、小便失禁。

3. 查体：无阳性体征。

4. 辅助检查：外院头颅 CT：未见出血灶。

【鉴别诊断】

1. 小脑梗死：可表现为眩晕、恶心、呕吐，查体可出现共济失调，头颅 CT 可见低密度梗死灶或正常。该患者可基本除外此病。

2. 良性位置性眩晕：表现为随头位置转变而出现的短暂性眩晕，可反复发作，该患者不符合，可除外此病。

3. 脑桥小脑角占位：可表现为眩晕、耳鸣，但多为缓慢起病，逐渐进展，持续时间长，可表现为恶心、呕吐等颅内高压症状，头颅 CT 可见占位性病变。该患者影像学不符合，可除外此病。

【辅助检查】

1. 2007-12-24 心电图：窦性心律，心电图大致正常。

2. 2007-12-24 心脏超声：心内结构未见异常。

3. 脑干诱发电位：右耳各段潜伏期均比左耳差值大；左耳Ⅰ至Ⅲ波及Ⅰ至Ⅴ波潜伏期均比右耳差值大，右耳Ⅲ至Ⅴ波潜伏期比同侧耳延长，波形分化均可。脑干诱发电位异常。

4. 2007-12-25 胸片：胸部正位片未见明显异常。

5. 2007-12-25 头 CT：大脑镰钙化灶，头颈部 CTA＋脑 CT 灌注成像未见明显异常。

6. 2007-12-24 头 MRI：前纵裂池大脑镰旁异常信号，长 T_1、等 T_2，大约为 0.7cm×0.5cm×0.5cm，考虑为小脑膜瘤；双侧放射冠散在脑缺血灶。

7. 2007-12-22 生化全项：三酰甘油 9.87mmol/L，余各项检查正常。

8. 血尿便常规、凝血四项、糖耐量试验、糖化血红蛋白正常，艾滋病病毒抗体＋梅毒血清特异性抗体阴性，乙肝六项阴性。

【神经外科会诊】印象：大脑镰占位病变、脑膜瘤？头晕待查。

建议：①大脑镰占位病变直径 0.5mm，无旁中央小叶症状，头晕等症状与此关系不大，建议随诊。②如有条件可以行 MRI 增强检查进一步定性鉴别，有指征可考虑 γ 刀治疗。

【诊断】椎-基底动脉供血不足、焦虑抑郁状态、脑膜瘤。

【治疗】

1. 心理疏导。

2. 药物治疗：氟西汀 20mg、氟桂利嗪 5mg，qn。1 个月后症状明显缓解，停用氟桂利嗪，维持氟西汀治疗，2 个月随访耳鸣消失，听力恢复正常，情绪稳定。

【点评】患者以“头晕、呕吐”入院，追询病史：患者近 3 年状态不好，一直看耳鸣、听力下降未果。耳鸣为耳部疾病的常见症状，亦可出现于内、外、神经、精神等科的疾病中。绝大部分耳鸣属耳源性，还与患者的心理、精神因素及体质条件有关。自主神经功能平衡失调可影响耳蜗的血流量，正常耳蜗的生理功能有赖于交感神经纤维调节耳蜗的血供来维持。交感神经系统有 α 和 β 两种受体。α 受体具有兴奋作用，引起血管收缩；β 受体具有抑制作用，引起血管扩张。副交感神经纤维对迷路动脉的支配尚未证实，但临床上应用类阿托品作用的药物，如东莨菪碱或 654－2 等，能促使副交感神经松弛，以保持自主神经系统功能平衡，改善内耳血液循环。

中枢神经系统疾病及脑血管疾病：中枢病变包括脑干和听觉皮质的病变，如多发性硬化、肿瘤、血管病变，或感染病灶累及蜗核、上橄榄核、外侧纵束、下丘、内侧膝状体和听皮质者均可引起耳鸣。但脑干的肿瘤和血管病变产生耳鸣者比较少见。中枢神经系统疾病引起的耳鸣多为双侧性或脑鸣。

造成耳聋的原因很多：遗传、产伤、感染、药物应用不当、免疫性疾病、生理功能退化、某些化学物质中毒等都能导致耳聋。此外，尚有部分耳聋原因不明。按照病变部位的不同，耳聋通常被分为三类：传导性聋的问题出在外耳及中耳；感音神经性聋的问题出在内耳及其后；混合性聋指上述两类问题兼而有之。也有人将问题出在皮质中枢的听力障碍单独分类，称中枢性聋。无论是传导性聋、感音神经性聋还是中枢性聋，都确有病变部位存在。

此患者有心理社会因素及个性特征的背景，加之近 3 年的情绪状态不好，久治耳鸣不愈，且血糖增高，影响到自主神经支配的器官系统，提示心理精神疾病及心身共病的存在。通过对中枢治疗，可获最佳疗效。

病例 25 陈旧性脑梗死、前列腺增生、慢性喘息性支气管炎、腰椎管狭窄、焦虑抑郁状态

【病历摘要】××× 男，76 岁，吉林人，已婚，汉族，干部。主因"血尿 3 天"住北京朝阳医院综合科。

患者于入院前 3 天无明显诱因出现全程肉眼血尿，无发热，无尿频、尿急，无腹泻，无黑便，无咯血、咳痰，无腰痛，自觉血尿前有会阴部紧缩感，有遗精感，血尿为持续性，颜色为暗红色，伴沉淀物，来我院急诊，查红细胞满视野，白细胞 0～2/HP，以"血尿待查"收入院。自发病以来，患者进食好，夜间睡眠差，无头晕、饮食障碍。住院期间先后请血管外科、泌尿外科、神经内科、骨科、心理咨询科多次会诊。

【既往史】慢性喘息性支气管炎史 30 年，脑梗死史 20 年，高血压史 10 年，前列腺增生史 30 年。半年前发生急性脑梗死后有左侧面部和左小腿内侧异常放电感，半个月前双下肢不能活动伴水肿。10 天前排尿困难留置导尿管。家人（儿子）叙述：患者曾在半年前（2004 年 8 月）做过一个梦，梦见其前妻躺在自己床边，她冰冷冰冷，患者认为可能其前妻人已不在。后因摔倒在密云县医院被确诊"脑供血不足"；9 月份至北京朝阳医院住院，2004 年 10 月 CT 提示脑血栓。于 10 月至 11 月第二次做关于前妻的梦：在一间屋子里妻子朝自己笑，床底下有一个男人，患者便将他们两人打出去。从此以后患者身体就不好。曾摔倒 3～4 次，一次腰部磕在浴缸上，当时有局部青紫水肿。平时有烦躁、易怒、心悸、出汗、疲劳、乏力、无愉快感、无生欲、无兴趣、夜间失眠、多噩梦。每次发作时先有面部瘙痒，继之左下肢瘙痒及左下肢痉挛发作，现出现双下肢瘙痒及整个头部瘙痒，睡眠中下肢痉挛、抽搐多，每次持续

数十分钟缓解。近 3 个月体重下降 30 余斤。

【个人史】出生于东北，新中国成立后来京，有两次婚姻。

【家族史】父母体健（父亲 86 岁、母亲 97 岁去世）。姊妹六人，一个妹妹、一个弟弟患糖尿病，一个妹妹患肾功能不全，小妹妹双肾均不好。

【心理社会因素】患者个性脾气暴躁，是大学生，“文革”时受冲击。与前妻生一女，因前妻有外遇而离异。与现任妻子生三男。妻子 30 余年前行子宫切除术，已 16 年无夫妻生活。夫妻性格不合。患者曾争吵打过妻子。妻子患冠心病、糖尿病。本人无烟酒嗜好，以往喜好打猎，后练书法，因身体不好不能坚持。以往脾气暴躁，近十几年脾气好转。平素相信气功、神鬼等，经常与朋友聊天谈东北大山里的神鬼故事。20 年前曾打死一只黄鼠狼，次日发高热，3 天才缓解。3 年前又乘车去雾灵山遇见一只狐狸，本想打死它，被司机阻止，但下山路上在当时看到狐狸的路段，汽车熄火 5～6次，使其更加迷信。妻子叙说其“非常狠”，对家中宠物时而称“宝贝，过来，爷爷跟你说会儿话。”时而抬脚将其踢走。患者以前天天锻炼。有 50 年党龄，1992 年退休入佛门，为正式居士。患者梦见前妻后焦虑不能上床，强调自己的导尿管问题。

【体格检查】血压 120/80mmHg，立位 100/80mmHg。内科检查未见异常。神清、合作、语利，定向力、计算力、记忆力大致正常，自知力完整，无幻觉、妄想等病理性症状，担心自身所患躯体疾病。脑神经（一），双上肢肌张力、腱反射正常，双下肢肌张力高，腱反射偏低，动作缓慢，步幅宽，伴随动作少，协调动作小，双下肢肌力Ⅴ级，双侧病理征（一）。

【辅助检查】

1. 2005－02－16 超声：前列腺增生合并结石，射精管囊肿。
2. 2005－02－17 超声：脂肪肝，胆囊增厚性改变。
3. 2005－02－17 心脏彩超：升主动脉增宽。
4. 2005－02－18 心电图：窦性心律，左室高电压。
5. 2005－02－18 双髂关节正位片：未见明显异常。
6. 2005－02－18 头颅 CT：右侧侧脑室旁腔隙性脑梗死；老年

性脑改变。

7\. 2005-02-18 下肢静脉超声：双下肢静脉未见明显异常。

8\. 2005-02-21 腰椎 CT：$L_{3\sim4}$、$L_{4\sim5}$、$L_5\sim S_1$ 椎间盘膨出；$L_{4\sim5}$右侧椎小关节气化；$L_{4\sim5}$黄韧带肥厚，相应层面椎管狭窄；骶腰化。腰椎退行性改变。

9\. 2005-02-24 肌电图：可疑肌源性损害。

10\. 2005-02-21 尿相差：未离心血尿红细胞满视野，红细胞形态大致正常，散在大量细菌，可见草酸钙结晶。

11\. 2005-02-25 尿相差：未离心沉淀尿红细胞 23～28/μl，40%形态异常，60%形态正常，白细胞 0～2/μl，散在大量细菌，偶见上皮细胞，可见草酸钙结晶。

12\. 2005-02-28 腰椎 MRI：腰大肌转移瘤；右侧精囊腺囊肿；双侧髂腰肌与髂骨交界处及左臀大肌处水肿。

13\. 2005-02-28 D-二聚体 0.2mg/L（参考值 0～0.3mg/L）。

14\. 2005-02-28、2003-04、2003-10 血常规均正常。

15\. 2005-03-02 双下腔静脉未见异常。

16\. 2005-03-04 同位素：全身骨显像未见异常。

17\. 2005-03-04 ESR 28mm/h。

18\. 2005-03-06 血 TB-PCR：FQ-TB 阴性。

19\. 2005-03-07 胸片：正侧位未见异常。

20\. 2005-03-08 骨盆正位片：右侧耻骨支局部骨皮质模糊。

21\. 2005-03-08 同位素扫描：18F-FDG 全身断层显像正常。

22\. 2005-03-08 腰椎 X 线片：考虑 T_{12} 椎体轻度压缩性骨折；L_2、L_3 椎体轻度后滑脱；腰椎退行性变。

23\. 2005-03-04 PPD 试验：1cm×1cm 硬结。

24\. 2005-03-09 凝血四项正常

25\. 2005-03-08 尿找肿瘤细胞：未见肿瘤细胞。

26\. 2005-03-10 D-二聚体 0.3mg/L（正常 0～0.3mg/L）。

27\. 2005-03-10 骨密度：双髂低骨量范围，双腰椎正常骨量范围。

28\. 2005-03-10 尿找肿瘤细胞：未见肿瘤细胞。涂片中部分细胞有中度异型性。

29. 2005－03－22 胸椎磁共振：胸椎骨质增生，$T_{10\sim12}$ 黄韧带肥厚。

30. 2005－03－27 脑电图：正常范围脑电图。

31. 2004－02－16 生化全项：总蛋白 6.1g/dl，球蛋白 2.3g/L，肌酸磷酸激酶 437IU/L。

32. 2004－03－04 生化全项：总蛋白 5.6g/dl，球蛋白 2.3g/L，高密度胆固醇 38mg/dl。

33. 2004－03－10 总蛋白 5.6g/dl，球蛋白 2.2g/L，高密度胆固醇 39mg/dl，血糖 156mg/dl。

【诊断】陈旧性脑梗死、前列腺增生、慢性喘息性支气管炎、腰椎管狭窄、焦虑抑郁状态。

【治疗】应用抗炎、活血化瘀、抗焦虑抑郁治疗。经治后患者血尿消失，自觉心悸、出汗、烦躁症状好转，但左下肢抽搐加重，尤以夜间为著。

【病例分析】

1. 2004 年 8 月患者锻炼后不舒服，出现左肢痒、左面痒，瘫痪过的肢体发生抽动。右侧亦抽，阳性体征，四肢肌肉硬，反射低，腿僵越来越重，鼻子呼吸困难，动作缓慢，步幅宽，伴随动作少，协同动作少，有帕金森综合征，小便困难，帕金森征与脑血管病有关。MRI 基底节散在 T_1、T_{12} 信号，示腰椎病、椎管狭窄。未引出病理反射，2004 年 8 月发病后未留后遗症。

2. 患者感到焦虑害怕，为未发生的事失眠、紧张，有无谓的紧张，遇着什么事都紧张。体重下降 30～40 斤。家庭特殊，无性生活。该患者焦虑肯定伴有抑郁，属于焦虑、抑郁共病。

【治疗】

1. 心理治疗：认知疏导，解决问题，增强其信心。让其体验幸福感，拥有健全的认知方式及适度的情感反应，建立良好的人际关系。

2. 药物治疗：给予苯二氮䓬类，患者睡眠时肌张力松弛，晚上服短效苯二氮䓬类药物多美康，并予长效氯硝西泮、帕罗西汀 30～

40mg/d、阿普唑仑 0.4mg，或劳拉西泮 1 片 tid 或 2 片 tid，并予氯硝西泮。用药后症状有所改善，仍有肢体抽动。

【点评】该患者躯体、心理两大问题交织。卒中后抑郁、焦虑是常见并发症。患者个人的内在原因：年龄大、慢性病多，各脏器功能逐渐减退，及患者对应激事件的适应能力减退，并有不良的心理应对方式。个体外在的原因：社会支持系统、青年时期的精神创伤、创伤前后其他负性生活事件的叠加作用等。患者主观感觉痛苦，提供心理支持和药物结合治疗可以提高疗效。适合其个人性格与文化背景的心理治疗效果比较突出。

病例 26 周围神经病、躯体形式障碍

【病历摘要】××× 男，48 岁，机关干部。主因“四肢麻木酸痛并双下肢力弱半年”于门诊就诊。

患者半年前无明显诱因感四肢麻木酸痛，双下肢力弱，2 个月前曾至北京宣武医院就诊。查体：神清，脑神经（—），四肢腱反射均低，肌力Ⅴ级。肌萎缩不明显，不伴感觉减退。血糖 64mg/L。腰穿压力 $130mmH_2O$，血常规、生化正常。腰椎磁共振示 $L_{3\sim4}$、$L_{4\sim5}$ 椎间盘膨出。肌电图大致正常。诊断：周围神经病性质待定，不除外末梢神经炎。给予注射维生素 B_1 100mg、B_{12} 500μg。开始患者感觉略有好转，继而无效。有时上楼感觉吃力，需减慢速度或歇息片刻。患者 62 天前至北京协和医院就诊，以“双下肢无力待查”欲被收住院，后患者未住。继续门诊用营养神经药物治疗。

【个人史】出生、工作于北京，国家机关干部。个性外向、急躁倔强、追求完美。

【既往史】左肾切除术史。有少量饮酒史，吸烟 26 年，20 支/日。曾有偶发腹泻史，否认接触农药、服“呋喃唑酮”等。

【体格检查】神清、合作，定向力、计算力、记忆力正常。脑神经（—）。四肢反射低，下肢为著。肌力双下肢 V^-，病理征（—），生理反射存在。深、浅感觉存在，无末梢型感觉障碍。

【心理社会因素】担任部门领导，1 年前工作出现较严重失误，受到领导批评。

【辅助检查】

2003 年体检

超声：轻度脂肪肝，左肾缺如术后，前列腺轻度增生。

北京宣武医院

1. 腰穿：压力 130mmH_2O，蛋白 57mg/ml（正常 15～45mg/ml），糖 64mg/ml（正常 45～80 mg/ml），氯化物 121mmol/L（正常 118～128mmol/L），细胞总数 4×10^6/L，白细胞 0。

2. 肌电图所检肌肉除左胫前肌外运动单位时限均增宽，电压均增高，左股四头肌（内）、右股四头肌（外）呈巨大电位，运动神经传导速度未见异常，感觉神经传导速度：左腓肠肌神经减弱。

北京协和医院

1. 甲状腺功能全项检查正常。

2. RF<9.38IU/ml，ASL<51.2IU/ml。

3. ECG（－）。

4. AFP<25ng/ml。

5. HBsAg（－），HBsAb（＋），HBcAb（－），CEA<5ng/ml。

6. PSA<4ng/ml。

7. 生化全项

项目	结果	单位	参考值
UA	6.85	mg/dl	24～66
TG	225.82	mg/dl	40～160
LDL－C	143.5	mg/dl	80～140
BUN	20.02	mg/dl	3～20
CHO	232.14	mg/dl	110～220
Na^+	150.5	mmol/L	135～145

8. 全血黏度：大致正常。

【病例分析】

1. 膝关节上麻木、力弱半年。运动神经元病一般从一侧开始，不对称，有肌肉跳。查体：肌萎缩（一），腱反射（十十），病理征（一），深、浅感觉正常，Kernig 征（一）。

2. 患者有饮酒史 10 余年，每次 2 两至半斤。客观检查不明确，肌电图：右股四头肌巨大电位，无自发电位，传导速度正常。神经源性损害，诊断运动神经元病为时过早，周围神经损害与喝酒有关系，可致神经根损害。

【诊断】周围神经病、躯体形式障碍。

【治疗】

1. 心理治疗：认知疏导。

2. 药物治疗：氟哌噻吨美利曲辛 1 片 qd；维生素 B_1、B_{12}；地西泮 2mg qn。治疗 1 个月症状消失，维持治疗 3 个月。

【点评】患者工作中曾出现失误，未解决的、被阻抑在无意识中的矛盾和冲突及其相关情绪是导致心身疾病的原因。弗洛伊德通过对一类称为“转换型癔症”患者的系统观察，提出躯体症状是患者潜意识冲突的表达，是心理冲突产生的心理能量的释放，并由此提出所谓心身疾病的“器官象征性语言”。“四肢麻木、酸痛并双下肢力弱”的主诉实际目的是为了求助。如果被其症状牵着鼻子走，只注重躯体的症状，而忽略心理精神问题，患者仍将继续走向漫漫求医路。

病例 27　脑动脉硬化、心律失常、胃溃疡、焦虑抑郁状态

【病历摘要】×××　女，59 岁，职工，初中文化。因“阵发性头晕、头痛、心悸、疲劳乏力、烦躁、失眠、多梦 5 年”于神经内科就诊。

【既往史】求医经历：8 年前，妇科：停经 5 个月后心悸。中医科：发作性胸闷、憋气、面色潮红。诊断：心悸待查，自主神经功能紊乱。心内科：生气后胸闷、憋气，心电图示心律失常，室性期前收缩。服美托洛尔（倍他乐克）、环常绿黄杨碱（黄杨宁）片。诊断：心律失常，室性期前收缩，左室假腱索。

7 年来先后就诊科室：

8 次神内科：因生闷气、头晕、疲劳、乏力、出汗、烦躁、心

悸、胸闷、失眠、多梦、头昏脑胀、耳鸣，转颈时加重。发作头痛、头晕、视物旋转2次，每次约1小时。CT（－）。诊断：神经衰弱、短暂性脑缺血发作。先后服曲克芦丁（维脑路通）、维生素E烟酸酯胶囊（威氏克）、复方丹参、七叶神安、抗脑衰胶囊、氟桂利嗪、杞菊地黄以安神补心，氯美扎酮、太极通天液以补肾益脑。

7次妇科：性交痛，阴道瘙痒，白带多。诊断：子宫颈炎、老年阴道炎、子宫肌瘤。应用保妇康栓、妇科净。

5次五官科：咽部不适、咽部异物感、双侧耳鸣、胃痛，诊断为咽炎、胃炎，耳鸣待查。服胃苏冲剂、阿奇霉素胶囊、肌苷、维生素。

45次心内科：心律失常、期前收缩、胸闷。诊断：室性期前收缩、冠心病。应用阿司匹林、单硝酸异山梨酯（鲁南欣康）、倍它乐克、威氏克、曲克芦丁（维脑路通）、速效救心丸、胃苏冲剂、多潘立酮（吗丁啉）。患者多次要求输液治疗。后因"胸骨后憋闷20～30天"以"心律失常、频发室性早搏、左室假腱索"收入院。住院检查：心脏超声左室假腱索。心电图Holter示频发室性早搏；上消化道造影：十二指肠球部溃疡合并胃窦炎。给予输液、普罗帕酮（心律平）、多潘立酮（吗丁啉）治疗，症状缓解，于1997-02-28以入院同样诊断出院。

24次中医科：诊断"冠心病"。服中草药。

10次消化内科：咽部不适、吞咽动作不灵活，有时有烧灼感、打嗝多，胃胀、胃痛3年。诊断胃炎、十二指肠溃疡。应用多潘立酮、华素片。

2次眼科：双眼有黑影动、随眼球转动3天。诊断：双眼屈光不正，双眼飞蚊症。应用氨肽碘。

4次泌尿科：肉眼血尿1天，膀胱刺激症状轻。B超正常。予黄酮哌酯、热淋清片。

【个人史】出生于山东，幼时来京，23岁结婚，生一女，体健。绝经5年。

【家族史】父母健在，母亲、姨母及表姐均患"神经症"。姊妹体健。

【心理社会因素】性格内向、急躁、多疑、易伤感。生于军人家庭，父亲系部队首长，丈夫原在军营当兵，经介绍结婚。其丈夫处处依附于患者。丈夫逐渐升迁至团职，后转业至地方公务员，从依附患者及家庭到独立工作，脾气变得暴躁，经常冷嘲热讽患者。患者心态不平，有难以压抑的心理冲突，但敢怒不敢言。

【体格检查】神经系统检查未见异常。

【辅助检查】

1. 1997-01-08 动态心电图：窦性心律，频发室性期前收缩。

2. 1997-04-09 CT：（—）。

3. 1997-06-17 胃镜：慢性浅表性胃炎，十二指肠球部溃疡。

4. 1997-10-31 生化全项 LDL 139.9mg/dl（正常 70～130mg/dl）。

5. 1997-11-18 电测听正常。

6. 1998-02-16 胸透正常。

7. 1998-02-22 胸透正常。

8. 1998-09-30 生化全项：CK 37IU/L（正常 40～140IU/L）。

9. 1999-06-25 ESR 15mm/h；ASO < 25IU/ml；RF < 20IU/ml。

10. 1999-07-16 生化全项正常。

11. 1999-07-19 HBsAg 阴性；抗-HBs 阳性；HBeAg 阴性；抗-HBe 阳性，抗-HBc 阳性。

12. 1999-07-19 B 超：不除外脂肪肝。

13. 1999-07-23 心脏彩超：心内结构大致正常。

14. 1999-07-25 胃镜：慢性浅表性胃炎。

15. 1999-12-26 生化全项：CK 32IU/L（正常 40～140IU/L）；Ca 10.7IU/L（正常 8.4～10.4IU/L）

16. 1999-11-23 腹部超声正常。

17. 2000-02-20 胸透正常。

18. 2000-03-27 生化全项正常。

19. 2000-09-27 生化全项 TBIL 1.3mg/dl（正常 0.2～1.2mg/dl）；IBIL 1.0mg/dl（正常 0.2～1.2mg/dl）。

20. 2000-10-09 颈椎正斜位片：$C_{3\sim7}$椎体边缘轻度唇样变，

椎间隙不窄，椎间孔不小，项韧带（—）。

21. 2000－10－19 CT：未见异常。

22. 2000－11－07 平板运动试验正常。

23. 2001－03－11 生化全项：ALT 38IU/L，CK 33IU/L。

24. 2001－09－02 生化全项：ALT 48IU/L（正常 1～31IU/L）；TBIL 1.5mg/dl，IBIL 1.3mg/dl；PAB 0.18g/L（正常 0.2～0.4g/L）

25. 2001－11－5 胸片：正常。

26. 2002－08－14 生化全项：ALT 44IU/L，Glu 113mg/dl（正常60～110mg/dl）。余正常。

27. 2002－10－29 餐后 2 小时血糖 117mg/dl。

28. 心电图

1998－02－22、1999－09－30、1999－12－06、2000－02－23、2002－05－23 正常。

1998－04－24、1999－01－29、1999－07－23、2001－09－16 偶发室性期前收缩。

29. 心理测查：MMPI：

说谎分	诈病分	校正分	疑病症	抑郁症	癔病	精神病态	男子女气	偏执狂	精神衰弱	精神分裂	轻躁狂症	社会内向
L	F	K	Hs	D	Hy	Pd	Mf	Pa	Pt	Sc	Ma	Si
35	65	47	82	55	67	63	52	64	62	54	64	39
Hs	Hy	Pa	Ma	Pd	Pt	D	Sc	Mf	Si	F	K	L
1	3	6	9	4	7	2	8	5	10			
82	67	64	64	63	62	55	54	52	39	65	47	35
8 个病理量表的平均分：64						两点峰型：13						

【病例分析】

1. 老年女性，慢性病史。

2. 反复就医，多系统症状，以心血管系统症状为主。

3. 反复多项检查所见阳性为心律失常、浅表性胃炎、十二指肠溃疡、颈椎病。

4. 心理特征：疑病及躯体化、焦虑倾向，A 型行为（冠心病性格）。

【诊断】脑动脉硬化、心律失常、胃溃疡、焦虑抑郁状态。

【治疗】

1. 心理治疗：认知疏导。

2. 药物：帕罗西汀 20mg qd，氟哌噻吨美利曲辛 1 片 qd。治疗 3 个月后症状明显缓解，继续维持治疗。

【点评】此病例是一个经典的心身疾病案例，其特征是：发病因素与情绪障碍有关；发病与某种特殊的性格类型有关；发病率有明显的性别差异，女性多于男性；同一患者可以有几种疾病同时或交替发生；常常有相同的或类似的家族史；病程往往有缓解和复发的倾向。只是以往由于医生的不识别，造成患者辗转就医，而导致误诊误治。

病例 28　多发腔隙性脑梗死、颈椎病、焦虑抑郁状态

【病历摘要】××× 男，63 岁，干部。主因“反复发作头晕、头痛、双手麻木 2 个月”首次就诊于神经内科门诊。

颈椎片：$C_{4\sim7}$轻度骨质增生；超声检查：左颈动脉入口处斑块形成。左颈动脉内膜增厚。诊断：颈椎病。10 个月后再次因“反复头痛、失眠、疲劳、烦躁、胸闷 1 年余”至神经内科门诊就诊。另一医师诊断：抑郁症。治疗：氟西汀 20mg qd。症状缓解，半年后自行停药。

【既往史】自 1998 年向前追询：

40 年前开始患者有右下腹痛反复发作 3 年，要求做阑尾手术。阑尾手术后 2 天自觉腹部往上钻顶痛。患者至医院检查无明显压痛。医生解释是正常现象。以后有间断腹痛、腹胀 30 年，左上腹及下腹压痛。

30 年前有胃痛，每于上午 10 点、下午 4 点发作。诊断：溃疡病，用溃疡 6 号。

18年前至16年前再因腹痛15次就诊于消化科。行消化道造影，诊断十二指肠球部溃疡，应用溃疡6号、复方石昌蒲碱式硝酸铋（胃得乐）、复方氢氧化铝、维生素C、干酵母等。

16年前因头晕、胃不适，诊断神经官能症，服健脑片等。并4次患“荨麻疹”。服泼尼松、芦丁、氨茶碱等。

15年前因头痛、颈痛，服健脑片。因“左肱骨外上髁炎”用泼尼松12.5mg封闭。再因全身瘙痒用苯海拉明、异丙嗪、葡萄糖酸钙。皮疹用薄酚洗、马来酸氯苯那敏、利舍平、卡巴克洛等。因头顶痛、咳嗽、食欲缺乏、睡眠不好，诊断：神经衰弱、支气管炎。用溴剂、甲丙氨酯等。同年因玩雷管爆炸引起左手拇指、示指、中指部分断裂。以后经常有头晕、惊吓、紧张、乏力、胃不适、全身瘙痒、失眠、早醒、体重减轻、性欲减退。诊断：神经官能症、神经性皮炎。给予口服维生素C、干酵母等，无显著疗效。

近12年来多次因头晕、乏力、倦怠、食欲缺乏、烦躁、头痛、头晕、颈硬、右颈痛、精神倦怠及失眠就诊，诊断：神经官能症、颈椎病。用愈风宁心、沉香舒气、芎菊上清、牛黄宁宫、谷维素、刺五加、朱砂安神、布洛芬、双氯芬酸等。因右耳堵，诊断：卡他性中耳炎。因胸闷、胸痛、心前区疼痛向左上肢放射、心律失常，用心血康、环常绿黄杨碱、异山梨酯。因胃痛行胃镜检查：慢性浅表性胃炎，十二指肠球部溃疡瘢痕期，诊断：慢性浅表胃炎、十二指肠球部溃疡、支气管炎、高脂血症。用胃得乐、甲氢咪胍、鼠李铋镁（乐得胃）、得乐冲剂、西咪替丁、枸橼酸铋钾等。

1年前因颈腰痛行颈椎磁共振检查：$C_{2\sim6}$多发椎间盘膨出。脊髓及硬膜囊受压。腰椎磁共振：腰椎间盘突出，$L_5\sim S_1$、$L_{3\sim5}$骨质增生，$L_{3\sim4}$椎间盘退行性变。

自1998年后至今7次住院，言语不利，四肢无力、紧张、乏力、胃不适、全身瘙痒、失眠早醒、体重减轻、性欲减退。MRI：左侧大脑中动脉分布区多发梗死。MRA：左大脑中动脉狭窄。用己酮可可碱、尼莫地平、吡拉西坦、烟酸酯等。症状始终无缓解，反复有头痛、头晕、失眠、疲劳、烦躁、胸闷。多次行头颅CT示“多发性腔隙性脑梗死”，较前无明显新病灶。因想到1998年神经科以“抑郁症”治疗时曾身体状况好而再次来找当时的主治医师。

【家族史】否认精神病史及其他病史。

【体格检查】神经系统检查未见异常。

【病例分析】

1. 老年男性，慢性病史。

2. 多系统病史，久治不愈。表现为明显持久的心境不佳、情绪低落、食欲缺乏、失眠、躯体不适。

3. 每于生活中有应激事件，则病情加重。发作伴有“生物性”症状：精神、运动迟滞、食欲缺乏、体重下降、性欲减退、失眠早醒、晨重暮轻。

4. 先后7次住院以脑梗死治疗，似乎症状有所缓解，但心理精神问题未解决。严重影响其社会功能。

【诊断】多发性腔隙性脑梗死、颈椎病、焦虑抑郁状态。

【治疗】

1. 认知、行为、心理支持治疗。

2. 活血化瘀药，氟西汀20mg、艾司唑仑1mg qn。

【点评】此病例整个病史涵盖了外科、消化科、骨科、皮肤科、神经科等诊治，是一个经典的心身疾病患者。Cannon是最早将系统论引入医学研究的人，他运用实验生理的方法，提出“战斗、逃避、恐怖”反应，指通过抑制机体的合成功能，激活分解功能，从而释放能量，动员机体的防御功能，其中自主神经系统起着主导作用。Harold Wolf发展了这一理论，提出疾病是个体对环境应激反应的失败，强调个体的觉察在应激中的作用，而应激必须是对生命、健康和安全构成威胁。个体对威胁性事件的适应程度决定了个体心理生理反应的严重程度。应激反应是为了调节应激原对身体内部平衡的破坏，其结果是调解成功，机体恢复平衡；或调解失败，则发生疾病，甚至导致机体衰竭而死亡。

病例29 脑梗死、原发性高血压、焦虑抑郁状态

【病历摘要】××× 女性，71岁，退休职工。主诉“头脑糊涂1个月，生活不能自理”就诊于神经内科门诊。患者半年前开始

有失眠、疲劳乏力、紧张恐惧、食欲缺乏、心悸、出汗。

【既往史】

23年前血便半个月，内科诊为“多发性息肉”。查体：血压160/100mmHg，心尖区粗糙吹风样杂音Ⅱ级。给降压灵、卡巴克洛治疗。以后多次诊治同前。

22年前因“阵发性头晕、心悸、胸闷、无便血”至心内科。血压150/80mmHg，心率128次/分，诊断原发性高血压，予降压灵、普萘洛尔、地西泮。给穿心莲、参苓、白术。10次入消化科，有反复头晕、下肢水肿、心慌、憋气、胸闷、怕光、失眠、多梦、黏液便，无血。诊断“慢性结肠炎”。

22年前5次于中医科就诊，大便有黏液、腹胀、肠鸣、有水声，低热（37.5～37.9℃），面肢水肿，大便稀或黏，便出血与便干稀无关系，一般先大便后出血，有时有左下腹痉挛痛，随之便血数滴，没有大出血。月经期前困倦，腿抽痛，傍晚心烦，睡眠差，一夜仅睡2～3小时，睡时做梦，腿抽筋。服汤药后好转。5次因腹胀、腹泻至中医科。诊断慢性结肠炎、乙状结肠息肉。

16年前入妇科：白带多、外阴瘙痒，绝经2年。诊断更年期。给予甲硝唑外用。

15年前入神经内科急诊：头晕、视物晃动、畏光及呕吐。诊断神经衰弱。给予刺五加、谷维素、地西泮。

3年前入内科急诊：间断胸闷、憋气8年，胸痛6年，突发右侧肢体麻木伴胸闷、憋气20小时。以“冠心病、不稳定性心绞痛？原发性高血压病Ⅲ级、多发性结肠息肉、胆囊炎”收住院。追询病史：胸痛与情绪波动关系显著，胸痛呈撕裂样锐痛，持续1～10分钟后缓解，与硝酸甘油应用关系不明显。入院查体：BP 170/105mmHg，腹中部偏右有一包块，有触痛。经扩冠、降压、对症治疗后出院。出院诊断：原发性高血压Ⅲ级、腔隙性脑梗死、颈椎病、多发性结肠息肉、胆囊炎。

同年因“阵发性抽搐1天”急诊入内科。BP 170/90mmHg，静点醒脑静，静推10%葡萄糖酸钙，肌注地西泮。症状缓解离院。

3个月前因“头晕3天”急诊入内科。测BP 190/110mmHg，静点醒脑静缓解。之后再次以“头晕 3 日、吐咖啡样物 1 日”至急诊内科。初诊：“头晕待查，胃肠炎”。静点醒脑静、甲氧氯普胺、西咪替丁。后第三次因“头晕、眼花 1 天”以“头晕待查、脑供血不足、颈椎病？原发性高血压Ⅰ级，泌尿系统感染”收住院。发病来无视物旋转、耳鸣、饮水返呛、肢体活动障碍等。头晕与体位有关。严重时伴恶心、呕吐。留观时曾有 15 分钟右鼻唇沟浅，右侧肢体乏力，饮水呛咳。静点液体后缓解。入院查体：BP 140/80mmHg，右手握力稍差，余神经系统检查未见异常。患者经静点改善脑血液循环及改善脑细胞代谢药物治疗，头晕好转，但血压升高至 180～190/90mmHg，有心悸。行动态心电图检查：窦性心律，偶发房性期前收缩、室性期前收缩、短阵房性心动过速。予口服美托洛尔好转。动员其进行肾血管 CT 检查患者不同意。后泌尿系统感染治愈。于 2002-10-29 出院，出院诊断：腔隙性脑梗死、颈椎病、颈动脉粥样硬化、原发性高血压Ⅱ级、泌尿系统感染。

【体格检查】神经系统未见异常。

【辅助检查】

1. 1979-05-07 钡灌肠造影：结肠及回盲部未见器质性病变。

2. 1979-11-13 胸透：心、肺、膈未见异常，主动脉型心影。

3. 1980-01-13 心电图：窦性心动过速。

4. 1980-02-25 尿常规：正常。

5. 1980-02-28 血、尿、便常规：正常。

6. 1980-03-06 胸透：心、肺、膈未见异常。

7. 1980-03-10 肝功能：正常。

8. 1983-11-14 钡剂灌肠造影：不除外结肠息肉（因钡剂附着力差，分布不均匀，未能发现息肉）。

9. 1986-01-07 心电图：正常。

10. 1995-11-24 心脏超声心动图：左室舒张早期功能降低。

11. 1999-09-17 头 CT：局限性腔隙性脑梗死。

12. 1999-09-17 ECG：$V_{1\sim2}$ 导联 ST-T 改变。

13. 1999-09-17 心脏彩超：心内结构正常。

14. 1999-09-17 运动平板试验：（—）。

15. 1999－09－17 动态心电图：窦性心律、偶发房性期前收缩。

16. 1999－09－17 全消化道造影：胃下垂。

17. 2002－08－08 生化全项：HDL 71mg/dl（正常 40～60mg/dl）；LDL 139mg/dl（正常 70～130mg/dl）。

18. 2002－10－10 生化全项：HDL 67mg/dl；AST 50IU/L（正常 8～40IU/L）；CK 435IU/L（正常 40～140IU/L）；CK－MB 21IU/L（正常 0～20IU/L）。

19. 2002－10－12 血常规：正常；尿常规：WBC（＋），25/μl。

20. 2002－10－13 ECG：正常。

21. 2002－10 头 CT：左侧室旁腔隙性脑梗死。

22. 2002－10 脑血管超声：脑动脉硬化血流改变，右椎动脉血流速度缓慢；颈动脉超声：右侧颈动脉窦部粥样硬化。

23. 2002－10 心脏超声：左房扩大，三尖瓣关闭不全（轻度）。

24. 2003－01－21 心理测查：MMPI。

说谎分	诈病分	校正分	疑病症	抑郁症	癔病	精神病态	男女子气	偏执狂	精神衰弱	精神分裂	轻躁狂症	社会内向
L	F	K	Hs	D	Hy	Pd	Mf	Pa	Pt	Sc	Ma	Si
31	57	56	66	41	67	70	44	69	53	51	60	2
Pd	Pa	Hy	Hs	D	Ma	Pt	Sc	Mf	Si	F	K	L
4	6	3	1	2	9	7	8	3	10			
70	69	67	66	61	60	53	51	44	23	57	56	31

8 个病理量表平均分：56.4　　两点峰型：46

【病例分析】

1. 老年女性，慢性病史。

2. 23 年来先后出现消化系统、泌尿系统、心血管系统、神经系统症状。

3. 发作的躯体症状是由自主神经功能失调导致。自主神经由交感、副交感神经系统两部分组成，主要功能是调节平滑肌、心肌、消化道内腺体、汗腺和其他内分泌腺的活动。患者的症状包括自主神经的不稳定性和反应的高度激活性、交感和副交感神经功能的改变，以及肾上腺素能神经功能的改变。

4. 患者反复就医强化自己的错误认知，夸大疾病程度，致二次焦虑，继而出现抑郁、疑病、躯体化，导致恶性循环。

混合性焦虑抑郁很常见，尤其是在基层保健机构诊治的不太严重的患者中常见。ICD－10 中指出：尽管应尽力确定究竟什么是占优势的综合征，但有时依然对某些混合性的焦虑抑郁很难作出决定。

【诊断】脑梗死、原发性高血压、焦虑抑郁状态。

【治疗】

1. 氟西汀 20mg qd，氟哌噻吨美利曲辛 1 片 qd，谷维素 10mg tid，曲克芦丁 0.2mg tid 治疗。

2. 心理治疗：支持性心理治疗、放松疗法、认知-行为疗法。

【点评】此病例再次证明人是一个整体，经大脑产生思想，神经系统参与整合全身各内脏自主神经得以维持正常平衡状态。从各器官系统周围治病不如从中枢调节更好。经典的皮质内脏相关学说系著名的生理学家巴甫洛夫在创建条件反射学说基础上发展起来的大脑皮质与内脏相关理论。他指出人体的生理功能是一个统一的整体，在大脑皮质高级神经活动统帅下保持心身平衡以及机体内、外环境的联系和稳定，大脑皮质与内脏活动密切相关。该理论奠定了心身医学和心身疾病的发病机制的科学基础。

病例 30　帕金森病（良性）、焦虑抑郁状态

【病例摘要】×××　女，41 岁，职工。主因“四肢震颤 11 年”就诊。

患者于 11 年前产后半年出现阵发性四肢震颤，以右侧肢体为著，未予诊治。9 年前开始先后至中医院、北京宣武医院诊治，会诊中心两次会诊考虑诊断“震颤（紧张后）”，建议住院进一步明确诊断。2 年前在海军总医院诊断为“帕金森病”，建议立体定向手术治疗。本人未同意。后应用“金刚烷胺、普萘洛尔、苯海索”治疗，无明显好转，应用“美多巴”，患者担心副作用没坚持。近 2

个月自费服神经节苷脂，自觉症状进行性加重，以右下肢为著，已病2两年在家，能胜任家务劳动。平时易生气、疲劳乏力、烦躁、口干，有时有失眠、心悸。食欲尚可。患者发病来肢体动作自如，未感觉笨拙。

【既往史】否认任何疾病史。个人史亦无特殊可载。家族无类似震颤史者。

【体格检查】神志清楚，面部表情尚自如，神清、语利，理解力、定向力正常，额纹对称，双眼活动自如充分，双瞳等大、等圆，直径3.5mm，K-F环（—），面纹对称，伸舌居中，舌肌无肌颤、无萎缩，双软腭抬举对称有力，悬雍垂居中，咽反射存在，双乳突肌对称有力，头前倾、后仰有力，耸肩对称有力，四肢肌张力高，颈肌张力高，腱反射对称，肌力Ⅴ级，双侧Hoffman征（—），掌颌反射（—），双侧Babinski征（—），指鼻轮替试验好，跟-膝-胫试验（—），未见明显肌萎缩，可见双手水平震颤及右下肢静止性震颤，紧张后加重，右下肢显著，右侧行走不摆动。

【辅助检查】

1. 多次进行甲状腺功能、铜氧化酶、肝功能检查、头颅CT、MRI等检查均正常。

2. 颈MRI：$C_{3\sim4}$椎间盘脱出，硬膜囊受压。

3. 2001-03-01 ERP正常范围。

4. 心理测查：MMPI：事件相关诱发电位（RRP）。

说谎分	诈病分	校正分	疑病症	抑郁症	癔病	精神病态	男女子气	偏执狂	精神衰弱	精神分裂	轻躁狂症	社会内向
L	F	K	Hs	D	Hy	Pd	Mf	Pa	Pt	Sc	Ma	Si
64	45	64	64	65	77	45	42	51	58	47	51	53
Hy	D	Hs	Pt	Si	Ma	Pa	Sc	pd	mf	L	K	F
3	2	1	7	10	9	6	8	4	5			
77	65	64	58	53	51	51	47	45	42	64	52	45

8个病理量表的平均分：57　　两点峰型：32

【病例分析】

1. 中年女性，慢性病史。

2. 主要症状为少动作，动作缓慢，肌张力高，伴随动作少，下肢静止性震颤。易生气、疲劳乏力、烦躁、口干，有时有失眠、心悸。

3. 无一氧化碳中毒史；无脑炎史；无小脑、锥体束征、自主神经症状。

4. MMPI 特点：主峰在前半截，歇斯底里 77 分。MMPI 提示患者疑病躯体化焦虑抑郁，有神经质倾向，疲劳虚弱，感到压抑及不安全感，不善于表达感情，有抱负，有竞争性，但不愿冒险；适应困难，工作、学习效率低。

此患者脑慢性变性疾病——帕金森病（PD）诊断肯定。黑质病变位于双侧，一侧为著，如有小脑、锥体束征就是帕金森综合征。如有晕厥，伴自主神经症状，有共济失调、智能障碍，就是其他变性病——OPCA 或黑质纹状体变性。但此人不伴小脑、锥体束征、自主神经症状，病情进展不快。患者情绪放松时，症状全没有了，提示疾病带有功能性色彩。PD 伴有抑郁、焦虑很常见，可加用抗焦虑抑郁药。患者应参加力所能及的工作，在家待着不利于治疗。

【诊断】"帕金森病（良性）"、焦虑抑郁状态。

【治疗】

1. 心理治疗：认知疗法，向其解释其疾病不影响生活，不需要手术，不需服用"美多巴"。

①药物：金刚烷胺 2 片，早晚各一片，4 点以前用，4 点以后不要吃，因其有兴奋作用。苯海索 2mg tid。②维生素 E、C，以减少自由基损害。③西酞普兰 20mg qd。

2. 心理治疗：认知、放松、行为治疗。

【点评】近十余年来，人们除了对帕金森病患者运动功能和各种生理功能障碍关注以外，患者的精神、情感活动等有关问题越来越受到大家的重视。疾病对精神、情感、睡眠及社会功能的负面影响是显而易见的。其中对患者日常生活质量影响最大的临床因素当属抑郁障碍和失眠问题等精神障碍。

病例 31 神经性肌强直？躯体形式障碍、焦虑抑郁状态

【病历摘要】××× 女，50 岁，退休职工。主因“阵发性双下肢强直抽搐、疼痛伴大汗 5 年”就诊于神经内科门诊。

患者在 5 年前（1998）自行经营快餐店，很劳累，出现阵发性左下肢强直、颤动，继之双下肢强直抽搐，以双小腿为著，伴疼痛、大汗，重时衣服似水洗一样。每次持续 2～3 小时。患者平素烦躁、易激惹、失眠。3 年前（2003 年 08 月）在北京大学第一医院诊断“神经性肌强直”。应用卡马西平、氯美扎酮、氯硝西泮、弥可保、维生素治疗，利多卡因 10ml 封闭，初始感觉好转，继之无效，重时先后 5 次注射“哌替啶”。为此病提前退休在家，家务亦不能胜任。

【既往史】

12 年前因“子宫腺状增生”每个月大出血 2～3 次，后行“子宫全切术”。

3 年前皮科：手足湿疹。心内科：间断心悸 3 个月，与活动无关，可持续 0.5～1 小时，不伴胸痛、胸闷。

【心理社会因素】个性外向急躁、追求完美。该家庭几次经商经历颇受挫折，变卖房产，损失数百万。应激事件的强烈精神刺激使其难以承受并且不能宣泄情绪。患者租住在郊区房屋，不愿与以往朋友交往，觉得自己过得不好、丢脸。患者有人格改变，孤独、压抑，后转为躯体症状。

【体格检查】神清、合作、语利，脑神经（—），四肢肌张力降低，反射对称，肌力 V 级，双侧 Babinski 征（—），感觉障碍（—）。

【辅助检查】

北京大学第一医院

1. 2000－06－20 肌肉活检：

（1）右腓肠肌神经半薄切片检查结果：腓肠肌经甲苯胺蓝染色见 2 个横切的神经束，在神经外衣的结缔组织中可见少量脂肪细胞

和数个结构正常的小血管，未见单核细胞浸润。神经束衣无明显增厚。神经束内有髓神经纤维轻至中度减少，其中小口径有髓神经纤维减少比较明显，可见散在出现有髓神经纤维结构破坏，形成膜性包裹的髓球样结构，为Waller变性改变，少量小口径有髓纤维呈小簇状排列，个别有髓神经纤维髓鞘变薄，无洋葱样结构。无髓神经纤维密度轻度减少。神经内衣轻度增生，小血管基底膜轻度肥厚，但无异常沉积物。

（2）右腓肠肌超微检查结果：电镜下可见个别肌纤维呈指状突起，肌丝及肌节结构正常，未见明显的肌丝破坏，未见坏死的肌纤维。部分肌纤维膜下及核旁线粒体堆积，并有少量糖原，脂肪滴无明显异常增多，线粒体大小、形态不一，嵴结构尚可，无类结晶样包涵体。少数肌纤维膜下有较多次级溶酶体。未见肌浆网扩张，未见肌核及肌浆内异常包涵体。间质内未见炎性细胞浸润，肌间血管内皮细胞结构正常，基底膜无增厚。

（3）电镜诊断：右腓肠神经轴索样神经病。右腓肠肌超微结构检查见线粒体增多。有髓神经纤维数目减少，出现有髓神经纤维Waller变性和再生改变，符合轴索性周围神经病的病理特点。上述改变常见于酒精中毒、维生素E缺乏、锂中毒和血管炎，也可以出现在神经性肌强直患者的周围神经，偶见于异常球蛋白血症和特发性轴索性周围神经病等。

2. 2001-10-29 骨密度正常。

3. 2001-10-29 血常规：平均红细胞体积93.5fl（正常82～92fl），中间细胞百分比8.1%（正常3.5%～7.9%），余正常。

4. 2003-11-19 肌电图：

（1）左股四头肌静止时肌肉不能完全放松，有运动单位电位，轻收缩运动单位电位时限及波幅均正常。

（2）左胫前肌静止有束颤电位，轻收缩运动单位电位时限及波幅均正常。

（3）左腓肠肌静止时有肌强直样电位发放及束颤，肌肉不能做轻收缩。

（4）右伸指总肌表现为肌源性及神经源性损害。

（5）右正中神经、双尺神经感觉神经传导速度均正常。

（6）右正中神经、右腓总神经、左胫神经运动神经传导速度均正常。

5. 2003－11－20 自身免疫检测 nRNP 阴性；Sm 阴性；SS－A 阴性；SS－B 阴性；Scl－70 阴性；Jo－1 阴性；抗着丝点抗体(CENP B)。

北京朝阳医院

1. 2003－12－24 腰椎 MRI：$L_{3\sim4}$ 腰椎间盘膨出；$L_{4\sim5}$ 椎间盘膨出伴突出，椎管狭窄；腰椎退行性变。

2. 2003－12－24 头颅 MRI：未见异常。

3. 2004－01－02 心理测查：MMPI。

说谎分	诈病分	校正分	疑病症	抑郁症	癔病	精神病态	男女子气	偏执狂	精神衰弱	精神分裂	轻躁狂症	社会内向
L	F	K	Hs	D	Hy	Pd	Mf	Pa	Pt	Sc	Ma	Si
51	47	56	76	73	88	45	29	51	54	44	55	36
Hy	Hs	D	Ma	Pt	Pa	Pd	Sc	Si	Mf	K	L	F
3	1	2	9	7	6	4	8	10	5			
88	76	73	55	54	51	45	44	36	29	56	51	47
8 个病理量表的平均分：61						两点峰型：31						

【病例分析】

1. 中年女性，慢性病史。

2. 症状：阵发性双下肢强直颤动、疼痛伴大汗。神经性肌强直的诊断特点：①肌肉痉挛僵硬，收缩后不能松弛，常由运动诱发，寒冷环境可促使发作。肌肉痉挛持续 20 多分钟至半小时不等，经休息后可缓解，肌肉痉挛持续存在时，睡眠时也不消失且伴有疼痛。②肌肉松弛时出现肌束颤动及抽搐。③过度出汗。④无叩击性肌强直。⑤肌电图尚无任何肌强直电活动。

3. 既往史：12 年前行“子宫全切术”。3 年前因手足湿疹就诊于皮肤科。因间断心悸 3 个月就诊于心内科。心悸与活动无关，可持续 0.5～1 小时，不伴胸痛、胸闷。

4. 辅助检查：①电镜：右腓肠神经轴索样神经病。可以出现在神经性肌强直患者的周围神经。②腰椎 MRI：$L_{3\sim4}$ 椎间盘膨出；$L_{4\sim5}$ 椎间盘膨出伴突出、椎管狭窄、腰椎退行性变。③EMG：左腓肠肌静止时肌强直样电位发放及肌束颤动，肌肉不能做轻收缩。

5. 心理特征：患者有疑病或躯体化，严重抑郁、焦虑，有自杀和神经质倾向，有时有痛苦和压抑。

【诊断】神经性肌强直？躯体形式障碍、焦虑抑郁状态。

【治疗】

1. 药物治疗：氟西汀 20mg qd，氟哌噻吨美利曲辛 1 片 qd；卡马西平 0.2g tid。20 天后氟西汀 20mg tid、卡马西平 0.2g tid 维持治疗。3 个月后停用卡马西平，2 年后间断服用氟西汀。同时应用中医针灸、理疗等。

2. 心理治疗：认知、支持、森田疗法等（再次随访时，患者表示好多了，能正常生活了）。

【点评】此病例再次提示我们西医单科思维认识的局限性。神经性肌强直无特殊治疗。经抗焦虑抑郁治疗后可明显缓解。心理问题以躯体化形式表现在综合医院非常多见。笔者听过患者主诉：背上有老鼠在跑；全身紧得像有绳子在捆绑着一样；全身瘙痒，似身上爬满了小虫子；全身刺痛似针扎一样等。对此类疾病治疗的关键还在于识别。

病例 32 脊髓炎后遗症、压疮、尿失禁、焦虑抑郁状态

【病历摘要】×× 男，17 岁，汉族，未婚，宁夏海原县人。主诉四肢麻木、无力 1 天于 2008-01-01 入院。

患者于入院前一日中午 12 点左右出现双下肢无力，但能行走，于昨日晚 6 点左右双下肢无力加重，不能站立行走，渐不能活动，且双上肢亦无力，不能持物，并感四肢麻木、咳嗽无力、轻微气短，伴小便费力、自行排尿困难。今晨家人将其送至县医院，做心

电图正常。患者四肢无力呈进行性加重，双上臂不能抬起，双下肢完全不能活动，故急诊转至宁夏医学院附属医院，以“急性格林-巴利综合征”收住院。病程中患者无发热、咽痛、咳嗽、咳痰、流涕，无腹痛、腹泻，无头晕、头痛。患者精神差，未进食，未排大、小便。

【既往史】平素体健。否认肝炎、结核病史。否认手术、外伤史。否认食物、药物过敏史。否认原发性高血压病、冠心病、糖尿病史。否认输血史。

【个人史】生于原籍，未到过疫区，无烟酒嗜好。

【婚育史】未婚未育。

【家族史】否认家族遗传性疾病。

【心理社会因素】性格内向、争强好胜、追求完美。高二学生，学习紧张，社会活动亦不甘落后。发病前参加长跑 8000 米后有疲劳。

【体格检查】一般状况、发育正常，营养中等，平车推入病房，言语困难、缓慢，吐字尚清晰，脑神经（一）。头、颈、胸、腹未见异常，四肢肌张力减弱，双上肢反射正常。双下肢膝腱反射消失，跟腱反射减弱，双上肢近端肌力Ⅰ级，远端肌力Ⅲ级。双下肢肌力Ⅰ级。四肢及双乳头平面以下痛、触觉减退。四肢关节位置觉、运动觉、振动觉正常，双侧病理征（一）。

【辅助检查】

<u>宁夏海原县医院</u>

1. 2008-01-01 脑电图：正常范围。

<u>宁夏医学院附属医院</u>

1. 2008-01-01 心电图：正常。

2. 2008-01-01 生化全项：肌酸激酶 810U/L（正常 25～200U/L），余各项指标正常。

3. 2008-01-01 大便常规正常。

4. 2008-01-02 血常规：白细胞 $11.1\times10^9/L$，NE 77.7%，LY 19.2%，MO 2.0%，中性粒细胞 $8.6\times10^9/L$，血细胞比容 0.419（正常 0.420～0.490），余正常。

5. 2008-01-02 尿常规：白细胞 66.4/μl（正常 0～15.4/μl），红细胞 2.3/μl（正常 0～24/μl），细菌 118.4/μl（正常 0～3324/μl），白细胞 10.6/HP，葡萄糖（＋＋＋＋），尿蛋白（＋）。

6. 2008-01-02 颈胸髓 MRI 平扫加增强扫描：颈椎及胸椎曲度正常，诸椎体骨质未见异常。诸椎间盘未见异常；C_4～T_2 水平脊髓信号异常，病变主要累及脊髓前角，并有明显增粗，T_1 呈混杂低信号，T_2 呈混杂高信号，增强异常病变区有轻度强化。印象：C_4～T_2 水平脊髓病变，考虑脊髓炎可能性大。

7. 2008-01-22 骨盆平片：骨盆未见病变。

北京朝阳医院

2008-11-14 尿常规：白细胞 25/μl，隐血 25/μl。

2008-12-05 肝功能正常，血常规正常。

2008-12-25 尿动力 Micturition 诊断：①患者下肢僵直，检查体位未能置入直肠测压管；②储尿期每向膀胱灌注 110～120ml 介质时，膀胱突发不随意性收缩，并伴发不自主排尿，难以继续灌注，提示逼尿肌活动过度，伴急迫性尿失禁；③膀胱顺应性正常；④膀胱排空不全；⑤影像尿动力学显示在膀胱充盈过程中，未见输尿管反流。

【住院诊治经过】入院当日发热 40℃，经 MRI 检查后给予抗感染（哌拉西林、舒巴坦）、营养神经（维生素、胞磷胆碱）、给予激素（甲泼尼龙）、保护胃黏膜（盐酸雷尼替丁）、口服钙片（维 D 和钙）等治疗。住院 24 天出院给予康复治疗。

【出院体征】一般情况好，神志清，言语稍缓慢，吐字清晰。双上肢远端肌力Ⅲ级，双上肢近端肌力Ⅳ级，双下肢肌力Ⅰ级，四肢肌张力低。痛觉减退平面有所下降。

【出院诊断】急性脊髓炎。

患者自宁夏医学院附属医院出院后先至兰州市甘肃省人民医院行康复治疗及家庭自我训练。发病 11 个月后至北京康复治疗。此间患者曾出现悲观沮丧、无生欲、割腕、咬肢体皮肉、头撞墙等行为，与家长无交流，终日沉默不语，食欲缺乏，尿失禁。

【体格检查】轮椅推入，站立搀扶，行走困难，剪刀步态，检查欠合作，表情淡漠，问话少语。脑神经（—），面纹对称，眼动充分，眼震阴性，伸舌居中，双侧软腭活动好，上抬一致，咽反射存在，转颈、耸肩有力。四肢肌张力高，双上肢肌力Ⅳ级，双下肢强直，双下肢远端肌力Ⅲ级，双侧病理征（+）。骶尾部压疮3cm×5cm。

【病例分析】

悲观、失望、自残的行为是抑郁的表现。尿失禁则是脊髓炎的后遗症。排尿是一个复杂的反射活动。膀胱反射的脊髓中枢位于骶2～4（脊髓圆锥），从此发出副交感神经，行走于盆神经中，提供胆碱能兴奋性传出至膀胱神经节细胞。在排尿过程中，副交感神经起主导作用。膀胱反射的最高中枢位于旁中央小叶和邻近之扣带回，该处发出调节底部膀胱中枢的纤维紧靠锥体束。

该患者为脊髓横贯性损害所致。由于从排尿高级中枢发出至骶部的传出纤维紧靠锥体束，故当两侧锥体束损害时，不仅丧失了控制外括约肌的能力，并引起排尿动作所需之牵张反射，导致尿频、尿急以及间歇性尿失禁。

【诊断】脊髓炎后遗症、压疮、尿失禁、焦虑抑郁状态。

【治疗】

1. 心理治疗：认知疏导。

2. 药物治疗：替札尼丁 2mg tid，度洛西汀 10mg qd。

3. 康复治疗。治疗后尿失禁明显改善，第 3 天憋尿能控制 4 小时以上，肌张力较前降低。1 周后患者情绪好转，继续维持治疗，功能明显恢复。

【点评】合理使用双通道抗焦虑抑郁药物及降低患者肌张力药物，能够帮助患者调整情绪，控制尿失禁，提高肢体运动能力，改善生活质量，回归社会。但首先要求医生具备识别与整体评估的能力从而作出正确的诊断。

病例 33　脑梗死、焦虑抑郁状态

【病历摘要】×××　男，24 岁，教师，未婚，汉族。患者本人及父亲陈述病史。主诉反复发作肢体无力伴紧张、恐惧 2 年，发

作性抽搐2天。患者于2年前（“非典”期间，3月底）开始喝酒后首次发作左上下肢无力，每持续十余分钟至两小时，初次为小便时发作头晕、眼黑、晕倒，继之左肢体麻木乏力。以后每于小便就紧张恐惧，继而再次发作左肢麻木乏力，反复就医3次，听医生讲考虑诊断脑血管病就更加紧张恐惧、心悸、出汗、不知所措。行CT检查正常。心脏Holter检查为窦性心率、窦性心动过速、窦性心律失常、间歇窦性停搏。超声心动图正常。患者自己认为所患疾病危险，不可战胜，没有安全的地方，无人能救助自己，自己患了大病。且有失眠烦躁、疲劳乏力。全家人陪同其就医，又担心感染“非典”。检查后神经系统查体未见异常。当年4月份4、5、8、9日多次发作前述症状，一个月内9次于门诊就诊。患者表现为紧张恐惧、心悸、出汗、失眠，先后3次CT检查未见异常。42天后左上肢不能动，行CT检查诊断“脑梗死”，经住院治疗后明显好转。6月份在康复锻炼时出汗，右手麻，说不出话，紧张害怕，有心悸、胸闷、憋气，有窒息感。8月份右肢无力，9、10月份有数次发作，想说说不出。发作次数多、时间短，重时大喊：“快叫急救车!”催促其父将其快送医院。先后因上述症状住院3次检查未发现新病灶。出院仍有发作，每次发作均有强烈恐惧感。2天前发作右肢体抽搐，无意识丧失，仍伴有胸闷、憋气、心悸等症状。现右侧情况尚可，左侧比情况坏时有所恢复。为进一步明确诊断收住院。发病来无发热、头痛、呕吐等。食纳、睡眠差。

【既往史】否认颅脑手术及外伤史。否认糖尿病、心脏病、原发性高血压、肝病及肾病病史。否认输血史。否认高热惊厥史。预防接种依计划免疫实施。

【个人史】足月顺产。自幼生长发育如正常同龄儿童。

【心理社会因素】6岁入小学，17岁高中毕业，大学毕业后，分配至学校任教。自幼学习成绩良好，与老师同学关系良好。性格内向孤独、敏感多疑，否认烟酒等不良嗜好。

【家族史】否认父母二系三代家族成员中有精神失常、痴呆、性格怪异者，否认有酒精药物依赖者，否认家族与遗传病病史。父母非近亲结婚，体健。

【体格检查】

1. 一般状况：意识清晰，时间、地点、人物及自身定向准确。

2. 认知活动：感知觉未引出感觉增强或减退，未引出错觉、幻觉，未引出感知综合障碍。

3. 思维活动：语速略慢，语量较少，语调适中，未引出思维奔逸，未引出思维迟缓。未引出妄想，未引出强迫观念及超价观念。患者自我评价低，悲观，认为自己完了，无法工作，无法独自生活，认为自己很倒霉，感到病治不好了，活着也没什么意思。患者感到紧张害怕、心悸、出汗、手抖。

4. 注意力：能唤起注意力，并能保持。主动注意、被动注意未见异常。

5. 记忆力：瞬时记忆力、近记忆力、远记忆力、理解力未见异常，与其生活环境、年龄、文化程度及学业相符。

6. 智能：一般常识、推理能力、分析综合能力、理解力未见异常，与其生活环境、年龄、文化程度及学业相符。

7. 自知力：患者认为自己情绪低落、躯体患病，并且反复发作是有了新的梗死，感到内心苦闷。患者对前途感到失望渺茫，不知道自己有心理精神问题。

8. 情感活动：患者情绪低沉，诉“自从发病后，觉得痛苦得想死”，“非常孤独、无助、害怕，不知以后如何是好”。患者感到焦虑、紧张害怕、心悸、胸闷、憋气，有窒息感，为自己忧心忡忡，担心病好不了，担心得了不治之症。顾虑重重，担心自己残疾，影响自己的前途。

9. 意识行为障碍：患者对周围一切兴趣索然，不愿参加外界活动，对一切事情都不愿参加，亦不愿意读书，心绪不宁，坐立不安，食欲差，早醒。

10. 神经系统检查：神志清，无明显失语，两侧眼球运动正常，复视（－），面部感觉正常。左上面肌力弱，第Ⅸ、Ⅹ对颅神经阴性，伸舌左偏，两眼底视盘清，动脉反光亮，动脉细，无交叉压迫现象。左上下肢不全瘫，左上肢抬至肩，近端Ⅳ级，左手完全不能伸，伸肌0级，握拳Ⅱ级，肘关节运动Ⅱ级，水平伸屈，左下肢70°抬起，近端给外力髂腰肌Ⅳ级，股四头肌Ⅳ级，远端肌力减退，足趾不能背屈，跖屈Ⅳ级，左上肢旋前弱，左下肢肌张力高，左下肢肌张力>右侧，左上肢霍夫曼征（+），膝反射右侧活跃，左侧亢进，左侧膑上显著，右侧跟反射低，左侧跟反射亢进，左侧持续踝振挛，右侧跖反射阳性，无病理征。感觉无明显差异，未引出轴反射，无吞咽困难。突然发病，迅速出现定位体征，诊断脑血管病。定位：左轻偏瘫，失语不显，定位右半球，右侧言语不利，周围血管足背动脉能触及搏动。桡动脉、股动脉无血管杂音。

【辅助检查】

1. 血常规：WBC 2.83×10^9/L，N 44%，L 43.2%，Hb 11.2g/dl，PLT 114×10^9/L。

2. 尿常规：正常。

3. 肝炎八项：正常。

4. 血液流变学：全血黏度 7.86mPa.s ↓

还原黏度 5.55mPa.s ↑

血细胞比容 37.00% ↓

纤维蛋白原 1.83g/L ↓

红细胞聚集 56.9 ↑

5. 腰穿脑脊液：常规：无色透明，蛋白（－），细胞总数 80×10^6/L，白细胞 30×10^6/L；生化：氯化物、微量蛋白、免疫球蛋白、病毒六项均正常。

6. 自身免疫（－）：抗SM抗体（－），抗RNP抗体（－），抗SSA抗体（－），抗SSB抗体（－），抗JO－1抗体（－），抗SOL－70抗体（－），抗核糖体抗体（－），抗核抗体（－），抗双链DNA抗体（－）。

7. 红细胞沉降率：80mm/h。

8. 体液免疫

项目	结果	单位	参考值
IgG	2060	mg/dl	723～1685
IgA	718	mg/dl	69～382
IgM	385	mg/dl	63～277
补体 C_3	81.7	mg/dl	85～193
补体 C_4	23.7	mg/dl	12～36

9. 风湿类因子检查：

项目	结果	单位	参考值
RF	＜20	IU/ml	＜20
抗“O”	406	IU/ml	＜200
C 反应蛋白	0.2	mg/dl	＜0.8

10. 血管造影：未见到大动脉闭塞，基底动脉狭窄。

11. MRI：右基底节梗死。

12. EEG：轻度异常，未见癫痫波。

13. 同型半胱氨酸：正常。

14. OT 试验：(－)。

15. 丙酮酸、乳酸：正常。

16. 梅毒、HIV：(－)。

17. 脑血管造影：未见明显狭窄，右大脑中动脉分支少些，皮质无相应梗死，右侧豆状核梗死。

18. 心脏彩超：未见异常。

【诊断】脑梗死、焦虑抑郁状态。

【鉴别诊断】

1. 脑血管病：患者无心脏病史及体征，血脂、血糖不高，血压不高，眼底无改变，可除外动脉粥样硬化性脑血管病。患者初为左侧瘫痪，继而为右侧瘫痪，又出现左侧瘫痪，伴低热，头痛、血象低。脑脊液：白细胞 30×10^6/L，脑脊液免疫球蛋白上升，提示有炎症。

2. 线粒体脑病：查乳酸、丙酮酸测定无增高。

3. 南方少见寄生虫。不像钩端螺旋体病、梅毒。

4. 胶原系统病：本患者没有蝴蝶斑。

5. 肿瘤：可排除以血管病为首发的肿瘤。

6. 肿瘤血管病：可于血管病 1 年后出现肿瘤。

7. 心内膜炎、心房黏液瘤：彩超排除。

【治疗】患者除治疗脑血管病外首先给予抗凝、降纤、活血化瘀治疗。以焦虑发作为主要临床表现，伴抑郁的症状，故首选抗焦虑药物帕罗西汀，另外辅以心理治疗。

【病例分析】患者病初表现为对“非典”的恐惧状态。“非典”是一个应激原。面临这一危急事件，患者感到害怕紧张、心悸、出汗、呼吸急促、身体不适。这一事件长期持续，就会致患者思维杂乱、失眠、食欲缺乏、不知所措。这是一种应激反应。在紧张状况下，可以表现以下生理反应：心律失常、血压波动、肾功能障碍、水肿、晕厥等。能否尽快调节好取决于患者的心理素质，主要是认知方式和应对方式。对患者来说首先是稳定情绪，避免紧张焦虑带来脑血管痉挛，继而出现脑梗死及反复发作焦虑症状，但各种检查未见异常。患者性格特征：性格内向、孤独、敏感多疑。遗憾的是患者没有及时接受抗焦虑治疗，所以一个多月之后患了脑梗死。后来这位患者反复住了 3 次医院，数次就诊于急诊，每次发作均为偏身麻木或抽搐等症状，均大声对父亲惊呼：“快叫急救车！”但到医院后行多次检查，均未发现新的病灶，每次看到他，医生都可以感觉到一种惊恐的表情，患者表现为皱着眉头、唉声叹气、忐忑不安。患者病久了又出现了情绪低落、无欲、无望、兴趣低落。经过长达一年多的认知疗法和放松训练才使他对自己的病有所认识，能够自我应对出现的生理现象。

患者的心理特点：疾病改变了他生存的正常状态或生活模式。生活节律的破坏成为一种极为强烈的信号，冲击着他的内心世界，改变其原来的精神状态和生理状态。再加上对病痛的体验不仅会使他的注意力集中到病体上，还会影响到他的心理状态，改变他的社会适应能力、自我评价，以及人格特征。因此患者出现负性情绪反应，增加了生理和心理上的痛苦，并对治疗过程产生不利的影响。

预后估计：患者为首次发病，病程短，躯体状况良好，病前性格无缺陷，家族史阴性，自知力部分存在，主动求治，治疗依从性好，估计预后较好。

【护理要求】

1. 严防自杀或冲动行为。

2. 加强心理疏导，缓解焦虑情绪。

【预后】该患者经系统随访门诊治疗 3 年。医生帮助其重返社会。现其积极进取、交友助人，呈现良好的生活状态，未再住院。

【点评】患者的患病过程是焦虑—脑梗死—二次焦虑。诊治中存在医生的错误评估，是脑血管病为主要矛盾还是心理精神疾病占主要地位？患者几次住院均按脑血管病治疗，强化了患者的错误认知，但医生对焦虑症状没给予处理。实际上本病例仍是心身共病的问题。此患者是由心理精神因素作为独立致病的典型案例，应引起重视。

病例 34 癫痫、焦虑状态

【病历摘要】××× 男，37 岁。主因“反复发作抽搐 7 年伴心悸、双手震颤 4 个月”至北京朝阳医院神经内科门诊就医。

患者于 7 年前无诱因出现“发作性意识丧失、呼吸困难、口吐白沫、四肢抽搐”而至医院就诊，诊断“癫痫”，给予口服“卡马西平”每日 3 次，每次 1 片，维持无发作。4 个月前患者开始出现心悸、双手震颤，紧张着急后加重，自以为癫痫控制不好，加服卡马西平 1 片，仍无缓解。2 个月前来院就诊，加服“托吡酯”，每日 2 片，后增至 3 片，症状亦无好转，复查脑电图正常，来求继续诊治。

【既往史】除癫痫外无其他疾病。

【个人史】患者自开公司经商，近期又融资千万搞国际贸易。其工作紧张、压力大，又担心犯病。经常出现心绪不宁、肌肉紧张痉挛、双手震颤，下肢亦发紧，背部时冷时热，出汗、失眠、性欲减退等，与外商谈判时尤其加重，不能自控。

【辅助检查】

1. 2004－08 脑电图：正常。

2. 2004－08 心理测查：HAMA 29 分，HAMD 20 分。

【病例分析】

1. 青年男性，病史 7 年，癫痫诊断明确，药物治疗无发作。

2. 近 4 个月出现心悸、双手震颤，紧张后加重。加服抗癫药无效。

3. 脑电图正常，HAMA 29 分，服抗焦虑药有效。

4. 患者从事商业活动，工作紧张压力大，本身患有“癫痫”，由于对病情不认知，自己将焦虑的表现（害怕、内心紧张和不安、烦躁、注意力集中困难、警觉反应增强、肌肉震颤、对躯体感觉敏感性增高、失眠）误认为是癫痫发作，医生的诊断强化了其错误观念，加重焦虑发作，给予认知疗法和药物治疗后明显缓解，继续维持。

5. 患者是 A 型性格，有快节奏、高效率以及竞争意识等适应现代社会发展的不少优点。此型性格有容易恼火（aggravation）、激动（irritation）、发怒（anger）、不耐烦（impatience）特点，被称为 AIAI 反应。

目前人们对癫痫与抑郁共病有以下的共识：①癫痫患者抑郁症的患病率比配对的健康人群更高。②在反复发作的癫痫患者中，抑郁症的患病率为 20%～55%。③在控制良好的癫痫患者中，抑郁症的患病率为 3%～9%。④癫痫患者中，抑郁症的患病率无性别差异。⑤癫痫患者所共患的抑郁症往往有不少躁狂抑郁症状。然而通常认为癫痫者罕见有躁狂症状。⑥癫痫患者与神经系统的其他疾病（创伤性脑损伤、神经肌肉病、多发性硬化等）患者相比，抑郁症的发病率大致相同。⑦在癫痫患者的死因中，自杀是具有最高的标准死亡率（SMR）之一。⑧癫痫患者的自杀率比普通人群高 10 倍。

癫痫中的抑郁症：瑞典、美国、冰岛近年发表的 3 项人群对照研究提示：癫痫与抑郁之间可能存在双向关系。瑞典报告：成年起病诊断为癫痫的群体病例对照研究发现，患者组的抑郁发作史比正常对照组高出 6 倍；当侧重分析癫痫部分发作的患者组，则高出 17

倍。美国报告：关于≥55 岁新发癫痫之发病率的人群对照研究发现：与对照人群相比，癫痫患者在首发之前曾有抑郁发作史者要高出 3.7 倍（在控制抑郁症的药物治疗条件下）；患者组重度抑郁的发作与第一次癫痫发作的时间很相近（推测这两种共病的发作都与颞叶密切相关，而抑郁的发作可能促使癫痫的发生）。冰岛报告：在年龄和性别配对的对比组研究发现，癫痫患儿的抑郁症比对照组高 4 倍。

【诊断】癫痫、焦虑状态。

【治疗】

1. 药物治疗：口服坦度螺酮 10mg tid，2 周后症状缓解，继续维持数月。继续抗癫痫治疗。

2. 心理治疗

（1）认知疗法：改变患者对疾病诊断的错误认知，减少恐慌情绪。告知每次发作情况并非癫痫所致，系情绪紧张引起。

（2）行为治疗：对行为矫正，教授其放松方法。针对匆忙的训练：①定时记匆忙事，查原因；②不打断别人发言，如有打断应道歉；③放弃同时思考或解决多个问题；④避免冲动：舌头在嘴里转 20～30 圈再发言。针对“好胜心强”的训练：①学会对帮助者感激；②学会对认识的人微笑；③对下棋等游戏做到输了不感到别扭，错了就认错。

【点评】抑郁症是癫痫中最常见的共患精神问题。这是因为：癫痫与抑郁症的高共病率可能起因于这两种疾病有着共同的发病机制：据单胺类假说，5-HT 能和去甲肾上腺素（NE）能功能低下是抑郁症的核心病理机制，抗抑郁药 70%的有效性证实了这种假说具有一定的合理性。同理，某些癫痫的动物模型显示这些神经递质功能低下对癫痫病灶的点燃过程起着促进作用，可加剧癫痫发作的严重度和易感性。因此，似乎可以认为 5-HT 和 NE 的平行变化可能在抑郁症和癫痫的病理生理中发挥了作用。

病例 35　脑供血不足、糖尿病、周围神经病、焦虑抑郁状态

【病历摘要】×××　女，56 岁，工人。主因“四肢抽痛、乏

力4年”伴麻木、心悸、胸闷、烦躁、颈僵硬、全身酸痛、出汗于至北京朝阳医院神经内科就诊。

4年前患者双手、双下肢麻木、抽痛1个月，伴行走无力，至骨科就诊。查体：右上肢肌力减弱，双侧Hoffman征阳性，诊断不详。口服“祖师麻片、七厘散”。至风湿科查ESR、CPR、RF均(一)。同年因四肢麻木伴双手抽筋、头晕、头痛，二便正常，至神经内科。查体：双肘及双膝以下麻木痛感，四肢腱反射低，双前臂中段以下、膝小腿中段以下痛觉减退，以膝、踝明显。右侧胸背部带状疱疹。诊断：“周围神经病、肋间带状疱疹”。给予维生素、利巴韦林以及甲钴胺（弥可保）治疗。无明显好转。再至神经内科，行MRI检查：双额、基底节缺血灶。诊断“脑动脉硬化、末梢神经炎、糖尿病”。反复给予“灯盏花、多维片（维康福）、维生素E烟酸酯、血府逐瘀口服液、强力天麻丸”等治疗。患者仍有四肢麻木、腰痛、周身疼痛，右半身症状重，且伴心悸、胸闷、烦躁、颈僵硬、全身酸痛、出汗、疲劳乏力。

【既往史】10年前因右腋下粉瘤感染行切开引流，换药1个月后发现原发性高血压、糖尿病。控制饮食，主食5两/日（1/2/2）。自测四段尿糖并记录，后停用苯乙双胍，继用格列本脲、二甲双胍、硝苯地平、复方利血平片、维生素等。

7年前因四肢痛，自觉剑突肿物，至骨科。诊断“剑突骨膜炎”，服“克菌”、布洛芬、维生素、活性钙、胰激肽缓释片等好转。又因咽痛、咽部异物感1个月至耳鼻喉科。诊断“慢性咽炎”，服“黄氏响声丸”。同年因阵发心悸、胸闷在心内科就诊，心率160次/分，诊断“心律失常”，服“美托洛尔25mg bid、莫雷西嗪50mg tid”。

5年前至神经内科，主诉“头晕5天伴视物旋转”。检查正常，诊断“TIA”。应用“灯盏花、桂利嗪胶囊（博瑞特）、维生素E烟酸酯”等。

【个人史】出生、生活在北京，绝经5年，性格外向、急躁、争强好胜、追求完美。

【体格检查】血压140/80mmHg，四肢肌力V－，双手远端运动受限，右 Pussep 征（+），右半身痛觉减退。

【病例分析】

1. 中年女性，慢性病史。

2. 既往有“梅核气”、“心律失常”史。

3. 现有四肢抽痛、麻木、乏力，头晕、头痛。体征：四肢肌力Ⅴ一，双手远端运动受限，右 Pussep（+），右侧偏身感觉减退。

4. 实验室检查正常。MRI 提示头部有缺血灶。

【诊断】脑供血不足、糖尿病、周围神经病、焦虑抑郁状态。

【治疗】应用氟西汀 20mg qd，多塞平 12.5mg qn，苯二氮䓬，劳拉西泮 0.5mg bid，谷维素 10mg，tid。症状明显好转，偶有双手抽动，继续服氟西汀+甲钴胺维持。因医保合同单位在外院，无氟西汀，改服国产药效果不佳，症状仍不缓解，再至北京朝阳医院，重服氟西汀、氟哌噻吨美利曲辛、氯硝西泮，症状明显缓解，维持氟西汀治疗。

【点评】患者已有的躯体疾病干扰了医生的视野，导致反复按“脑血管病”治疗 4 年。“脑供血不足”是什么原因所致？在诊疗过程中医生强调糖尿病的血管损害，而忽略了患者神经内分泌因素对血管的主导作用，忽略了既往史“梅核气”等精神层面的“心”病及更年期神经内分泌紊乱的问题。Cannon 曾做过这样的实验：通过外界刺激引起机体产生愤怒反应，继而观察到一系列躯体变化：瞳孔扩大、眼裂张大、竖毛、出汗、心率加快、血压升高和血糖升高等。Wolf（1943）运用实验科学的方法将生活应激与个体的生理反应联系起来，提出这个生理反应如果长时间持续存在则将导致器官组织结构的变化，这一理论奠定了神经免疫学、神经内分泌学研究的基础。Selye（1946）提出了应激模式假说，他强调在应激情况下，个体会产生影响躯体和系统的广泛的适应综合征，其中肾上腺皮质激素具有重要作用。Friedman 提出人格特征是疾病的危险因素。Lezams（1984）提出了个体的认知评价在应激反应中具有关键作用。这使我们对心身疾病的病因学有了更进一步的认识。

病例 36 原发性高血压、抑郁症、痴呆、顽固性呃逆

【病历摘要】××× 女，66 岁，已婚，退休干部。主因“顽固呃逆 1 年零 9 个月”至北京朝阳医院神经内科门诊就诊。

【既往史】1996 年患者因情绪低落在北京大学第六医院诊断抑郁症，以后长期服用“氟西汀”。2006 年因记忆力减退在北京协和医院诊断“痴呆”，长期服用重酒石酸卡巴拉门胶囊（艾斯能）。2005 年 9 月至 2006 年长期在北京朝阳医院心内科、神经内科就诊，诊断“脑动脉硬化、原发性高血压”，服用“氨氯地平、富马酸比索洛尔、血栓心脉宁、银杏叶、阿普唑仑、普伐他汀、逍遥颗粒、诺迪康、清脑复神、奋乃静”等。2006 年患者与弟妹生气后出现呃逆、紧张、恐惧，关闭房门时易惊吓，烦躁、失眠、右头痛、右偏身麻木。受惊吓、生气、烦躁或紧张、情绪激动时常诱发，曾行针灸、中药治疗 1 个月无效，服用“奥氮平”呃逆停了 3 天。现服用药物：艾斯能、氟西汀、氨氯地平、阿普唑仑。

【某院病历】2007－06－25 至2007－07－13 住院。入、出院诊断：颈源性顽固性呃逆、原发性高血压Ⅰ级。

【出院小结】

入院病情摘要：患者老年女性，慢性病容，患者于 1 年零 9 个月前无明显诱因出现呃逆，呃逆多于下午 4 点后发作，情绪激动常可诱发，每个月发作 10～20 天，每次持续 30 分钟至 1 小时不等。院外口服药物（类型、剂量不详）无明显缓解。6 个月前于院外某中医院行中药、针灸治疗缓解不明显。予哈慈五行针治疗呃逆可缓解。每次呃逆发作后均伴不同程度乏力、打哈欠、出汗等自主神经症状。发作与劳累、休息无关。2007 年 6 月行“微创神经介入镇痛术”，术后带泵持续抗感染治疗。

【查体】T 36.4℃，BP 130/90mmHg，P 80 次/分，R 18 次/分，VAS 评分 1～2 分。发育正常，营养中等，浅表淋巴结无肿大。头颅、五官正常无畸形，心、肺无异常。腹部平软，无压痛及反跳痛，未扪及包块，肛门、外生殖器未见异常。Brudzinski 征阴性，Babinski 征阴性。颈椎生理弯曲存在，颈部活动可，颈肌无紧张，$C_{4\sim6}$椎旁有压痛，无叩击痛。入院后继续硬膜外消炎、对症治疗，

同时行双侧星状神经节阻滞、C_4 横突旁注射治疗。呃逆次数明显减轻，拟对患者行颈椎间盘溶盘术，患者及家属拒绝此项治疗，并要求出院。

【辅助检查】

北京协和医院

1. 2006－07－19 头颅 MRI 平扫＋MRS：双侧大脑额叶、顶叶多发点状缺血灶，老年性脑改变，余未见明显异常。

2. 2006－09－04 超声：颈动脉未见明显异常，右椎动脉阻力稍高。

3. 2006－09－04 经颅多普勒血流图、颈动脉眶上动脉检查＋测量：各血管血流频谱未见明显异常。

4. 2006－09－04 神经心理检查报告：

测查项目	评分	测界值	评等
MQ	43	60	很差
FORM	6	11	
RVR	16	25	
MMSE	21	26	
画钟	7		
数度	14	7	
积木	28	20	

印象：重度以上记忆力减退，轻度认知功能受损。

××××医院

1. 2007－01－09 颈椎 MRI：颈椎序列尚规整，生理曲度变直，$C_{4\sim7}$椎体骨质增生，$C_{4\sim6}$椎间隙变窄。$C_{2\sim3}$、$C_{3\sim4}$椎间盘向后突出，硬膜囊受压；$C_{4\sim7}$椎间盘向右后突出，硬膜囊受压，右侧侧隐窝狭窄，$C_{5\sim6}$椎管狭窄。T_2WI 上，各颈椎间盘为低信号。双侧椎动脉形态正常，颈部软组织未见异常信号。$C_{5\sim6}$、$C_{6\sim7}$椎间盘突出，颈椎间盘退行性变。

2. 2007－06－19 ECG：大致正常心电图。

3. 2007－06－19 X 线检查：胸片未见明确病变。

4. 2007－06－20 凝血项目检查正常。

5. 血型：A 型。血常规：正常。

6. 2007－06－20 查 HBsAg（＋），HBcAb（＋）。

7. 2007－06－20 生化全项：正常。

8. 2006－07－20 尿常规：白细胞（＋），余正常。

【治疗】微创神经介入镇痛术后应用利多卡因 55ml，酒石酸布托啡诺（诺杨）2mg，地塞米松 2.5mg，0.9％氯化钠 200ml。导管连接镇痛泵行硬膜外注入，qd×23 天。医院出院评估：好转。患者家属及本人评估：无效。故患者再次走上求医路。

【病例分析】膈肌是将腹腔与胸腔分开的界线。和所有脏器一样，膈肌上分布有神经，并接受各种刺激传入，也可接受上级指示进行收缩。打嗝就是膈肌突然收缩，继之喉头关闭，有时软腭及辅助呼吸肌也会协同动作（收缩）。从大脑皮质到盆腔脏器的病变都可以引起膈肌痉挛，如精神压力过大、抑郁或极度兴奋；体内存在毒物（如尿毒症、酸中毒、糖尿病酮症等）；外源性毒物（药物、酒精）；膈肌本身的炎症、胃及食管下段病变；脑干损伤（血管性、感染、肿瘤、外伤等）。偶尔打嗝属于反射性的，如寒冷、饱餐、进食过快等，大都在短时间内可自愈。如长期打嗝会消耗体力，甚至妨碍正常工作、生活。人人都有打嗝的经历，就连在子宫内的胎儿也会打嗝。1925 年在加拿大南部一个名为温尼伯的城市出现过打嗝大流行，成百人同时出现打嗝，诊所、医院内打嗝声不断。当时医生认为是柯萨奇病毒所致。笔者更认为它同时也是群体心理的连锁反应。

【诊断】原发性高血压、抑郁症、痴呆、顽固性呃逆。

【治疗】

1. 心理治疗。

2. 药物治疗：利培酮 1mg bid，2 周后改 1mg qn，维持。

【点评】某院外科诊断“颈源性顽固性呃逆”而施以 C_4 横突旁注射双侧星状神经节阻滞手术，但呃逆症状并没有缓解。若不是患者及家属拒绝很可能再次行颈椎间盘溶盘术治疗。一来医生未注意患者一直在服用“氟西汀”。心理精神疾患可以导致自主神经功能失调，可以使膈肌痉挛。以整体观来说，呃逆是抑郁的躯体化表现，它只是一个表象——所以是医生的诊断出了问题。二来我们要相信许多疾病有自愈的可能，不要过多干预而施行不该施行的手术。我们要牢记流传在萨拉纳克湖畔的医学名言：有时，去治愈；常常，去帮助；总是，去安慰。三来药物治疗上选择非典型精神病药物可加强抗抑郁疗效，同时可从中枢调节胃肠功能。

病例 37 缺血性脑血管病、帕金森病、抑郁状态、痴呆

【病例摘要】××× 女，70 岁。主因“乏力、失眠 1 年半，间断头晕、动作减少、迟钝半年”收住院。

患者于 1 年半前因孙子患骨癌而有情绪悲伤、疲劳乏力、皮肤蚁走感、烦躁、易生气、夜惊失眠，至神经内科门诊就诊。查体：神清、合作、语利，右鼻唇沟浅，余正常。头颅 CT 示额叶缺血灶。诊断“脑供血不足、抑郁症”。服“依舒佳林、氟西汀、氟哌噻吨美利曲辛”。期间一直应用“氟西汀、氟哌噻吨美利曲辛”，间断应用依舒佳林、艾司唑仑、血府逐瘀、维康福，静点注射用葛根素。直至半年前再因“头晕、右肢体麻木、行走不利、摔倒两次”就诊。查体：神清合作，表情呆板，言语迟缓，四肢肌张力高，反射大致对称，肌力 V 级，双 Babinski 征（—）。复查 CT：点状缺血灶，余未见明显异常。诊断“脑供血不足、四肢肌张力增高待查、帕金森综合征？氟哌噻吨美利曲辛副反应？抑郁症”。服用“美多巴、苯海索、氟西汀、艾司唑仑”。停氟哌噻吨美利曲辛。以后因智能减退明显，不认识家，MMSE 16 分而加用盐酸多奈哌齐（安理申）。症状逐渐好转，MMSE 17 分、19 分。1 周前患者因为祭奠孙子而伤心不寐、头晕至急诊输液，数日后收住院。患者发病来精神弱，食欲缺乏，生活不能自理，偶有饮水返呛，二便正常，一直服用艾司唑仑帮助睡眠。

【既往史】原发性高血压 40 余年，最高 220/120mmHg，未规律服药；否认肝炎、结核等传染病史；否认手术外伤史，否认食物、药物过敏史。

【个人史】生于山东，来京 40 年。否认疫区接触史。否认烟、酒嗜好。已绝经，平素月经规律。一子一女体健。

【家族史】否认家族遗传史。

【体格检查】发育正常，营养中等，神清，表情呆板，慌张步态，反应迟钝，计算力、定向力、记忆力下降，MMSE 22 分。双瞳孔等大、等圆，对光反射灵敏，双眼动充分，未引出眼震，右鼻唇沟略浅，伸舌居中，四肢肌张力高，腱反射活跃，右侧较左侧显著，肌力 V 级。双掌心下颌反射（＋），吸吮反射（＋），双侧 Hoffman 征（＋），Rossolimo 征（＋），右侧 Pussep 征（＋），颈略抵抗，震颤（－），感觉障碍（－）。

【辅助检查】

1. 2004－05－04 头颅 CT：双侧顶叶缺血，脑动脉硬化。

2. 2005－05－17 头颅 CT：基底动脉硬化。

3. 2004－11－24 实验室检查

项目	结果	单位	参考值
天冬氨酸转移酶（AST）	267	IU/L	8～40
丙氨酸转移酶（ALT）	132	IU/L	1～31
谷草酶：谷丙转氨酶（ST/LT）	2.0		
肌酸激酶（CK）	15	IU/L	40～140
肌酸激酶同工酶 MB（CK－MB）	2	IU/L	0～20
乳酸脱氢酶（LDH）	233	IU/L	85～250
α-羟丁酸脱氢酶（HBDH）	246	IU/L	90～250
淀粉酶（AMY）	27	IU/L	37～152

4. 2005－11－10 肝炎八项：抗－HBs（＋），抗－HBs（＋），余（－）。

5. 2005－11－10 血、尿、便常规：正常。

6. 2005－11－10 凝血四项正常。

7. 2005－11－11 生化全项：大致正常。

8. 2005－11－11 头颅 MRI：双侧额顶叶、脑桥多发缺血灶。

9. 2005－11－11 查癌肝抗原、糖链抗原、血清铁蛋白、甲脂蛋白正常。

10. 2005－11－11 心电图：逆钟向转位，大致正常心电图。

【诊断】缺血性脑血管病、帕金森病、抑郁状态、痴呆。

【治疗】阿司匹林 0.1g qd，氟西汀 20mg qd，安理申 10mg qd，左旋多巴（美多巴）1.25mg tid。

【点评】抑郁障碍是帕金森病患者最常见的精神障碍，患病率 20%～90%（Cummings JL 等，1992）。多数学者的研究结果显示，帕金森病患者当中的抑郁障碍患病率在 40%左右（Celesia 等，1972；Gothan 等，1986；Mayeux 等，1984）。Starkstein 等（1990）统计了一组 105 例帕金森病患者，发现其中 21%符合DSM-Ⅲ的重度抑郁障碍的诊断标准，另有 20%符合轻度抑郁障碍的诊断标准。而且，在帕金森病的早期和晚期的抑郁障碍发病率要高于病程中期（Starkstein 等，1990）。少数患者的抑郁障碍甚至出现在帕金森病症状出现之前。帕金森病患者发生抑郁障碍的病因众说不一，主要有两种观点：第一种观点认为，抑郁障碍是对躯体功能残疾的反应；第二种观点则认为，抑郁障碍是内源性的，与功能残疾无关。也有人认为在早发性帕金森病患者当中，内源性抑郁障碍居多，而晚发性帕金森病患者或病程晚期出现抑郁障碍者则与功能残疾的严重程度相关。

老年痴呆中抑郁状态的自然病程尚无定论，但抑郁往往是老年痴呆的一个症状。流行病学资料提示：在轻、中度痴呆者中常有情感症状，而在重度痴呆中则少见（可能是因为在重度老年痴呆中的情感症状难以识别的缘故）。有 30%～40%抑郁症状时常在老年痴呆病程中时起时伏（可长达 6 个月）。美国犹他州某地的人群调查资料显示：约 20%的老年痴呆患者在过去一个月中有恶劣心境，另有 20%表现为很可能是抑郁表现形式的情绪与激惹。该地的各临床单位调查发现：在老年痴呆患者中，重度抑郁发作者为 20%～25%，另有 20%～30%有轻度抑郁症状群。此外，在长期照料 AD 患者人群中发现抑郁的一年发生率至少为 6%或更高。老年痴呆中发生抑郁的危险因素为（Lyketsos 等，1996）：常见者为一级亲属中的阳性情感障碍的家族史；其次是本人的既往抑郁症病史、女性、早发的老年痴呆史。

人类对自身的研究不断在深入，以往我们研究癫痫与海马的关系，继而研究痴呆与海马的关系，现在又研究抑郁症与海马的关系。总之人类罹患疾病绝不是孤立局限在某个部位，而是整体相关联的，必须在整体观下寻找突破点才能发现事物的本质。

病例 38 脑梗死、原发性高血压、精神障碍、焦虑状态

【病历摘要】××× 女，70 岁，退休工人。

患者半年前在家看书时受到楼上剧烈撞击声的惊吓，次日出现疲劳乏力、夜惊、失眠早醒、多汗、心悸、全身蚁走感、烦躁、恐惧、紧张、腹胀、多虑。

【既往史】

1. 2006－02－08 呼吸科：于 2005－12－30～2006－01－17 因“双侧肺炎”住院治疗。查体：口唇不绀，双肺呼吸音粗，HR 70 次/分，律齐。

2. 2006－02－17 中医科：乏力，两胁不适，不伴咳嗽、咳痰，出院后 1 个月二便可、睡眠可，舌淡暗，苔薄黄腻，脉弦滑。余热未清，清除余热。给予“双连清热、祛痰灵”。汤剂 5 付。

3. 2006－02－24～2007－05－30 13 次就诊于中医科，行疏肝行气、疏肝和胃、平肝潜阳、理气解郁、滋阴益气、降气清肺、清肺化痰利气、清肝益心、潜肝泻火、解郁安神治疗。

【个人史】出生、工作于北京。

【心理社会因素】个性急躁、争强好胜、敏感多疑。丈夫病逝 13 年，因家庭财产纠纷打官司 8 年。

【体格检查】BP 150/80mmHg，神清、合作、语利，右鼻唇沟浅，伸舌居中，四肢肌力 V 级，左侧 Pussep 征（＋）。

【辅助检查】2007－06－26 头 CT：腔隙性脑梗死。

【诊断】脑梗死、原发性高血压、精神障碍、焦虑状态。

【治疗】

1. 心理治疗：支持疏导。

2. 帕罗西汀 20mg qd，氟哌噻吨美利曲辛 1 片 qd，艾司唑仑 1mg qn。2007－07－04 神经内科：病情好转，患者感觉有人用手指指点自己头面部说不好的话，患者为此感到紧张、害怕。

【诊断】脑梗死、原发性高血压、精神障碍、焦虑状态。

【治疗】帕罗西汀 20mg qd，硝苯地平 10mg bid，利培酮 1mg qn。

2007-07-31 神经内科：患者仍有时感觉有人触自己脸、肢体，其丈夫有时会跟自己动手打架（其丈夫已故 13 年），但现在不再担忧、害怕，食欲增加。

【诊断】同前。

【治疗】帕罗西汀 20mg qd，硝苯地平 10mg bid，利培酮 1mg bid。

2007-07-31～2007-08-29 中医科：给予清心安神、舒肝和胃。

2007-08-29 神经科：症状明显缓解（头面部被人指点的症状基本消失），偶有身上蚁走感。自己信佛，每日念经，感觉较前轻松。

诊断、治疗同前。患者曾至精神专科医院诊治但病情变化，试图减药均出现症状反复，故一直维持治疗两年至今。

【点评】药物治疗只能改善生理现象，而不能改变患者的主体（遗传因素、个性特征）和背景（因家庭财产纠纷打官司）。由于药物的治疗作用能够改善患者的生活质量，患者停药后病情即会反复，恐怕负性生活事件一天不去除，药物就难以停用。这是一个此消彼长的问题。如患者自身抗病能力强，认知好，行为调节到位，药物即可少用甚或停用，反之则要继续应用。

病例 39 酒精中毒性脑病、戒酒综合征

【病历摘要】×× 男，45 岁。主因“肢体震颤、反应迟钝 3 年，发作性意识丧失、肢体抽搐 1 次”入院。

患者从 3 年前开始，逐渐出现肢体震颤，双上肢为著，尤以持物及精神紧张时明显。伴反应迟钝，记忆力、计算力下降。3 年来上述症状逐渐加重，尚可勉强维持日常工作、生活（患者为公交公司勤杂工），无步态异常及肢体僵硬。入院 3 天前，患者在单位浇花时突然摔倒在地，呼之不应，四肢抽搐，双眼上翻，口吐白沫，

并将面部皮肤擦伤，无二便失禁及舌咬伤，持续十分钟左右缓解。为求进一步诊治收入院。患者发病以来，时时出现幻觉，饮食、睡眠差，二便正常。

【既往史】有原发性高血压史 3 年，最高时达 180/100mmHg，未规律服用降压药。否认糖尿病、冠心病、外伤、手术、药物和食物过敏史。

【个人史】生于原籍，无冶游史。患者为公交公司勤杂工，已婚，吸烟史 20 年，每日 10 支左右；饮酒史 10 余年，每日 3 两左右，有时量更多。

【家族史】其叔叔死于精神病，并有震颤，大姑患精神病，五叔患肝癌，奶奶患头颤。

【体格检查】BP 150/90mmHg，神志清楚，语言尚流利。理解力、定向力可，计算力、记忆力略下降。双眼球各方向活动充分，无眼震。双侧面纹对称，伸舌居中。四肢肌力 V^- 级，左侧肢体肌张力略增高，双侧肢体腱反射均活跃，双侧病理征阴性。颈抵抗阴性。四肢浅感觉检查未见明显异常，双下肢深感觉略减退。双手指鼻稳准，闭目难立征阴性。双手可见细震颤。震颤后片刻正常，日发作3～4 次。患者自觉断酒后什么感觉也没有，在床上躺着时感觉门横着，天花板在转。

【心理社会因素】

1. 据其妻叙述：戒酒后平卧时自觉乘车很快，有要掉下悬崖感。

2. 高中文化，为锅炉工。现由于锅炉改烧油后没活干，只是打杂工，活干得不好，戒酒前忘事，领导对其不满意。

3. 下肢无力，睡眠不好，近 2～3 年性功能减退，夫妻不太融洽。孩子 14 岁，跟父亲或母亲两方睡觉。患者不饮酒时有性要求，饮酒后无性要求 2 年，近 1 年更明显。妻子认为患者没有社会责任感，戒酒就一起过，不戒就不在一起过了。

【辅助检查】

1. 心电图：窦性心律，ST－T 改变。

2. 头颅 CT：未见明显异常。

3. 颈动脉超声：双颈内动脉、右椎动脉血流速度慢。

4. 血尿便常规、红细胞沉降率、凝血四项、肝炎二项大致正常。血清叶酸、维生素 B_{12} 水平大致正常。

5. 生化全项示 AST、ALT、GGT、CK 均增高。

入院后给予氟桂利嗪、弥可保、维生素 B_1、复合维生素 B、奋乃静等药以及改善脑循环、保护脑细胞药物治疗。患者幻觉发生频率明显减少，夜间睡眠改善，肢体震颤亦有所减轻。

【病例分析】患者戒酒后出现癫痫、颤抖、幻觉，近记忆力差。昨日吃了什么饭不知道，今日中午吃什么了能说出来。计算慢，不能算到底，有智力损害，计算力、记忆力不好，感觉异常，不是幻觉，幻觉是无中生有，他表现的是位置觉异常，神志清，无虚构现象。这些症状加在一起是器质性精神障碍。智能、记忆力、计算力、感觉异常与饮酒史有关。患者对酒精有心理和躯体依赖，出现震颤性谵妄。严重时可有精神强烈反应，甚至昏迷。治疗不及时会有生命危险。患者有肝功能异常。酒精会使人体兴奋，会降低脑效率，导致皮质抑制，致皮质下释放，而不是皮质兴奋。

【诊断】酒精中毒性脑病、戒酒综合征。

【治疗】喹硫平 25mg qn，氯硝西泮 2mg qd。

【点评】震颤谵妄，情景定向障碍，对酒精有心理和躯体依赖。活性物质依赖，治疗以行为脱敏为主：戒酒应 1/2、1/2 地逐渐减量，不能一下子全部戒断。应少量给予酒并掺水，逐渐降低酒精浓度。同时使患者保证睡眠。

病例 40 颈椎病、雷诺病、焦虑抑郁状态

【病历摘要】××× 女，45 岁，河北籍。主因“四肢麻木、无力 1 年，加重 1 个月”收住院。

患者自入院前 1 年起无明显诱因逐渐出现双上肢麻木伴双手无力，不能持重，后出现双下肢麻木无力，行走费力，不能长时间走路。有时自感头晕，颈部僵硬，不伴头痛、呕吐，无视物不清、复视，不伴发热，无排便障碍，无消瘦，无肌肉萎缩，无昼夜规律。未予重视。近 1 个月来自感无力加重，持物、行走均费力，不能胜

任日常工作，就诊于当地医院，行头 MRI 检查示颈椎间盘突出症。为进一步诊治收入院。

【既往史】近 1 年血压有时升高，有时有心悸、失眠、多梦、盗汗、咽异物感，便秘、腹泻交替。近半年双手受凉后疼痛、麻木、颜色发白。服艾司唑仑 5～6 片无效。

【个人史】月经近 1 年不规律。

【辅助检查】

1. 颈椎 MRI：$C_{5\sim6}$、$C_{6\sim7}$ 椎间盘突出，压迫硬膜囊，脊髓轻度受压。

2. 脑干听觉诱发电位轻度异常。

3. 腰穿：生化：Glu 69mg/dl，Cl^- 124mmol/L。

4. 血清叶酸、维生素 B_{12} 正常。

5. 头 MRI：无异常。

6. SEP：体感诱发电位正常。

7. 肌电图：大致正常。

【诊断】颈椎病、雷诺病。

【心理社会因素】患者丈夫为警察，是县公安局的领导干部，生活条件宽裕，大女儿 24 岁成家。小儿子因迷恋体育退学 1 年，现念初二，这是一件让患者操心的事。丈夫有 2 兄 2 姐，丈夫排行老五，大哥与家里矛盾多。因其丈夫劝其兄戒酒，故闹矛盾；丈夫常在外不能回家。患者经常埋怨丈夫，原性格开朗，近 1～2 年很少说话，家庭交流不多。近 2～3 年睡眠明显不好，夫妻生活不协调。患者心里有困扰，平时有埋怨，心情郁闷，主动积极性降低。

【诊断】颈椎病、雷诺病、焦虑抑郁状态。

【治疗】劳拉西泮 0.5mg、氟哌噻吨美利曲辛 1 片 qd；氟西汀 20mg qd，1 周后停氟哌噻吨美利曲辛，给 B 族维生素维持治疗，症状改善。

【点评】根据主诉与现病史描述症状，可得出：①患者属于颈椎病的自主神经和周围神经型。②雷诺病：由于小动脉的张力系交感神经支配，故其痉挛系交感神经兴奋性增高的表现。加之颈肌紧张、情绪反应、月经不规则仍是心理精神与躯体共病问题。如果没有整体观，单纯按躯体疾病治疗症状就不会完全缓解，经心理精神专家会诊可得以明确诊断。治疗也就迎刃而解，并取得相应的疗效。

病例41 慢性酒精中毒性周围神经病、腰椎管狭窄、抑郁状态、躯体形式疼痛障碍、食管裂孔疝

【病历摘要】××× 男，64岁，农民，汉族，已婚。主因“关节、肌肉疼痛10个月”住院治疗。

患者10个月前受凉后出现双上肢关节疼痛，以双手近端指间关节、掌指关节为著，左侧较右侧明显，且出现双下肢肌肉酸痛，双掌指关节、指间关节疼痛，无明显僵硬、红肿和活动障碍，伴双手和双足感觉异常，偶有过电样感觉，遇冷后无明显皮肤变白、变红、变紫症状。出现口干、眼干，无明显进食困难及牙齿块状脱落，无发热、皮疹，无光过敏及皮肤颜色变深，无口腔溃疡。发病来应用多种止痛药物治疗无明显效果，患者为求进一步诊治收入我科。患者发病时感觉左侧头痛，为钝痛，无明显放散性，伴头晕及视物模糊，无明显视物旋转，发病时饮食不佳，睡眠欠佳，感到全身乏力，大、小便基本正常，体重减轻约6斤。发病后丧失劳动能力。

【既往史】否认肝炎、结核等传染病病史。否认原发性高血压、糖尿病、冠心病病史。否认外伤、手术史。无药物过敏。

【个人史】出生于北京。吸烟30余年，量不定；饮酒30余年，每日1斤。适龄结婚，育有3子，均体健。

【家族史】其妹患有糖尿病及原发性高血压，否认家族中其他遗传病史。

【体格检查】T 36.6℃，P 72次/分，R 20次/分，BP 140/80mmHg。脊柱、四肢：脊柱及腰椎压痛（－），无关节活动障碍及畸形，双手近端指间关节、掌指关节、双足掌趾关节、近端指间关节压痛（＋），浮髌试验（－），握力：左手150mmHg，右手180mmHg。神经系统：神清、合作、语利，颅神经（－），四肢肌力Ⅴ级，双侧Babinski征（－），脑膜刺激征（－）。

【入院诊断】关节、肌肉疼痛待查，干燥综合征？

【住院辅助检查】

1. 2007－08－15 核同位素：右侧腮腺摄锝功能正常，分泌功能降低。左侧腮腺摄锝功能降低，无分泌功能。

2. 2007－08－15 胸部 CT：双肺 CT 扫描未见异常，主动脉及冠状动脉粥样硬化。

3. 2007－08－21 头 MRI：双侧额顶叶缺血灶，老年性脑改变。

4. 2007－08－22 腰椎 MRI：$L_{2\sim3}$、$L_{3\sim4}$ 椎间盘轻度膨出；$L_{4\sim5}$、$L_5\sim S_1$ 椎间盘膨出，继发椎管狭窄；腰椎退行性变。

5. 2007－08－17 心脏彩超：主动脉瓣关闭不全（轻度）。

6. 2007－08－15 腹部超声：肝、胆、脾、胰、双肾未见明显异常。

7. 2007－08－22 全消化道造影：食管裂孔疝（I 型）；胃张力较低，胃窦炎；右半结肠及阑尾异位。

8. 视觉诱发电位：P_{100} 波峰潜伏期均延长，波幅均降低，双侧波形分化均差，波形分化均为倒置波。

9. 体感诱发电位：

（1）双侧上肢刺激电位：Erb 点波峰潜伏期均正常，C_7 记录左侧肢体刺激波 N_{11} 波峰潜伏期比右侧肢体刺激波幅差值大，双侧皮质记录 P_{15} 波峰潜伏期均正常，而左侧皮质记录右侧肢体刺激波原发电位波峰潜伏期比对侧肢体刺激波差值大；双侧各段波峰潜伏期均正常，双侧波形分化均可。上肢体感诱发电位轻度异常。

（2）双侧下肢刺激电位：膝波峰潜伏期均延长，其余各段波峰潜伏期及波峰间潜伏期均正常，皮质记录左侧肢体刺激波形分化不佳。下肢体感诱发电位异常。

10. 肌电图：左侧正中神经传导指 I 至腕 SCV 正常，波幅正常；指Ⅲ至腕 SCV 正常，波幅正常；腕至 ABP 潜伏期正常，波幅正常；肘至腕 MCV 正常，波幅正常。左侧尺神经传导指 V 至腕 SCV 正常，波幅正常；腕至 ADM 运动潜伏期正常；肘下至腕 MCV 正常，波幅正常；肘上至肘下左侧桡神经传导腕至肘 SVC 正常，波幅正常；肘至伸指总肌运动潜伏期正常，波幅正常，有传导阻滞；腋至肘 MCV 正常，波幅正常。右侧胫神经传导趾Ⅰ至内踝 SCV 正常，波幅正常；内踝至足心运动潜伏期延长，波幅正常；膝至内踝 MCV 正常，波幅正常。右侧腓浅神经传导系带上至腓骨小头下 SCV 正常下限，波幅正常。右侧腓总神经传导系带上至足背运动潜伏期正常，波幅正常；腓骨小头下系带上 MCV 正常，波幅正常。

11. 2007－08－14：心电图：窦性心律，心电图大致正常。

12. 2007－08－13：生化全项：CHOL 6.06mmol/L（正常 3.62～5.7mmol/L），LDL－C 3.71mmol/L（正常 1.81～3.36mmol/L），LP（a）36.9mg/dl（正常 0～30mg/dl），尿素氮 9.37mmol/L（正常 2.85～7.14mmol/L）；Cl^- 100mmol/L（正常 101～110mmol/L），CO_2 30.9mmol/L（正常 21～30mmol/L）。

13. 2007－08－13 血气加离子分析：

项目（37.0℃）	数值	推导参数	数值
pH	7.46	Ca^{2+}（7.4）	1.10mmol/L
PCO_2	42mmHg	HCO_3^-	29.2mmol/L
PO_2	73mmHg	HCO_2	30.5mmol/L
Na^+	133mmol/L	BEecf	5.4mmol/L
K^+	3.7mmol/L	BE（B）	4.8mmol/L
Ca^{2+}	1.07mmol/L	SO_2C	95%
HCT	50%	THbc	17.5g/dl

14. 2007－08－13 滤纸试验：左眼 5mm/min，右眼 7mm/5min。

15. 2007－08－13 结核抗体：结核抗体 IgG、IgA 阴性；军团菌抗体 IgG、IgA 阴性。

16. 2007－08－14 $β_2$－微球蛋白正常。

17. 凝血四项：正常范围。

18. 乙肝检查：乙型肝炎表面抗体阳性，余为阴性。

19. 2007－08－14 抗核抗体阴性，抗 ds－DNA 阴性。

20. 2007－08－14 血清抗心磷脂抗体 IgG、IgM、IgA 阴性。

21. 2007－08－14 抗中性粒细胞胞浆抗体、髓过氧化物酶、蛋白酶 3 阴性。

22. 2007－08－14 肿瘤标志物：癌胚抗原（CEA）10.4ng/ml（0～4ng/ml），余 CA199、CA125、sFerr、甲胎蛋白、前列腺特异抗原、β_2－微球蛋白、鳞状上皮细胞癌抗原均正常。

23. 2007－08－15 尿常规：正常。

24. 2007－08－15 体液免疫＋炎性反应（IgG、IgA、IgM、C_3、C_4、RF、CRP、CER、HPT、AAG、AAT）：正常。

25. 2007－08－15 血清蛋白电泳正常。

26. 2007－08－13 血常规：E%8.2%（正常 0～5%），MCH 32.6pg（正常 27～31pg），余正常。

27. 2007－08－13 红细胞沉降率：15mm/h。

28. 2007－08－13 艾滋病病毒抗体检测＋梅毒血清特异性抗体测定：阴性。

29. 2007－08－16 大小便常规：正常。

30. 2007－08－13 自身抗体：抗 ds－DNA 抗体、抗核小体抗体、抗－SmD_1 抗体、抗核糖体 P_0 抗体、抗组蛋白抗体、抗－U_1－snRNP 抗体、抗－SSA/RO60kd 抗体、抗－SSA/RO52kd 抗体、抗－SSB/la 抗体、抗－Sc170 抗体、抗着丝点抗体、抗－Jo－1 抗体均阴性。

31. 2007－08－17 尿常规：微量总蛋白：120mg/24h（正常 50～150ng/24h）。

32. 2007－08－13 抗 CCP 抗体：阴性。

33. 2007－08－13 抗角蛋白抗体阴性；抗核周因子抗体阴性。

34. 2007－08－20 癌胚抗原 10.40ng/ml（正常 0～4ng/ml）。

35. 2007－08－20 肝功能（AST、ALT、AST/ALT 比值）：正常。

36. 2007－08－20 肾功能：正常。

37. 2007－08－20 血常规：E 7.8%，BA 1.1%（正常＜1.0%），MCH 32.7pg。

38. 2007－08－27 叶酸 4.26ng/ml（正常 3～20ng/ml），维生素 B_1 2554pg/ml（正常 180～914pg/ml）。

【诊断】

1. 四肢无力、疼痛待查：①腰椎病？②慢性酒精中毒性周围神经病不除外。

2. 抑郁状态、躯体形式疼痛障碍。

【处理】①查腰椎 MRI 或 CT，血清叶酸、$VitB_{12}$、SEP、VEP、EEG、NCV 检查以明确诊断。②度洛西汀 60mg qd。

【住院治疗】给予奇曼丁、双氯芬酸、双氯芬酸钠缓释胶囊（英太清）、马来酸咪达唑仑（多美康）、艾司唑仑、双歧杆菌三联活菌胶囊（培菲康）治疗，疼痛始终不缓解，夜间难以入眠。

【风湿科病例分析】

1. 特点：老年男性，慢性病程，受凉后加重。

2. 病史：关节、肌肉疼痛 10 个月。

3. 症状：10 个月前受凉后，出现左侧偏头痛，双上肢关节疼痛，左侧为著，双下肢关节疼痛伴双手足感觉异常，偶有过电样感觉，伴口干、眼干，全身乏力，体重减轻约 6 斤。

4. 体征：BP 140/80mmHg。双手及双足近端掌指、趾间关节、掌指关节压疼痛（+），无红肿及畸形，无活动障碍，浮髌试验（—），左侧握力 150mmHg，右侧握力 189mmHg。

5. 辅助检查：血 ANA、抗-ds-DNA 阴性。全消化道造影、诱发电位异常，余无明显异常。

【鉴别诊断】

1. 类风湿性关节炎：发生于任何年龄，在出现关节症状前有数周低热、乏力症状，关节表现为僵硬、关节痛与压痛，红细胞沉降率升高，类风湿因子阳性，手 X 线片有阳性发现。

2. 骨性关节炎：多见于 50 岁以上者，关节痛不明显，且有运动后症痛、休息后缓解为特点，累及多重关节，血清 RF 阴性，红细胞沉降率加快不明显。

3. 多发性肌炎、皮肌炎：可出现四肢对称性近端肌无力，肌酶升高，肌电图及肌肉活检异常，有皮肤特征性表现。

4. 肿瘤：本病例为老年男性，以关节、肌肉疼痛，食欲欠佳，腹部不适为主要表现，应完善相关检查以除外肿瘤。

5. 干燥综合征：有口干、眼干症状，可有关节疼痛，眼科检查可有阳性发现。腮腺同位素检查口唇活检可明确此病。

【院内会诊】

2007－08－13 眼科：双眼干眼症；双眼缺血性视乳头病变？

2007－08－15 神经内科：左侧 Pussep 征可疑。视物模糊待查。查头 MRI 或 CT。

2007－08－20 神经内科三线医生：追寻患者近一年来家庭生活状态：因拆迁赔付问题致心情不悦、兴趣低落、疲劳乏力、叹息、长出气。患者平素性格内向，不善言辞，较少与外界交往，易激惹，经常向家人发脾气。

查体：四肢腱反射偏低，双侧 Pussep 征（＋），双小腿以下痛觉过敏。

【神经内科会诊病例分析】

1. 病史、一般情况同风湿科。

2. 既往吸烟 30 年，大量饮酒史，1 斤/日 30 年，虽有大量饮酒史、精神症状，但非酒精中毒性脑病（柯萨可夫综合征、Weinik 脑病、酒精性痴呆），亦非饮酒过程中停酒的戒断综合征（因没有停酒史）；亦非酒精中毒性肝损害；虽有诱发电位电生理改变，但无肌电图异常。

3. 体格检查：四肢腱反射偏低，双侧 Pussep 征（＋），以腰椎间盘膨出可以解释。

4. 患者个性有明显的精神质倾向，自我为中心，只对饮酒感兴趣，不关心他人，性格较为内向，行为孤独、内心焦虑、忧心忡忡，对外界刺激有强烈的情绪反应，自我控制能力差，难以适应外界环境变化。容易导致紧张情绪的发生，进而使大脑皮质兴奋与抑制过程失调，致易激惹，发脾气，全身疼痛、疲劳，有饮食、睡眠障碍。患者有明显的负性生活事件（搬迁赔付问题），全身疼痛、乏力，应用多种止痛药物无效。

【诊断】慢性酒精中毒性周围神经病、腰椎管狭窄、抑郁状态，躯体形式疼痛障碍、食管裂孔疝。

【住院治疗】在风湿科医生应用盐酸曲马多缓释片（奇曼丁）、

双氯芬酸、多氯芬酸钠缓释胶囊、多美康、艾司唑仑、培非康治疗。但疼痛始终不缓解，患者夜间难以入眠。神经科治疗：①心理疏导。②药物治疗：盐酸度洛西汀肠溶胶囊（欣百达）60mg qd 口服、维生素 B_1 100mg、B_{12} 500μg 肌内注射 qd。治疗 1 个月后头痛、全身痛、疲劳乏力症状明显好转，继续治疗。第 3 个月恢复劳动能力，维持 60mg qd。第 4 个月后因经济关系自行停药，随访亦无复发。

【点评】现代医疗技术水平的提高在提升人口质量方面起到了越来越重要的作用。但现代医学不能从根本上解决人口质量问题。许多疾病与现代人的生活方式有关，现代医学仅局限于从个人的身体变化来诊断和治疗疾病，这就不可能使人类疾病得到根本的解决，从而不可能从根本上解决人口的质量问题。情绪体验的需要是生存和发展之外的人类的第三类需要。仅仅是为了追求情绪情感的体验，而没有生物学和社会学意义，将是人类越来越占主导地位的需要。正常性的情绪体验可以体现在戏剧、文学、电影、体育等，病理性体验体现在吸毒、酗酒、赌博、嫖娼等。如果采集病史时以纯生物医学模式，不关注患者心理—社会背景及本人个性特征，加之患者有长期大量饮酒导致的脑损害，势必导致误诊误治。撒大网捕小鱼行多项检查未能明确诊断，且对症用药治标不治本，不能取得很好疗效。如医生换个思路则会使诊断明确，治疗正确。实践是检验真理的唯一标准。在诊治患者时需要有良好的哲学观，而不是仅依赖于现代化的诊疗手段。

病例 42　原发性高血压Ⅲ级极高危组、心律失常（房颤）、冠状动脉粥样硬化性心脏病、慢性支气管炎、陈旧性脑梗死、脑动脉硬化、左肾多发囊肿、焦虑状态

【病历摘要】××　男，83 岁，汉族，已婚。主因“突发意识丧失 5 个月”于神经内科门诊就诊。

5 个月来患者无明显诱因突发意识丧失 3 次（8 月 17 日、11 月 19 日、12 月 25 日），分别持续 2～3 分钟、1 小时、10 分钟，发作前均有心慌、出汗、乏力、打哈欠等，无肢体抽搐，最后一次意识

丧失后双手有小范围不自主动作，但肢体无僵硬，无二便失禁。醒后无头痛、头晕、憋气，无肢体麻木及言语不利、舌咬伤等，发病以来睡眠欠佳，每次发作均至医院急诊。行多次 CT 检查。示陈旧性腔隙性脑梗死，诊断为“脑供血不足”并给予输液治疗，好转后离院。近一周食纳明显减少，诉腹胀，二便如常，体重无变化。

【既往史】原发性高血压、房颤 20 余年，收缩压 180mmHg，舒张压不详；慢性支气管炎及冠心病 5～6 年，50 年前行阑尾炎切除术；3 年前行前列腺电切术；否认传染病史。

【个人史】出生、工作在北京。否认吸烟，20 年前戒酒。适龄婚育，生 4 子 1 女，1 子智障，其余体健，妻子有糖尿病。个性内向急躁，敏感多疑。

【家族史】否认家族遗传病史及精神病史。

【心理社会因素】经追询家人：患者一直在絮叨：73、84 岁，自己到了“坎年”，身体“不行了”，“活不了几天了”。“这孩子是累赘（指智障儿子）”，“以后没人管他了”。尽管家人一再表示会很好地照顾智障儿子，他仍然反复说：“不行就跟我一块儿走得了。”

【初步诊断】晕厥待查、原发性高血压Ⅲ级极高危组、心律失常（房颤）、冠状动脉粥样硬化性心脏病、慢性支气管炎、陈旧性脑梗死、脑动脉硬化。

【鉴别诊断】

1. 癫痫发作亦可出现发作性意识丧失，以及运动、感觉及自主神经功能异常发作等，但发作时可跌倒，多伴肢体抽搐，发作时可有牙关紧闭、面色青紫等。醒后常有意识模糊，可有神经系统定位体征伴脑电波异常。

2. 短暂性全面性遗忘症：发作性短时间记忆丧失通常持续数分钟至数十分钟，患者对此有自知力，伴时间、地点定向障碍，书写和计算能力正常，见于椎-基底动脉供血不足。

3. 低血糖昏迷意识丧失发作（血糖通常低于 2.8mmol/L）：持续时间长。若未及时补充血糖患者不会自行清醒。

【心内科会诊】

1. 患者不支持缓慢心律失常所致晕厥，Holter 检查亦无长间歇。目前无装永久性起搏器指征。嘱患者慎用减慢心率药物。

2. 华法林 2.5mg qc，周一至周五 1 片，周六、日 1/4 片，监测国际标准化比值（INR）。

【辅助检查】

1. 2007－12－27 心电图：房颤，ST－T 改变。

2. 2008－01－04 X 线检查：双肺纹理重，左上肺钙化灶，左肋膈角胸膜增厚，主动脉硬化。

3. 2008－01－02 脑电图：正常。

4. 2007－12－29 Holter：最低心率 50 次/分，最高心率 170 次/分，平均心率 89 次/分；最长 R－R 间期 1.95 秒。诊断：心房颤动，偶发室性期前收缩及室性逸搏，ST－T 改变。

5. 2008－01－02 心脏彩超：双房、右心室扩大，左室肥厚；二尖瓣轻度反流；三尖瓣中度反流；肺动脉高压。

6. 2008－01－04 腹部 B 超：左肾多发囊肿。

7. 2008－01－04 头 MRI：右侧脑室旁、右侧小脑半球及两侧半卵圆中心多发腔隙性脑梗死；老年性脑改变，脑白质慢性小血管缺血性改变。

【确定诊断】原发性高血压Ⅲ级极高危组、心律失常（房颤）、冠状动脉粥样硬化性心脏病、慢性支气管炎、陈旧性脑梗死、脑动脉硬化、左肾多发囊肿、焦虑状态。

【治疗】

1. 心理治疗：认知疏导，告知其自身身体状况很好，没有生命危险，不要相信什么“73、84”等，一切顺其自然。

2. 药物治疗：盐酸舍曲林 50mg qd。治疗后无晕厥发作，3 个月后，患者情绪稳定，维持用药。

【点评】晕厥只是一个症状，一个表象，原因诸多。临床观察心理精神因素导致血管迷走性晕厥占相当大的比例。而当老人发生此症时则又基本按“心脑血管供血不足”处理。诊断时医生需要详细问诊，深入了解病史，更要了解人与符号的历史，而这正是医学实践的逻辑起点。德国思想家卡西尔说“人是符号的动物”。关于忌讳词和忌讳数等古今中外皆有之：外国人忌讳 13，中国老人忌讳

73、84。人性与语言是多维关系，人是唯一通过语言社会化、运用语言改造世界的动物，但同时他又是被符号蒙骗，对符号崇拜敬畏，并且被符号伤害和医治的动物。语言是认知的载体和实践的媒介，是一种治疗工具，是塑造人格、影响情绪和行为的巨大文化力量。我们要学会用语言看病。

病例43 腔隙性脑梗死、应激性高血压？焦虑抑郁状态、躯体形式疼痛障碍

【病历摘要】××× 男，74岁，退休干部。主因“左上肢痛、头晕、头痛、失眠10年，加重2个月”入神经内科门诊。

患者10年前无明显诱因出现左肩背、上肢疼痛，并有头痛、头晕。至医院诊断为“带状疱疹、神经根炎”，给予口服“卡马西平”等药物，服药后有所缓解，很快无效。患者逐渐出现失眠、心悸、烦躁等症状，反复就医并应用激素、营养神经药物，左肩背及上肢疼痛始终未消失。后来病情迁延。患者出现脾气暴躁、头晕、恶心、憋气、四肢无力，偶有濒死感。在中医院应用乌灵胶囊、通心络、稳心颗粒、益心舒胶囊、氟哌噻吨美利曲辛，能缓解症状，但很快恢复到原有状态。患者有失眠早醒，再入睡困难，自我封闭。患者常年在家，不与外界交往，需家人及保姆1～2个人陪伴，陪伴者对其均手足无措。患者近2个月病情加重伴心烦、气急，对家人吹毛求疵，无端发火，摔东西，并有面部、手足抽搐及出汗、呃逆、头晕、头痛，遂再就诊。

【既往史】间断原发性高血压史2年，未服药。

【个人史】生于北京，无传染病接触史。有烟、酒嗜好。烟1盒/日，酒2～3两/日。

【心理社会因素】个性外向急躁、争强好胜、追求完美。60岁退休后在外又工作2年。停止工作后，逐渐感觉身体不适。

【体格检查】生命体征、神经系统检查正常。

【辅助检查】

1. 生化全项：低密度胆固醇轻度升高。

2. 头CT：腔隙性脑梗死。

3. 腹部超声：轻度脂肪肝。

【诊断】腔隙性脑梗死、应激性高血压？焦虑抑郁状态、躯体形式疼痛障碍。

【治疗】

1. 心理治疗，认知疏导。

2. 药物治疗：万拉法新 75mg qd，劳拉西泮 0.5mg qn，阿司匹林 100mg qd，松龄血脉康 2 粒 tid。治疗 2 周后患者疼痛有所减轻，较少发脾气；一个半月后情绪明显好转，不再发脾气，疼痛明显减轻；3 个月后可以与家人说笑，并主动要求"出去看看"，现一直维持治疗。

【点评】老人退休后身体出问题的不在少数，此患者正是在这个阶段出现适应障碍、身体免疫力下降而患了带状疱疹。继而将 10 年的躯体疼痛都归因在"带状疱疹"，使患者踏上治病的漫长之路，给本人及家人带来极大的心理、体力负担。本病一经确诊，则疗效显著，这足以证明我们对患者的精神层面进行关注的重要性。

第四章
与内分泌系统有关的心身疾病

病例 44 甲状腺功能亢进症转甲状腺功能减退症、躯体形式疼痛障碍、焦虑症

【病历摘要】××× 女，42 岁，主因“心悸、胸闷、喘憋反复发作 3 年，加重 4 个月”于 2003－06－01 于神经内科门诊就诊。

【现病史】患者于 3 年前出现心悸、胸闷、憋气，未行特殊治疗。于 10 个月前因“间断发作心悸、胸闷、喘憋”至心内科就诊，诊断“心律失常、室性期前收缩”，给予“富马酸比索洛尔或美托洛尔”口服 3 个月，仍感胸闷、憋气、疲劳、失眠。每次喘憋发作持续半小时至 2 小时，并伴恐惧、濒死感。至呼吸科行肺功能、血气等检查，未见异常，乙酰胆碱激发试验呈弱阳性。患者仍感心悸、胃肠不适、失眠多梦、紧张恐惧、疲劳乏力、腰酸腿痛，脐周腹痛向左肩背放射。左手热。伴低热（37.4℃左右），咽喉有紧张感。

【既往史】5 年前患甲状腺功能亢进症，治疗 2 年转为甲状腺功能减退症。心律失常 2 年。

【个人史】出生于浙江。9 年前至深圳工作。5 年前来京，平素忌口酸、辣、肉、冷食。月经 17 5～7/26～27，足月顺产一女儿。个性急躁、追求完美、争强好胜。

【家族史】父亲患“冠心病”；母亲及丈夫、女儿体健。

【心理社会因素】从事裘皮生意，涉外贸易，因周边关系、车皮、货款等问题致精神紧张、压力大。

【体格检查】BP 120/80mmHg，P 78 次/分，R 20 次/分。神清合作，语利，颅神经（—），四肢肌张力、腱反射正常，病理征（—），心、肺（—）。

【辅助检查】

心脏彩超：二尖瓣、三尖瓣关闭不全（轻度）。

北京朝阳医院：

1. 2004－05－25 甲状腺超声：甲状腺不均质改变；甲状腺右叶实性结节。

2. 2004－11－22，T_3 1.03ng/ml，T_4 6.36μg/dl，TSH 12.25μIU/ml。

3. 2005－01－10，T_4 50μg/dl，TSH 2.48μIU/ml。

4. 2005－05－10 血气分析正常。

5. 2005－05－11 乙酰胆碱激发试验弱阳性，提示：气道高反应。

6. 2005－05－12 血清学检验：ENA 七项：阴性。

7. 2005－06－02 MMPI。

说谎分	诈病分	校正分	疑病症	抑郁症	癔病	精神病态	男女子气	偏执狂	精神衰弱	精神分裂	轻躁狂症	社会内向
L	F	K	Hs	D	Hy	Pd	Mf	Pa	Pt	Sc	Ma	Si
60	53	52	70	71	68	56	60	48	55	51	57	41
D	Hs	Hy	Mf	Ma	Pd	Pt	Sc	Pa	Si	L	F	K
2	1	3	5	9	4	7	8	6	10			
71	70	68	60	57	56	55	51	48	41	60	53	52
8个病理量表的平均分：60						两点峰型：21						

舟山市人民医院：

1. 2005－02－18 及 3－19 血常规：大致正常。

2. 2005－02－19 总 T_4 113.9 ng/ml（正常 0.35～5.5ng/ml）。

3. 2005－03－02 尿常规：阴性。

4. 2005－03－14 动态心电图：窦性心律，室性期前收缩（短阵二联律）。

5. 2005－03－16；癌胚抗原、促母乳素、雌二醇、孕酮、促卵泡激素、睾酮、促黄体激素、雌三醇、糖类抗原 125 正常。

6. 2005－03－18 白带涂片细胞：Ⅰ级白细胞 ＋ /HP；脓细胞、滴虫、真菌、加特纳菌、纤毛菌、球菌、小杆菌、肾形相对双球菌均未见。

7. 2005－03－19 胸片：两肺未见实质灶。

8. 2005－04－07 超声：肝内血管瘤；双侧乳腺小叶增生伴左乳腺增生结节。

9. 2005－04－09 生化全项：正常。

10. 2005－04－09 IgM 334 mg/dl（正常 63～277mg/dl）。

11. 2005－04－11 胸部 CT：胸部 CT 平扫两肺未见实质病灶。

12. 2005－04－12 查抗 ss－DNA 抗体阳性。

【病例分析】

1. 青年女性，慢性病史，急性发作。

2. 主要症状：心悸、胸闷、喘憋，有濒死感。

3. 既往史：有由甲状腺功能亢进症转甲状腺功能减退症的病史。

4. 辅助检查：

（1）心脏彩超：二、三尖瓣关闭不全（轻度）。

（2）甲状腺超声：甲状腺不均质改变；甲状腺右叶实性结节。

（3）乙酰胆碱激发试验：弱阳性。提示：气道高反应。

（4）MMPI 提示：疑病躯体化抑郁严重伴中度焦虑。

良性的“室性期前收缩”是一种生理现象，一般不需要什么药物。室性期前收缩的发生率很高，健康人与心脏病患者都有可能发生。正常人发生室性期前收缩的可能性随年龄的增大而增加；在精神压力大、饮酒、吸烟、喝浓茶、喝咖啡、睡眠差的时候，都可能诱发室性期前收缩。如果没有症状或症状较轻，一般不需要特殊治疗。如果期前收缩多，引起了明显的症状，影响生活和工作，可在医生的指导下，短期使用抗心律失常的药物来改善症状。在紧张状态下，人们的生理反应可能是持久的心动过速、心律失常，也可能由于心肌收缩导致心律失常、血压降低、肾功能障碍、水肿、晕厥和虚弱等。紧张会使人食欲缺乏，长此以往会引起营养不良、哮喘、腹泻、偏头痛、注意力不集中、记忆不佳等，对外界事物敏感或感到束手无策。人在紧张状态下的生理变化和情绪行为反应会成为紧张的刺激反馈作用于大脑，加强或延长机体的紧张感受，机体不适当的反应会增加器官结构损伤和功能失调，导致躯体疾病。

患者的职业为外贸商人，患者长期紧张，压力大，有心理冲突。有甲状腺功能亢进症转甲状腺功能减退症病史。其个性心理特征为：性格外向、急躁。自我暗示越来越重，有躯体化障碍。躯体化障碍一旦表现为器官语言，则患者会因有躯体症状得到亲友的关心照顾。患者担忧恐惧有病不敢外出，有亲友关爱陪伴则会有心理安全感，继发获益而得到好处。心理对生理始终产生着影响，社会、心理、行为各种因素作用于人体，通过神经系统、内分泌系统和免疫系统的中介而对躯体各器官发生影响。如果不良的社会、心理、行为因素长期持续过度地作用于人体，就可以引起持续、严重的生理活动紊乱，最终可产生心身病症。

【诊断】甲状腺功能亢进症转甲状腺功能减退症、躯体形式障碍、焦虑症。

【治疗】

1. 心理治疗　向患者解释心律失常产生的原因。应激问题所出现的心理反应有情绪反应、行为反应、自我防御反应，会导致相应的生理现象。"应对"的概念是，体验者处理超出自己能力资源范围的特定内外环境要求，而作出的不断变化的认知和行为努力。应对资源包括生理资源、心理资源和社会资源；应对策略是改变问题本身。

2. 舍曲林 20mg qn，地西泮 1mg qn，谷维素 10mg tid。治疗 3 个月后患者症状缓解，心身愉悦，精神状态良好，继续巩固治疗。

【点评】此案例给我们提出的问题是：①心律失常是应激状态心理情绪的反应导致交感神经兴奋所致，应该称之为疾病，还是生理反应？怎样正确评估、诊断和解释这一生理现象，直接影响患者的认知和预后。②值得讨论的问题是西医的诊断系统站在单科思维角度，若从心内科角度，则诊断心律失常，若从精神科角度，则诊断焦虑症；而站在整体角度，心律失常不过就是焦虑的一个自主神经症状。下丘脑—垂体—内分泌腺轴的共病现象很多，来自社会的紧张刺激作为信号到达大脑，大脑进行认识评价使皮质下中枢产生一系列改变。在皮质的整合下，大脑边缘系统的扣带回、隔区、眶-岛-颞极皮质、杏仁和下丘脑、脑干网状结构等各种神经纤维联系环路发出有效信息，释放神经激素，促使相应的自主神经系统、内分泌系统和免疫系统的功能失衡，作用于靶器官产生变化。最先崩溃的是个体平时最薄弱的器官组织。这些器官组织和靶器官产生各种生理变化，并且与心理因素交叉作用，导致心身疾病。一些生长激素（泌乳素、促甲状腺素等）和代谢性内分泌激素（胰岛素、胰高血糖素等）参与应激过程，心身相互作用，产生恶性循环。临床医生必须予以关注和识别，并进行共治。

病例 45　甲状腺功能亢进症、焦虑抑郁状态

【病历摘要】×××　男，67 岁，干部，初中。主因“咬牙手抖、浑身发颤、失眠、腹胀、食欲缺乏、头晕、头痛、轻生、烦躁、便秘、失眠、记忆力减退数年”诸多主诉于 1997 年至神经内科就诊，诊断：抑郁症。给予服“马普替林 25mg tid” 2 个月无效，停服。

1998-09-15 因双肋下疼痛 1 小时留观。诊断：冠心病、房颤。因“冠心病、房颤、心功能Ⅰ级；T_4 型甲状腺功能亢进症、尿路感染”住院治疗；治疗甲亢一年。

1999-11-31～12-15 仍主诉“心悸、气短、烦躁、失眠”，以“甲状腺功能亢进症、阵发房颤；冠心病”收住院。出院后至神经科和心理咨询科就诊，再复查甲状腺功能，示正常。

【既往史】

1 年前（1996-01-29）因“心悸、胸闷、气短 3 天”于心内科就诊，诊断：冠心病、右室心肌病？服地高辛 TPK 等无显效。

以后 1 年内多次就诊。先后因“食欲缺乏并便秘半年”服“莫家清宁、圣阳安中”；因“心悸 5 小时，心电图示：房扑，给予静推毛花苷 C”；因“头晕 1 个月”，诊断：脑供血不足，服曲克芦丁等；因“腹痛、腹泻、腹部烧灼感，心悸、上腹不适 2 小时”做心电图，示：房颤、偶发室性室前收缩（室早），ST-T 改变。行上、

下消化道造影未见异常，胃镜诊断：慢性浅表性胃炎。服多种药物无明显效果。1998－05－12 Zung 量表 71 分，诊断抑郁症。服氟西汀（百忧解）20mg、多塞平 6.25mg qn，再治疗 4 个月好转后停药。后又反复入内科各系统就医。

【体格检查】神经系统未见异常。

【辅助检查】

1. 1996－01－29 超声心动图示轻度三尖瓣关闭不全；Holter 检查示：①窦性心动过缓及失常。②偶发多源性室早及多发房性房早，部分成对出现。③房颤。④短阵性房性心动过速。

2. 1997－04 脑超声示：双椎动脉及基底动脉流速缓慢。肺功能正常，弥散功能稍降低；血生化正常。

3. 1997－05 胃镜：十二指肠球溃疡，直径 0.5cm×0.5cm，慢性浅表性胃炎，胃下垂。

4. 1998－09－13 血生化：渗透压 274mOsm/kg，葡萄糖 112mg/dl，余正常。

5. 1998－09－13 甲状腺功能：T_4 3.95ng/dl，余正常。

6. 1998－11－25：总蛋白 62g/L，白蛋白/球蛋白 2.0，钠 132.5mmol/L，渗透压 267mOsm/kg，葡萄糖 11.5mmol/L。

7. 1999－09 促甲状腺激素 9.39ng/dl（正常 0.34～5.6ng/dl），余甲状腺检查项目正常。

8. 1999－09 乙肝五项正常。

9. 1999－11 血白细胞 3.2×10^6/L。

10. 1999－11 间接胆红素 1.1mg/dl。

11. 1999－11 心脏超声示心内结构大致正常。

12. 1999－11 EF 示 66％，肺功能正常。

13. 1999－11 血气分析正常。

14. 1999－11 胸片双肺纹理重，肺野透亮度增强，心影不大，心尖饱满，主动脉型。

15. 1999－11 冠状动脉造影结果正常。

16. 1999－11 自测 Zung 量表 76 分。

17. 1999－11 MMPI。

说谎分	诈病分	校正分	疑病症	抑郁症	癔病	精神病态	男女子气	偏执狂	精神衰弱	精神分裂	轻躁狂症	社会内向
L	F	K	Hs	D	Hy	Pd	Mf	Pa	Pt	Sc	Ma	Si
47	39	53	86	88	76	52	61	53	68	61	49	64
D	Hs	Hy	Pt	Si	Sc	Mf	Pa	Pd	Ma	F	L	K
2	1	3	7	10	8	5	6	4	9			
88	86	76	68	64	61	61	53	52	49	53	47	39
8个病理量表的平均分：67						两点峰型：21						

【病例分析】

1．老年男性，慢性病史。

2．病史：1996－1999年中初始症状为心悸、胸闷、气短，多次被诊断为“冠心病”，服药无好转。后发现T_4增高。

3．神经科曾诊断“抑郁症”，服药有好转。多次抑郁自评量表、MMPI支持“抑郁症”。

4．最后一次住院行冠状动脉造影正常，出院后接受神经内科及心理咨询治疗。

5．治疗中先后应用马普替林、氟西汀、多塞平等疗效不佳。

6．心理特征：疑病及躯体化倾向明显，有明显的抑郁、焦虑，性格比较内向，人际关系敏感，容易害羞，不善于表达感情，有时感到抑郁和强迫。

【诊断】甲状腺功能亢进症、焦虑抑郁状态。

【治疗】马普替林25mg tid。治疗2个月无效。改氟西汀20mg qd、多塞平12.5mg qn，仍无明显改善，加奥氮平2.5mg qn。效果显著，维持治疗。

【点评】本患者仍显示为多科累及：循环系统、消化系统、内分泌系统症状同时或交替出现。只要我们掌握了心身疾病的共性，诊断就迎刃而解了。另外，在单纯应用三、四环类及5－羟色胺再摄取抑制剂（SSRI）类药物无效时，加用非典型抗精神病药治疗顽固性抑郁可收到很好的疗效。

病例 46 甲状腺功能亢进症、焦虑状态

【病历摘要】××× 女，73 岁，丧夫，本科，教授。主因“头晕、头痛、失眠反复发作三十余年”于 2000－04－18 就诊于神经科门诊。患者自述三十年前开始出现前述症状，反复多次就诊，诊断“神经衰弱、神经性头痛、失眠症、甲亢”等。治疗“甲亢”后，症状有所缓解，但患者始终不能工作，长期休病假。

【既往史】

1968 年因心悸、出汗、腹泻、纳亢、乏力、手颤，诊断为“甲亢”，服甲硫氧嘧啶 5 个月痊愈。

1973－05－23 基础代谢升高。服甲巯咪唑 10mg bid、利舍平 0.25mg、氯氮平 10mg bid，有阵发全身疼痛。

1974－01－28 有腹痛。钡灌肠回盲部未见异常。

1975 年双乳腺增生，1976 年咽部不适，有紧箍感。

1987－11－24 有腹痛。

1988 年咽痛声嘶，多汗、易热。

1991 年因胸痛服布洛芬、双氯芬酸钠肠溶片（瑞培林）、云南白药、地尔硫䓬、硝苯地平治疗后好转。

1994 年出现右腿痛、腹痛。

1998 年出现习惯性便秘。

1999－03－04 出现关节疼痛。7 月因胸痛收心内科。

1999－11－19 因腹痛待查，收消化科。12 月 20 日出院，有习惯性便秘。

【个人史】出生原籍，久居北京。个性内向孤僻、认真执拗。

【家族史】母亲患“神经衰弱”。

【心理社会因素】从事教育工作，青年丧夫，带一子。

【体格检查】神经系统未见异常。

【辅助检查】

1. 1973－05－23 基础代谢增高。
2. 1974－01－28 因腹痛行钡灌肠检查，回盲部未见异常。

3. 1984 年 T_4（RIA）7.7μg%（正常 3.5～14μg%）。

4. 1987－11－29 气钡双重对比结肠造影正常。

5. 1989－01－07 T_3、T_4、FT_4 正常。

6. 1999－07－23 因胸痛收心内科，窦性心律。肢体导联示低电压。冠状动脉造影（CAG）正常，心脏彩超示主动脉瓣关闭不全。

7. 1999－11－19 腹部 CT（－）。

8. 2000－03－15 T_3、T_4、甲状腺素正常。

【病例分析】

1. 老年女性，慢性病史。

2. 头晕、头痛、失眠，反复发作三十余年。

3. 有甲状腺功能亢进症病史，已治愈。

【诊断】甲状腺功能亢进症、焦虑状态。

【治疗】盐酸多塞平 12.5mg qn。患者服药后症状明显好转。患者惊奇为什么三十年来医生没有给她用这个药。

【点评】基于患者的遗传因素、个性特征及本人青年丧夫的生活经历带来的无法弥补的精神创伤，虽然甲状腺功能亢进症已治愈，生物学指标正常，但交感神经系统仍处亢进状态，影响患者的正常生活，给予小剂量抗焦虑抑郁药后可获得事半功倍的效果。

病例 47　2 型糖尿病、原发性高血压Ⅲ级、多发性腔隙性脑梗死、胸椎及胸椎间盘退行性变、躯体形式疼痛障碍

【病历摘要】×××　女，67 岁，退休职工。2007－03－02 因“半年来胸部束带感”就诊于宣武医院神经内科。检查：四肢腱反射低下，双下肢深感觉降低。诊断：脊髓神经根炎。治疗：银杏叶提取物（舒血宁）、刺五加加生理盐水静点 10 天，甲钴胺（弥可保）1000mg、维生素 B_6 100mg 加生理盐水 100ml 静点 10 天。

2007－04－05～04－14 因“糖尿病多发神经病、2 型糖尿病、原发性高血压Ⅲ级、多发性腔隙性脑梗死”住怀柔中医院，出院后继续应用胰岛素注射液（诺和灵）30U、20U、16U 餐前 30 分钟注射，肠溶阿司匹林 120mg、藻酸双酯钠 0.1g tid、马来酸依那普利

10mg q12h、维生素 B_1 10mg tid、甲钴胺（弥可保）500μg bid。

2007－06－20 住怀柔中医院检查示反应迟钝、口角流涎伴左侧肢体麻木 2 天。检查：BP 100/70mmHg。一般状态欠佳，神志清楚、反应迟钝，言语欠流利，口角向左下歪斜，双瞳孔等大、等圆，对光反射灵敏。颜面、双肺未见异常。心率 79 次/分，未闻及杂音，腹平软，肝、脾未及，左侧力Ⅳ级，双侧 Babinski 征（＋）。诊断：2 型糖尿病、原发性高血压Ⅲ级、多发性腔隙性脑梗死、抑郁症。治疗：血塞通 500mg 加生理盐水 25ml、银杏叶提取物 20ml 加生理盐水 250ml 静点 5 天；口服药同前。

2007－06－25 怀柔中医院。前述药物加用胞磷胆碱 0.5g 加生理盐水 100ml 注射 4 天。

2007－06－28 怀柔中医院。患者仍有头晕，无旋转、耳鸣、恶心、呕吐、头痛。检查：BP 120/80mmHg。神志清楚，精神弱，HR 80 次/分，律齐，神经系统检查无异常。诊断：脑梗死后遗症、2 型糖尿病。治疗：盐酸川芎嗪氯化钠注射液（齐嗪）200ml 静点、银杏叶提取物 20ml 加生理盐水 250ml 静点 2 天。

2007－07－01 怀柔中医院。血塞通 500mg 加生理盐水 250ml、银杏叶提取物 20ml 加生理盐水 250ml 静点 4 天。

2007－07－04 怀柔中医院。改口服药：银杏叶片、血塞通片、阿司匹林、洛伐他汀、尼莫地平、氟哌噻吨美利曲辛。

2007－07－22 胸外科：胸痛、原发性高血压、心律失常、糖尿病。医嘱：继续服药治疗，若胸痛重可去急诊。

2007－07－31 神经内科：腹部紧束痛一年，伴失眠、早醒、烦躁、胸闷、长出气、出汗、尿频、反应迟钝、食欲缺乏。

【既往史】糖尿病、原发性高血压、脑梗死史 5～6 年。

【体格检查】BP 120/80mmHg，HR 76 次/分。一般状态欠佳，神志清楚、反应迟钝、言语欠流利，口角向左下歪斜，双瞳孔等大、等圆，对光反射灵敏，颜面、双肺未见异常，心率 79 次/分，未及杂音，腹平软，肝、脾未及。左侧肌力Ⅳ级，双侧 Babinski 征（＋）。

【辅助检查】

中日友好医院：

1. 2006－08－18 尿常规检查：白细胞 15/μl，酮体 3.9mmol/L，尿胆红素 17.0μmol/L，余正常。

2. 2006－08－18 血常规检查：淋巴总数 4.82×10^9/L，淋巴细胞百分数 52%，碱性粒细胞百分数 1.6%。

3. 2006－08－18 生化全项：丙氨酸氨基转移酶 55IU/L、血糖 6.76mmol/L，余正常。

4. 2006－08－18 红细胞沉降率 12mm/h。

5. 2006－08－21 胸椎 MRI：胸椎生理曲度稍直，排列及对位关系较好，胸椎椎体骨质增生，部分胸椎间盘信号减低，胸椎脊髓未见异常信号，部分胸椎、颈椎骨质增生。提示：胸椎退行性变。

6. 2006－08－22 肌电图：神经传导：右侧胫神经、正中神经感觉、运动传导速度正常范围。肌电图（MUP）：右拇短展肌、肱二头肌、胫前肌、股四头肌 MUP 正常范围。反射与反应：双侧胫神经 H 反射潜伏期、波幅正常范围。结论：未见肯定神经或肌源性损害。

北京康益德医院：

1. 2007－05－27 胸椎正侧位片示胸椎生理曲度变直，部分椎体缘见小骨赘形成，各椎间隙未见变窄，椎体附件结构未见异常，椎旁软组织影未见异常。

2. 2007－06－04 心电图：正常。

3. 2007－06－04 超声：双下肢动脉粥样硬化改变（近中度）伴多发斑点，散在硬斑形成（以右侧略明显）。

4. 2007－06－07 胸椎平扫：$T_{6\sim10}$ 退行性变。

北京怀柔中医院：

1. 2006－07－06 超声：双侧颈总动脉阶段性增厚，左侧颈总动脉软斑形成。

2. 2006－08－14 超声：双侧颈总动脉内膜增厚。

3. 2007－01－07 胸椎 MRI：扫描所及各胸椎体排列可，椎体未见异常信号灶，椎体前缘不同程度增生变尖，T2WI 各胸椎间盘信号减低，余脊髓未见异常。印象：胸椎及胸椎间盘退行性变。

4. 2007-03-09 超声提示：胆壁欠光滑。

5. 2007-03-09 尿淀粉酶 596U/L（正常 32～641U/L）。

6. 2007-03-09 血淀粉酶 58U/L（正常 10～110U/L）。

7. 2007-03-09 乙肝表面抗原：阴性。

8. 2007-03-09 生化全项：血糖 7.69mmol/L，余正常。

9. 2007-03-23 CT：双基底节区、右放射冠区多发性腔隙性脑梗死。

10. 2007-06-24 CT：两侧基底节区及侧脑室体旁脑梗死。

北京宣武医院：

TVS（CET）检查：全身 CET：热梯度均匀，未见异常。

【诊断】2 型糖尿病、原发性高血压Ⅲ级、多发性腔隙性脑梗死、胸椎及胸椎间盘退行性变、躯体形式疼痛障碍。

【治疗】氟西汀 20mg qd、氟哌噻吨美利曲辛 1 片 qd；1 周后好转，1 个月后缓解，2 个月后明显改善，3 个月后症状基本消失，单用氟西汀维持治疗。

【点评】患者胸痛按脊髓神经根炎、糖尿病多发神经病治疗 5 个月无效。患者临床虽无典型焦虑、抑郁表现，但用 5-HT 再摄取抑制剂治疗后取得圆满效果，进一步说明丘脑-疼痛中枢-杏仁核 5-HT、NE 的下行神经通路以及单胺类递质与疼痛密切相关。

病例 48 慢性支气管炎、阻塞性肺气肿、支气管扩张、甲状腺弥漫性病变、焦虑抑郁状态

【病历摘要】××× 男，53 岁，已婚，商人。

患者于二十余年前无明显诱因出现胸闷、气短，伴心悸，活动时加重，上述症状持续 20 分钟到数小时不等，可自行缓解。上述症状间断发作，休息、活动时均有发作。6 年前，因上述症状持续不缓解曾于当地医院就诊，诊断“冠心病”，住院输液治疗（具体不详）。出院后未继续服药。4 年前，患者渐出现体力活动受限，行走 100 米左右上述症状发作，有夜间阵发性呼吸困难。曾在北京阜外医院门诊就诊，考虑存在“心肌缺血”（具体检查、诊疗不

详)。口服丹参滴丸、速效救心丸等药物。1个月前，因患者家人“心脏骤停”去世导致患者情绪激动，上述症状发作频繁，2～3次/天，休息、活动时均有发作，伴胸痛、心悸、头痛、恶心、呕吐，呕吐物为胃内容物。口服速效救心丸10～20分钟症状可缓解。2天前，患者吃晚饭时再次出现胸闷，伴心悸、濒死感，约20分钟后缓解，无抽搐、大小便失禁。急诊去当地医院治疗（具体检查、诊疗不详）。今为求进一步诊治，以“胸闷待查”收入院。

【辅助检查】血浆D-二聚体测定（2009-01-28）0.13μg/ml。血凝四项未见异常。UCG提示：①主动脉瓣少量反流；②左室舒张功能轻度受损（未见肺动脉压力增高征象）；③余心脏结构及功能未见明显异常。胸部CT平扫检查：①不除外右下肺动脉栓塞，建议肺动脉CTA检查；②右肺下叶及左舌叶炎症可能；③右肺中叶支气管扩张。阅肺动脉CTA：未见异常。肺功能示：轻度阻塞性肺功能减退。头颅CT扫描未见明显异常。冠状动脉CTA未见粥样硬化征象。前降支远段浅表型壁冠状动脉。甲状腺超声：甲状腺弥漫性病变，不除外甲状腺功能亢进症。甲状腺功能7项：血清甲状腺素147.0nmol/L，血清三碘甲状腺原氨酸2.31nmol/L，血清游离T_3 5.50pmol/L，血清游离T_4 19.11pmol/L，血清促甲状腺激素＜0.01mIU/L，抗甲状腺球蛋白抗体126.8IU/ml，抗甲状腺过氧化物酶抗体21.9IU/ml。

【心理科会诊分析】患者自述20年前首次发病。此后逐渐出现胸闷、气短、心悸症状。持续几分钟到数十分钟不等，可自行缓解，且间断发作，休息、活动时均有发作。反复检查，均不支持心脏病。但患者有甲状腺弥漫性病变，不除外甲状腺功能亢进症，可以导致患者平时容易心悸、紧张。患者担心疾病再次发作，每次发作时均伴有濒死感，不敢独处，回避密闭空间，并伴有失眠、多梦、易惊醒。

【诊断】慢性支气管炎、阻塞性肺气肿、支气管扩张、甲状腺弥漫性病变、焦虑抑郁状态。

【治疗】①一次性心理治疗；②暂停相关“安眠”药物，改用奥氮平1.25mg qn，盐酸舍曲林100mg qn。

【预后】2 周后，患者夜间睡眠明显改善。出院后继续服用奥氮平、盐酸舍曲林至今，症状无复发。

【点评】患者频繁求医（5 年 150 余次），体现了其焦虑的程度。因有胸闷、胸痛、ST 改变，被诊断“冠心病”十分常见。探寻其原因仍然是自主神经在作怪，即神经、精神原因在先。如医生能把握整体全局观（下丘脑-垂体-内分泌腺轴）及心理机制，以一元化的观点，则可取消“心脏神经官能症”的诊断。患者本质上只是焦虑、抑郁。通过心身整体评估，可诊断明确。采用新型抗焦虑抑郁及非典型精神病药物，既避免了传统抗抑郁药对胃肠的刺激，同时改善了睡眠及食欲。

第五章 与消化系统有关的心身疾病

病例 49 慢性浅表性胃炎、肠系膜上静脉血栓形成、抑郁状态

【病历摘要】××× 男，38 岁，已婚，汉族，自由职业。主因“腹痛 6 天，加重 2 天”于 2008－03－15 入院。

患者于入院前 6 天无明显诱因出现腹部疼痛，呈阵发性绞痛，以上腹部为著，疼痛能忍受，无明显腹胀，能进食，排便正常。在当地医院诊断为“胃炎”并予药物治疗，病情无明显好转，腹痛逐渐加重，不能忍受。并出现腹胀，大便次数减少。行腹部 CT 示“脂肪肝、肠系膜上静脉血栓”，为进一步诊治，前来我院。患者自发病来无呕吐、呕血、黑便及血尿等症状。

【既往史】6 年前患下肢静脉血栓形成，经药物治疗已好转。无糖尿病、原发性高血压史，无结核病、肝炎等传染病史，无手术、外伤史。

【个人史】生于当地，未曾到过疫区，无特殊嗜好，无性病接触史。

【家族史】无传染病、遗传病及同类病史。

【体格检查】T 36℃，P 84 次/分，R 20 次/分，BP 145/110mmHg。内科及神经、精神检查未见异常。外科检查：腹平坦，无腹壁静脉曲张，无胃肠型及蠕动波。右上腹部有明显压痛，无反跳痛及肌紧张。肝、脾不大，移动性浊音（－），肠鸣音正常存在，不亢进。

【诊断】肠系膜上静脉血栓形成。

【治疗】低分子肝素、头孢呋辛钠、甲硝唑、尿激酶注射，胃肠减压治疗 20 天，症状改善后出院。出院带药：华法林、阿司匹林。

出院情况：一般情况好，饮食及大小便正常，无发热，心、肺（－），腹平软，无肠型及蠕动波，全腹无压痛、反跳痛及肌紧张，

肝、脾不大，移动性浊音阴性，肠鸣音正常。余（一）。

患者出院后仍有腹痛。2008－04－28 协和医院消化科：中上腹痛四十余天，无呕吐、便血，当地医院查门静脉、肠系膜上静脉血栓。输液扩血管后出现进食恶心、腹胀、肠鸣，呕吐物为内容物（进食后5～6 小时），大便正常。起病初无发热、腹泻。5～6 年前右下肢血栓，在我院血管外科治疗后好转。查体：内科未见阳性体征。诊断：腹痛、食欲缺乏、呕吐待查。肠系膜上静脉、门静脉血栓？处理：①血尿便常规、肝功能、凝血四项；②血液外科就诊；③腹部 B 超＋血管彩超；④外院 CT 放射科会诊；⑤随诊。

2008－04－29 协和血管外科：病史如前。2003 年 7 月右下肢出现静脉血栓，予溶栓后服华法林 1 片 qd，半年后停用并服阿司匹林 100mg，服中药治疗后腿肿消失。今年 2 月初因腹痛于当地医院行 CTA 检查，示：肠系膜上静脉、门静脉血栓，予保守治疗，给予肝素 1 个月、华法林 5～10mg、阿司匹林 100mg。病情逐渐缓解。患者要求查血栓原因。

2008－08－04 301 医院普外科：肠系膜上静脉血栓治疗半年。发作性、阵发性腹痛 3 个月，进食、排便可。检查：腹软，右中上腹区似有肠型，余（一）。处理：行肠系膜上血管 CT、肠镜、小肠钡餐造影检查，并收入院。

2008－08－07 301 医院普外科：腹痛、腹胀 4 个月。检查：上腹部膨隆，可见肠型，腹平软。诊断：小肠狭窄，不全肠梗阻，肠系膜静脉血栓。处理：收住院（后患者未住）。

2008－08－12 朝阳医院神科内科：病史同前。

【心理社会因素】患者工作为自由职业，近 2～3 年因工作、生活不顺，而有心情不悦、烦躁。发病前 2 个月生气后出现前述症状，伴有情绪低落、兴趣减退、疲劳乏力、烦躁、腹痛、食欲缺乏、呕吐，体重下降 6kg。平素性格内向、敏感多疑、追求完美。

【查体】神经系统（一），心、肺（一），腹软，右腹部肠型，重压痛，余（一）。

【辅助检查】

邢台医院：

1. 1998－01－01 胃镜报告：①真菌性食管炎（轻度）；②慢性浅表性胃炎。

2. 2008－05－08 胸片：胸部未见明显异常。

北京协和医院：

1. 2008－04－28 超声：①脂肪肝；②肝囊肿；③胆囊多发隆起样病变，息肉可能性大。

2. 2008－04－28 血气分析正常。

3. 2008－04－29 影像科会诊：CT 片：阅 2008－03－15 腹部 CT，肝显示不均匀大片状稍低密度影，为脂肪肝；增强扫描显示门静脉内条状低密度影，考虑为门脉血栓形成。其余未见异常。

4. 2004－01－13 抗－HBsAb、抗－HBeAb、抗－HBc IgM（＋）。

5. 2008－04－28 凝血示 PT31.9s（正常 10.9～13.6s）。

6. 2008－04－28 胸片：双肺野透过度一致，肺动脉段饱满，膈面清晰。

7. 2008－04－29 生化：K^+ 3.4mmol/L（正常 3.5～5.5mmol/L），BUN 7.29mmol/L（正常 1.07～7.14mmol/L），Glu 7.4mmol/L（正常 3.6～6.1mmol/L）

8. 2008－04－29 大便常规：潜血（＋），余（－）。

9. 2008－04－29 尿常规（－）。

10. 2008－04－29 血常规 WBC 10.64×10^9/L，PCT 0.3％。

301 医院：

1. 2008－08－05 小肠钡餐造影：不全梗阻，狭窄处位于第 2、3 组空肠。

2. 2008－08－07 肠镜：所见结肠无异常发现。

3. 2008－08－07 血管 CT：肠系膜上静脉闭塞并侧支循环形成。肠系膜节段扩张。

【诊断】慢性浅表性胃炎、肠系膜上静脉血栓形成、抑郁状态。

【治疗】氟哌噻吨美利曲辛 0.5g qd，舒必利 0.1g bid。2008－08－19 朝阳医院神经内科复诊：腹痛、呕吐好转，进食增加。2008－08－26 朝阳医院神经内科：症状继续好转。停服舒必利，加服米氮平，1 个月后明显好转，基本无腹痛，停氟哌噻吨美利曲辛，仅服米氮平 30mg qd 维持治疗数月。

【点评】从此患者可以看到明确的个性特征、心理社会因素与疾病的关系。“心”与“身”是生命的两个方面，是一对相互依存、相互作用、相互矛盾的统一体。矛盾的一方以另一方的存在和发展为前提。两者共同处在生命体中。该患者心理出现问题，继而躯体出现静脉血栓，治疗血栓后症状仍不缓解，倘若再住院，还是行溶栓、抗炎、胃肠减压等。但我们如果关注一下患者的情绪，评估其主、客观感觉的不一致，了解了感觉性腹痛和情感性腹痛的发生机制、不同的中枢定位，以及情感性腹痛对有意识大脑的警示作用，就会明白调动患者心理适应行为加中枢神经药物（我们更愿意称其为中枢神经递质调节剂）调控治疗会获得最佳的疗效。

病例 50　肠预激综合征、十二指肠球部溃疡、抑郁状态、帕金森病、血管神经性头痛

【病例】×××　男，69 岁。主因“动作迟缓 1 年伴消瘦半年”于 2004-08-18 至神经内科门诊就医。

患者于 1 年前开始出现动作迟缓、僵硬，未就医，半年前出现食欲缺乏、便秘、消瘦，体重减轻 12kg，至消化内科住院治疗。出院诊断为“肠预激综合征、残胃炎、吻合口炎、十二指肠球部溃疡、胃大部切除术后、胰管扩张原因待查、双肾囊肿、抑郁状态、血管神经性头痛”。

【既往史】59 年前行胃切除术；头痛史十余年。

【个人史】本人无特殊嗜好，性格内向敏感，喜运动（排球）。

【心理社会因素】爱人患类风湿病。

【体格检查】一般情况可，神清、语缓，双眼各方向活动充分，面纹对称，伸舌居中，无舌肌萎缩、舌肌纤颤，悬雍垂居中，咽反射存在，指鼻准，四肢肌力Ⅴ级，肌张力高，动作迟缓，Romberg 征（一），Babinski 征（一），踝阵挛（一）。

【病例分析】

1. 头胀痛十余年。2001 年开始出现便秘。

2. 表情呆板、迟缓，肌张力高，声音低，少动型，强直型。

【诊断】肠预激综合征、十二指肠球部溃疡、抑郁状态、帕金森病、血管神经性头痛

【治疗】关于帕金森病西方的用药原则：患者不能工作，不能生活。故暂不用抗帕金森病药。用米氮平 30mg qd。

【点评】抑郁的个性特征以及其与胃肠疾病、帕金森病的关系说明其有共同的中枢机制，再次证实心身疾病必须从中枢调节才能达到满意疗效。

病例 51 胃炎、子宫肌瘤、腰椎骨质增生、腰椎间盘膨出、躯体形式疼痛障碍

【病历摘要】××× 女，49 岁，山西籍，初中，已婚。主因“下腹痛并腰腿痛、失眠 1 年半”。右下肢似“过电”样痛感。2007-05-08 于神经内科门诊就诊。

【既往史】否认药物过敏史。

1. 20 年前行输卵管结扎术绝育术后出现下腹痛一年余，昼重夜轻，消瘦。

2. 2006-11-27 消化科：下腹痛半年，大便正常，每天 1～2 次，夜间轻一些，食欲可，消瘦 1～3 斤，大便干硬。诊断：腹痛待查。2006-12-15 消化科：病史同前。结肠镜检查：结肠多发息肉。病理：增生性息肉。CEA、AFP、CA199、CA125 均正常。诊断：肠功能紊乱。治疗：地衣芽胞杆菌（整肠生）40mg tid，泽马可 60mg tid，肠胃康 1 袋 tid。用药后有所好转。2006-12-11 消化科：病史同前。全消化道造影：胃炎、小肠下垂。诊断：胃炎、小肠下垂、结肠息肉、肠功能紊乱。治疗：六味安消 3 片 tid，整肠生 40mg tid，铝碳酸镁（达喜）2 片 tid，肠胃康 1 袋 tid。

3. 2006-12-21 妇科：下腹痛 1 年。患子宫肌瘤 1 年，月经正常，G3P3。检查：外阴（一），阴道通畅；宫颈：轻度糜烂；子宫：前位；双附件：右侧压痛，左侧正常。诊断：宫颈炎、子宫肌

瘤。2007－03－16：妇科下腹痛 1 年，月经 15 5/25，量中，绝育 20 年；患子宫肌瘤 1 年，曾在 301 医院、北京妇产医院、北京协和医院就诊。检查：外阴（－），阴道通畅；宫颈：光滑；子宫：中位，2 个月大；双附件：未及；耻骨上压痛。诊断：子宫肌瘤。建议于泌尿科门诊就诊。

4．2007－01－10 检查：耻骨上压痛、腹软，无压痛、反跳痛。尿常规正常。2007－04－06 超声：右肾错构瘤。

2007－06－27 神经内科：仍全身疼痛不适，失眠、烦躁、食欲缺乏、心悸。查体：神经系统（－）。

2007－08－15 骨科：腰骶伴双下肢痛 4 个月，足底麻木感。行脊髓前外侧切除术。检查：腰椎活动好，无压痛，双直腿抬高试验 72°，双下肢未引出病理征。

【个人史】出生于山西，从事家务活动。一年前来京陪同丈夫做生意。个性内向、多虑、优柔寡断。

【心理社会因素】在家带孩子，担忧丈夫在外“花心”，到北京后担忧孩子及对老人照顾不周。

【体格检查】检查：一般情况可，心、肺（－），腹软，肝、脾未及，脐周及下腹部均有压痛，未扪及包块。

【辅助检查】

1．双下肢体感诱发电位：正常。妇科 B 超：子宫肌瘤。结肠镜检查：结肠多发息肉。全消化道造影：全消化道造影未见异常。CT：（－）。

2．2007－07－28 301 医院腰椎 CT：$L_{3\sim4}$ 及 $L_{4\sim5}$ 椎间盘膨出，伴 $L_{4\sim5}$ 椎间盘突出可能性大。

3．2007－08－17 朝阳医院腰椎 MRI：①腰椎骨质增生；②$L_{2\sim3}$、$L_{4\sim5}$、$L_5\sim S_1$ 椎间盘变性，$L_{2\sim3}$、$L_{3\sim4}$、$L_{4\sim5}$ 椎间盘膨出；③$L_{4\sim5}$ 水平椎管轻度狭窄；④子宫肌瘤。

4．某三级医院诊断：盆腔术后复杂性区域疼痛综合征。尿路造影正常。结肠镜检查示结肠多发息肉。行脊髓前侧束切断术，注射利多卡因 0.1g、0.9％氯化钠 500ml、普鲁卡因 2％ 2ml 静脉点滴。术后会阴部疼痛无明显减轻，并有腰腿痛及右下肢放射痛似

“过电”感。给予口服“可普芬”0.4mg qd，仍无缓解。

【诊断】胃炎、子宫肌瘤、腰椎骨质增生、腰椎间盘膨出、躯体形式疼痛障碍

【治疗】口服帕罗西丁 20mg qd、氟哌噻吨美利曲辛 0.5mg qd，10%葡萄糖酸钙 10ml 静推，并予暗示治疗。当时症状明显改善，服药 2 周。停氟哌噻吨美利曲辛，加喹硫平 25mg qn 继续服药 5 个月，患者睡眠改善，全身疼痛有所减轻。但肩背、腰胯部仍有疼痛，征得患者同意改用“度洛西汀”60mg qd 服用，疼痛基本消失。

【点评】临床上存在的问题包括很多不该做手术的做手术了，不该做介入治疗的做了介入了，不该做移植的做了移植了。临床工作中医生应具有人文精神。怎样将专科与全科结合，使单科在整体全科的依托下发展是我们迫切需要思考的问题。

病例 52 原发性高血压、颈椎病、肠易激综合征、焦虑状态

【病历摘要】××× 男，69 岁，已婚，干部，汉族。因发现高血压 1 年、间断背痛 1 个月于 2007-03-22 入院，2007-03-26 出院。

【现病史】患者 1 年前查体时发现血压升高，血压最高 180/80mmHg，未规律服药，血压一般在 150/80mmHg。无头晕、头痛、心悸、黑矇及晕厥，无胸痛、胸闷、喘憋、呼吸困难及双下肢水肿。1 个月前开始服用氨氯地平 5mg qd 后感乏力、头晕，血压在 120/50mmHg 左右，停药后改为盐酸贝那普利 10mg qd，上述不适症状缓解，血压在 130/70mmHg 左右。1 个月前无明显诱因出现间断左侧背痛，每次持续 1～2 小时缓解，疼痛与活动、体位、睡眠无明显相关，疼痛可耐受，无出汗、胸闷及胸痛，为进一步诊治门诊以原发性高血压收入院。患者自发病以来精神、食欲、睡眠尚可，大、小便正常，体重无明显变化。

【既往史】否认传染病、过敏、手术、输血史；颈椎病史 10 年；肠易激综合征史 30 年，每于紧张、气候变化时发作。

【个人史】出生于北京；无烟酒嗜好；无疫区生活史，无放射线、毒物接触史；喜清淡食物。个性急躁、追求完美、敏感警觉。

【家族史】父母已故，死因不详。有一弟体健。无家族遗传病史。

【体格检查】T 36.3℃，P 55 次/分，R 16 次/分，BP 150/70mmHg，身高 170cm，体重 67kg，体重指数 23（正常 18.5～23.9）。

一般情况好，自动体位，眼睑无水肿，球结膜无水肿，巩膜无黄染；瞳孔等大、等圆，无口唇发绀，甲状腺无肿大，颈静脉无怒张，无颈部血管杂音。双肺呼吸音清晰，两肺未闻及啰音。心前区无隆起，心尖搏动第 5 肋间左锁骨中线未及震颤，心脏浊音界正常，律齐，心音正常，$A_2>P_2$，无心脏杂音，移动性浊音（—），头颈部（—），胸部（—），心脏（—）。腹部平坦，无压痛及反跳痛，肠鸣音正常，肝、脾未触及，肝颈静脉回流征（—）。脊柱、四肢无畸形。双股动脉、双桡动脉、双足背动脉搏动正常，毛细血管搏动征（—），下肢无水肿。神经系统检查（—）。

【辅助检查】

1. 2007-03-22 窦性心动过缓，心电图大致正常。

2. 2007-03-22 胸片：两肺纹理大致正常，未见实变；主动脉结不宽；肺动脉段平直；各房室无增大；胸椎骨质增生；心胸比：0.47。

3. 2007-03-26 动态心电图：窦性心律房性期前收缩，偶见二联律，偶见成对短阵房性心动过速，偶发室性期前收缩，偶见室性融合波和心率变异：SD>50ms，监测中部分 PR≥0.2s。

4. 2007-03-22 活动平板运动试验：阴性。

5. 2007-03-22 超声心动图：左房饱满，余各房室腔内径在正常范围，室壁各节段厚度正常，运动协调，收缩幅度正常。各瓣膜形态、结构、启闭运动未见明显异常。大动脉关系、内径正常。心包腔未见异常。诊断：静息状态下心内结构及功能未见明显异常。多普勒检查：二尖瓣少量反流。

6. 2007-03-22 24 小时血压监测：

全天	最小值	平均值	最大值	标准差
收缩压（mmHg）	115	136	161	11.23
舒张压（mmHg）	56	70	94	6.49
平均动脉压（mmHg）	81	95	118	8.14
心率（次/分）	51	63	92	9.59
收缩压总负荷百分比	43.5%			
舒张压总负荷百分比	3.2%			
收缩压总负荷时间百分比	49.95%			
舒张压总负荷时间百分比	3.65%			

统计时间：6：00 到 22：00

	最小值	平均值	最大值	标准差
收缩压（mmHg）	115	134	161	11.01
舒张压（mmHg）	62	70	94	6.07
平均动脉压（mmHg）	83	94	118	8.23
心率（次/分）	52	66	92	10.03
收缩压读数＞140mmHg	26.1%			
舒张压读数＞90mmHg	2.2%			
收缩压时间＞140mmHg	29.5%			
舒张压时间＞90mmHg	1.9%			

统计时间：22：00 到 6：00

	最小值	平均值	最大值	标准差
收缩压（mmHg）	120	142	155	9.86
舒张压（mmHg）	56	70	89	7.77
平均动脉压（mmHg）	81	96	109	6.05
心率（次/分）	51	57	71	6.05
收缩压读数＞120mmHg	93.8%			
舒张压读数＞80mmHg	6.3%			
收缩压时间＞120mmHg	93.3%			
舒张压时间＞89mmHg	6.7%			

示 24 小时平均收缩压轻度增高，夜间明显。

7. 2007－03－23 生化全项：ALP 182IU/L（20～110mmol/L），Ca^{2+} 2.12mmol/L（正常 2.2～2.75mmol/L），余正常。

8. 2007－23－23 血常规：嗜酸性粒细胞百分比 6.8％（正常 0.5％～5％），血细胞比容 39.0％（正常 40.0％～50.0％），血小板体积分布宽度 10.9％（正常 15.0％～20.0％）。

9. 2007－03－23 游离三碘甲状腺原氨酸、游离甲状腺素、三碘甲状腺原氨酸、甲状腺素、促甲状腺素正常。

10. 2007－03－23 凝血酶原时间、凝血酶原时间活动度、国际标准比值、部分凝血活酶时间正常。

11. 2007－03－23 尿常规：正常。

12. 2007－05－24 朝阳医院脑血管超声：①脑动脉硬化血流改变（高阻型）；②双侧大脑中动脉及颈内动脉中末段中度痉挛。

【出院诊断】原发性高血压、颈椎病、肠易激综合征。

住院期间病情平稳，出院后仍血压高（180/100mmHg），背痛，至朝阳医院神经内科就诊。追询患者平时有心悸、长出气、尿频、颈僵硬、肩背痛等，且有担忧、怕声音。近日有腹泻，4～5 次/日。近日因老朋友突发脑血管病故去，患者有心理阴影。

【诊断】原发性高血压、颈椎病、肠易激综合征、焦虑状态。

【治疗】①心理治疗：疏导支持。②药物：继服降压药，加服帕罗西汀 20mg qd，1 周后腹泻停止，半个月后血压稳定，维持治疗。

【点评】临床传统模式为对症诊断，通过辅助检查找到证据。血压高⟶诊断为原发性高血压；颈僵硬，X 线检查⟶诊断为颈椎病；腹泻，实验室检查没有炎症⟶肠易激综合征。但在诊断时医生就是不关注心理社会因素。患者出院后再发作血压高，提示其情绪不稳定，在家时有内心不安全感和过度的担忧、焦虑，仅用降压药物难以控制。而从中枢神经系统调整，加用抗焦虑药物可获良好效果。

病例 53 食管裂孔疝、慢性浅表性胃炎、焦虑抑郁状态

【病例摘要】××× 男，52，工程师。主因“头晕、胸痛、心悸、出汗、紧张、失眠17年”于神经内科门诊就诊。

【现病史】1985—1990年患者因胸痛、胸闷、乏力、头晕、失眠、心悸、夜眠憋醒、多梦，反复31次就诊于心内科、呼吸科、中医科。诊断：胸痛待查。服四环素、朱砂安神、舒心氧、七叶神安、冠心苏合、眩晕宁、心神宁等。1997-08-05主因“胸闷待查，冠状动脉粥样硬化性心脏病，稳定型心绞痛，食管裂孔疝”收住院。患者心前区有刺痛并放射于肩背部，伴胸闷、气短、心悸，含硝酸甘油0.6g 3分钟左右好转。冠状动脉造影呈右优势型，左、右冠状动脉走行区无钙化影，左主干、左前降支、左旋支显影正常，无狭窄和阻塞性病变；心肌核素显像示左室心肌正常；动态心电图示窦性心律；心电图正常，心室内结构大致正常。1997-08-26以心脏神经官能症、食管裂孔疝出院。以后每于着急生气后发作即加重，患者有悲观失望、情绪低落、兴趣减退。

【既往史】

1975年右上腹痛、大便溏泄，有时有低热，服小檗碱好转。

1981年行阑尾切除术。

1982-12-1右上腹痛12年。1982-12-11查GPT 160IU/L，提示肝功能异常，服葡醛内酯、干酵母、维生素C。

1985年腹痛。造影（一），给予乳酶生、颠茄。1989—1995年右脐周痛2年，偶有腹泻、呃逆。腹痛待查。胃镜：浅表性胃炎。服乳酶生、颠茄等。

1984—1989年先后29次因咽痛、咽异物感至耳鼻喉科就诊。诊断：慢性咽炎。给予麦迪霉素、溶菌酶、雾化吸入、咽扁冲剂。

1987-08-28出现右眼胀痛、眼肌抽搐、眼肌痉挛。给予谷维素、维生素。1990-11-06出现右眼黑影飘动伴眼皮痉挛、飞蚊症。给予氨肽碘、利福平。

2002-03-18于泌尿外科行前列腺手术。

【个人史】出生、工作于北京。25岁结婚，生一女，妻女体健。个性内向、急躁、敏感、多虑。

【家族史】无特殊。

【心理社会因素】患者要生儿子但未能如愿，其单位工作压力大，人际关系不好处。患者个性内敛压抑，常回家宣泄情绪。夫妻间有冲突，感情不和。

【辅助检查】

1. 1982－12－07 肝功能正常。

2. 1985－04－16 上消化道造影未见器质性病变。

3. 1989－03－22 全消化道造影未见异常。

4. 1990－11－23 肝功能正常。乙肝表面抗原（－）。

5. 1991－03－28 胃镜：食管裂孔疝、慢性浅表性胃炎。

6. 2000－05－23 B超：肝囊肿。

7. 2002－10－04 经直肠前列腺 CT：前列腺增生。

【诊断】食管裂孔疝、慢性浅表性胃炎、焦虑抑郁状态。

【治疗】①心理治疗，疏导支持。②药物治疗：氟哌噻吨美利曲辛 1 片 qd，舍曲林 50mg qd，劳拉西泮 0.5mg qn。2 周后症状明显缓解，予舍曲林维持治疗。患者自述看了二十年病从来没这么舒服过。

【点评】患者二十余年来交替看腹痛、胸痛，找到的证据就是“食管裂孔疝、慢性浅表性胃炎”，而“慢性浅表性胃炎”是胃镜检查在 95％以上的疾病，对症的药物治标不治本，可导致久治不愈。时间、精力、财力的消耗，以及患者本人及家属的付出，已经是一个社会问题。而改变模式给予抗焦虑抑郁治疗可获得相当好的疗效。人的躯体运动和内脏运动都是大脑的一面镜子，都体现了神经系统整合的作用。

第六章 与风湿、免疫有关的心身疾病

病例 54　红斑狼疮、胃炎、右肾切除术、风湿性关节炎、抑郁状态

【病历摘要】女，31 岁，已婚，汉族，北京籍，工人。1989－04－22 入院主诉：全身红斑伴关节痛十年半。1978 年冬天，在一次工作中接触“火碱”后患者双手出现红色皮疹，皮疹高出皮肤表面，诊断为“多形红斑”。用抗生素等药物及理疗（电疗），症状改善不明显，至 1979 年，患者出现明显乏力、关节疼痛（无肿胀及活动受限）、脱发、口腔溃疡等症，颜面部及四肢均出现红斑样皮疹。同年年底，在朝阳医院发现红斑狼疮细胞阳性，遂诊断为“红斑狼疮”，用泼尼松治疗。起始剂量为 60mg/d，症状好转，渐减量，至 1980 年 4 月患者怀孕后停服泼尼松。此后一直用秦九片、阿司匹林、维生素及中药治疗，病情平稳，实验室检查示 ANA 为斑点型，多在 1∶10～1∶20 阳性（1987 年 10 月为 1∶160），抗- dsDNA 抗体多在 10％～25％阳性，1986 年查抗- SmAb 阴性，红细胞沉降率加快不明显，IgG 多在 200～250U/ml，总补体低于正常，C_3 正常。自 1988 年以后，Hb 从过去 13～14g/dl 降至 7.6～10.9g/dl，血小板计数正常。1980 年怀孕分娩及 1982 年人流术均未加重病情。

1988 年 10 月，患者似乎在劳累后出现发热、食欲缺乏、关节疼痛（包括大、小关节）、全身淋巴结肿痛等症，体温多在 37～38℃，有时达 39℃以上，予退烧药及抗菌药物等治疗，仍间断有发热。今年 1 月起，双手、颊部等处再次出现红斑。今年 2 月查 ANA 1∶160，DNP（－），抗- dsDNA 抗体 20％（Farr 法），抗- Sm 抗体（－），抗- DNP 抗体（－），抗- ssA（＋），AissB（－），ESR 88mm/h，胸片（－），以“SLE 活动期”收入院。起病以来，患者经常发生口腔溃疡，齿龈及口腔黏膜出血，近 1～2 年，雷诺现象明显，在 1983 年即有雷诺现象记载，无光过敏。1987 年至

1988 年 10 月，很少有发热，常有咽痛。病情平稳时关节疼痛不明显。尿蛋白一直阴性，镜检偶见白细胞，夜尿每日一次。长期以来患者有失眠烦躁、疲劳乏力、胸闷气短、肩背疼痛、兴趣减退、情绪低落。

【既往史】否认肝炎、伤寒等史。出生 8 个月时患“脑膜炎”。8 岁时因摔伤后血尿，剖腹探查后行右肾切除术。有四环素过敏史。有多年胃病史，否认消化道出血史。1974 年因全身关节肿痛、活动受限诊断为“风湿性关节炎”，针灸治疗 3 个月好转。1982 年 7 月开始出现咳嗽，痰中带血，胸片示“右肺第一前肋间隙内带小片状阴影”，诊断为“肺结核”，予链霉素、异烟肼及乙胺丁醇等治疗约 1 年。

【个人史】生于北京，去过外地，无特殊嗜好。已婚，一子体健。月经量不多，但持续时间长，怀孕两次。

【家族史】母亲、妹妹及两弟弟均有原发性高血压，余无特殊。

【体格检查】T 37.3℃，P 80 次/分，R 16 次/分，BP 90/60mmHg。发育正常，营养良好，自由体位，神清合作。颜面部及双手可见较多红斑及陈旧色素沉着，颌下、左颈根、腋下、腹股沟淋巴结肿大，呈圆形或椭圆状，直径 1～1.5cm，活动度好，颌下及颈根部压痛明显。头形正常，五官端正，双眼结膜稍苍白，无巩膜黄染，口腔无溃疡，咽稍充血，扁桃体Ⅱ度，表面无分泌物。颈软，气管居中，甲状腺不大。双肺呼吸音对称，无干、湿啰音。心界不大，心尖部Ⅱ～Ⅲ级收缩期杂音，杂音柔和。腹平软、无压痛，肝、脾肋下未及，肾区无叩痛，肠鸣音正常。双手指关节无畸形，全身骨骼活动无明显受限。膝腱反射敏感。病理反射未引出。

【辅助检查】

1. 1989－04－03 Hb 90g/L，WBC 6.0×10^9/L，P 72%，L 19%，M 9%，PLT 280×10^9/L。

2. 1989－04－14 淋巴结病理：反应性增生。诊断：红斑狼疮活动期，右肾切除术后。

3. 1989－04－26 眼胀，有摩擦感和屈光不正，诊断为慢性结膜炎。

4. 1989－04－27 胸片未见异常。

5. 1989－05－07 萎缩性胃炎。

6. 1989－04－27 心脏超声：心脏结构和功能正常。

7. 1989－04－28 左肾功能正常。右肾无功能（已切除）。

8. 1989－04－24 ESR 75mm/h，蛋白电泳 38.1％，α_1 5.0％，α_2 11.9％，β 15.3％，t 29.8 ％。

9. 1989－04－28 抗 SM 抗体（－），抗 RNP 抗体（＋），滴度 1∶64。

10. 1989－04－25 抗核抗体（＋），Hm 荧光法滴度 1∶320，抗 DNA 抗体 40％，TE-IF 中性。

11. 1989－05－04 钙 8.8mg％。

12. 1989－05－05 C_3 89mg/dl（正常 60～160mg/dl）。

【诊断】红斑狼疮、胃炎、右肾切除术后、风湿性关节炎、抑郁状态。

【治疗】①心理治疗：精神支持，心理疏导。②药物：激素、西酞普兰 20mg qd。

【点评】患者自幼体弱，免疫力低，罹患多病，加之一侧肾切除，常自惭形秽，长吁短叹，怨天尤人，心境恶劣，悲观失望，而导致恶性循环，需要医师在心理、躯体上给予其全面的支持治疗。

病例 55 脑梗死、冠状动脉粥样硬化性心脏病、胃炎、骨关节炎、干燥综合征？原发性高血压Ⅲ级极高危组、风湿性关节炎、焦虑并惊恐障碍

【病历摘要】×× 女，59，干部。反复发作头晕、头痛、耳鸣 6 年，左半身无力 2 年于神经内科就诊。近 1 个月出现头晕、心悸、出汗、恐惧紧张、濒死感、叹息发作 3 次，至急诊经各种检查未见明显异常。先后输液二十余天无明显缓解。

【既往史】6 年前因头晕、头痛就诊，不伴有视物旋转、恶心、呕吐等。有口干、眼干涩、食欲缺乏、呃逆、胸闷、气短、尿频 4～6 次/夜等。诊断：脑供血不足，给予口服药物及输液治疗。2 年前突发左侧肢体无力，行 CT 检查，诊断：脑梗死，住院治疗。出院诊断：脑梗死、冠状动脉粥样硬化性心脏病、不稳定型心绞

痛、高脂血症、骨关节炎、胃炎、干燥综合征？原发性高血压病Ⅲ级极高危组。1973年出现“全身关节痛，以膝关节为著”，红细胞沉降率46mm/h；ASO 1∶800，诊断风湿性关节炎。1994年患荨麻疹。1999年患气管炎。

【个人史】出生、生活在北京。23岁结婚，生一子，体健。绝经6年。个性急躁、敏感、警觉多疑。

【家族史】父亲患原发性高血压，55岁死于脑出血；姊妹四人均患原发性高血压，其中两人患脑血管病。

【心理社会因素】患者的个性特征以及家族病史给其强大的精神压力，过度的紧张、恐惧使其惶惶不可终日，加之自身处于更年期，激素水平的变化等加剧了其内心的不安和恐惧，使其必然反复求医。

【辅助检查】

1. 2003-03-13心脏彩超：二尖瓣关闭不全（轻度）。

2. 2003-04-04叶酸14.9mg/ml（正常3.5～14.4mg/ml），维生素 B_{12} 1032pg/ml。

3. 2003-12-23心脏彩超：心内结构大致正常。

4. 2005-10-14生化全项：正常范围。

5. 2005-10-14凝血四项：正常范围。

6. 2006-03-22 RF＜20IU/ml，抗链“O”79.5IU/ml，CRP 0.705mg/dl（正常值＜0.8mg/dl）。

7. 2006-07-27超声：双侧颈动脉及椎动脉粥样硬化，右侧颈总动脉窦部软斑形成。

8. 2006-09-04血脂：正常。超敏C反应蛋白6.4mg/L（正常0～3mg/L）。

9. 2007-05-12凝血四项：正常。

10. 2007-06-13尿酸423μmol/L（正常95～357μmol/L）。

11. 2007-06-13血常规正常。

12. 2007-10-20生化全项：LDL 3.38mmol/L（正常1.81～3.36mmol/L），尿酸488μmol/L（正常95～357μmol/L），Glu 7.48mmol/L，心肌钙蛋白Ⅰ 0ng/ml（正常0～0.05ng/ml）。

13. 2007－11－12 超声：①左侧大脑前动脉血流速度增快；②脑椎-基底动脉高阻硬化表现。

【诊断】脑梗死、冠状动脉粥样硬化性心脏病、胃炎、骨关节炎、干燥综合征？原发性高血压Ⅲ级极高危组、风湿性关节炎、焦虑并惊恐障碍。

【治疗】

1. 给予患者心理疏导，告知其病情无危险性。

2. 药物治疗：帕罗西汀 20mg qd，劳拉西泮 0.5mg tid，倍他司汀 6mg tid。2 周后患者不再想急诊求医，2 个月后病情稳定，患者不感到恐惧，开始有笑容。维持治疗。

【点评】医生如在问诊时能注意患者的语言、表情，则可正确诊断相当高比例的患者。比如对于一个小小的症状：尿频，只要不是感染伴发尿痛、尿急等，医生如能马上想到祖国医学中的"恐伤肾"，则有助于诊断。肾经主病中有一句话"心惕惕如人将捕之"，就是指患者提心吊胆，什么都害怕。认识到这一点，就不用对患者输二十多天液，而导致误诊误治。医生应该逐渐地将注意力离开"血管"而关注患者的心理和精神，关注整体。

病例 56　红斑狼疮、双向障碍

【病历摘要】×××，女，43 岁，商业经理，高中，已婚，因"反复发作失眠、情绪低落、自责自罪 5 年，伴话多兴奋、夸大 1 年"于 2000 年至神经科门诊就诊。患者于 5 年前出现悲伤、失眠、入睡困难、早醒、疲劳乏力、烦躁、情绪低落、孤僻，一直休息不能上班。到医院就医，先后诊断为自主神经功能紊乱、抑郁症，服谷维素、氟西汀、氟哌噻吨美利曲辛、健脑合剂等，并做神经节阻滞和中药治疗。患者没有坚持服药物，坚持自己就是患了"自主神经功能紊乱"，采用中西医、针灸按摩，不断更换治疗方法，病情时好时坏。3 年前因水肿、面部色素沉着 1 个月住院检查，诊断"红斑狼疮"。住院及门诊治疗半年，病情稳定，逐渐减至口服"泼尼松"一天一片维持。后来患者情绪再次出现低落、失眠、口干并反复吧唧嘴。患者重新服用氟西汀，情绪有所好转，1 年前突然来找医生，兴奋多话，讲话不让别人插嘴，见人就自来熟，对医生说，这回可好了，病全好了。每天上自由市场，教他们（指小摊贩）做生意。咱们也做大生意，挣他个百八十万块钱。其精力充沛，到处跑。加服丙戊酸钠，约半个月后因偶然见到情人的汽车，心慌意乱，又导致其情绪低落、沉默寡言，说自己对不起丈夫和孩子，自己全完了，不可救药了。患者继而哭泣厌世，严重失眠，服安眠药三十余片，被发现后予洗胃救治。患者仍服抗抑郁药，坚决不同意转专科医院。十几天后患者再次找医生说，自已和某元帅的儿子认识了，他是市人事局长，特别欣赏自己的才华，要投资给自己做买卖。自己弄了2张张大千的画，卖给日本人赚了几十万（元钱）。经医生动员患者被家人送至精神专科医院，但去后患者听说要和精神患者在一起住，坚决不住院，又返回家中。经与专科医生商量，经家属同意在综合医院治疗。

【既往史】体健，无特殊病史可载。

【个人史】第四胎，足月顺产，幼年发育正常。中小学成绩好，性格外向，争强好胜，13岁月经初潮，规则，量正常。

【家族史】母亲青年时患精神分裂症，老年时患脑出血。

【心理社会因素】母亲去世及婚外恋感情破裂，且失去钱财、房产。

【体格检查】神经系统未见异常。

【辅助检查】MMPI：

说谎分	诈病分	校正分	疑病症	抑郁症	癔病	精神病态	男女子气	偏执狂	精神衰弱	精神分裂	轻躁狂症	社会内向
L	F	K	Hs	D	Hy	Pd	Mf	Pa	Pt	Sc	Ma	Si
31	71	38	72	77	65	70	34	64	78	74	62	57
Pt	D	Sc	Hs	Pd	Hy	Pa	Ma	Si	Mf	F	K	L
7	2	8	1	4	3	6	9	10	5			
78	77	74	72	70	65	64	62	57	34	71	38	31

8个病理量表的平均分：70　　两点峰型：72

【病例特点】

1. 中年女性，兴奋性过高、好夸张吹牛、无故情绪高、思维快、行为多、情绪不稳定、言语和行为过多，与少语少动、情绪低沉、孤独、悲观自责交替发作为主要临床特征。周期短，转换频率快，三个月内四次典型的躁狂—抑郁交替，从病情表现看每次发作均达到了躁狂与抑郁发作的诊断标准。

2. 躯体及神经系统检查无异常。实验室检查无异常。

【诊断】红斑狼疮、双向障碍。

【治疗】

1. 心理治疗：①认知疗法。纠正患者的认知歪曲，建立灵活积极的思考方式，练习新的应对方式。②人际关系治疗。解决患者的人际关系问题。治疗重点不涉及防卫机制和内心冲突等内在心理结构问题，但会处理犹豫不决、歪曲的思维和社会功能损害对人际关系的不良影响。③行为治疗。对患者反复训练，以达到矫正不良行为之目的。④心理分析治疗。改变患者的结构和特征，而不是单纯地缓解症状。使其增强人际信任与合作，使其提高应对悲伤等负性情绪的能力。⑤家庭治疗。帮助患者减少尤其是婚姻、恋爱、家庭等事件引发的负性情绪和妥善应对各种事件，以降低疾病复发机会。

2. 药物治疗：奥氮平 5mg/d，氟西汀 20mg/d，1 个月后症状缓解，长期维持治疗。2 年后改丙戊酸钠维持。

【点评】从健康到疾病再到恢复健康只是生命的连续过程。疾病是健康的杀手，疾病与健康相互贯通，在一定条件下相互转化，双方相互吸取各自有利的因素，在相互作用中各自发展，使人的生命处在经常变化而非绝对静止的状态。了解患者的个性特征、家族史和生活现状以及临床症状则诊断并不难。值得关注的是该患者由于心理、精神情绪恶化导致免疫力下降，患了红斑狼疮。此例还让我们看到我们从事的事业的艰苦性，及患者依从性和耻感：患者起初被诊断为抑郁但并没坚持系统治疗，到处寻医做神经节阻滞、按摩等，诊断明确后被转到精神专科医院，因强烈的耻感又返回来。我们由此感悟到：“上医治未病”，应关注患者情志，早防早治；学会用语言治病，心理疏导，增强患者治疗依从性；用药物调控其生理状态，打持久战。

病例 57 系统性红斑狼疮、腔隙性脑梗死、支气管炎、右肝小血管瘤、焦虑抑郁状态

【病历摘要】××× 女，60岁，主因头晕、视物不转、耳鸣2006-06-28于神经内科就诊。服用倍他司汀、阿昔洛韦无效。07-19再次就诊于神经内科，追询病史：头晕、疲劳乏力、心悸、烦躁、食欲缺乏、出汗、惧冷、怕热、喜安静4年。查体：BP 110/70mmHg，神清、合作、语利。右鼻唇沟变浅，伸舌中，右侧反射略低于左侧，肌力Ⅴ级，右侧 Pussep 征（＋），予氟桂利嗪、氟哌噻吨美利曲辛、银杏叶口服。2006-08-09复诊，患者症状明显缓解，仍有头晕，哈密尔顿抑郁量表27分，焦虑量表32分，给予西酞普兰20mg qd口服。

【既往史】因“反复四肢关节肿痛13年，颜面部红斑12年，加重1个月”于2002年1月入风湿免疫科。入院查体：T 37.5℃，BP 140/80mmHg，口唇发绀，双眼睑无水肿，面颊部呈暗红色，散在色素沉着，双肺呼吸音粗。P 80次/分，律齐，未闻及杂音，双手指有不同程度肿胀，末梢可见皮下瘀点，有压痛，色红，手指屈曲受限，双足趾末梢色红，双下肢轻度水肿。尿常规示蛋白75mg/dl，CRP 1.38mg/dl，RF 20.3IU/ml，ESR 25mm/h，肺功能示阻塞性通气功能障碍，弥散量降低（中度）。

入院后激素治疗，查 ANA（＋）1∶640，抗 ds-DNA（＋）1∶5，抗 RNP（＋），UCG 示左室肥厚，腹部 B 超示右肝小血管瘤；肺 CT 示左心增大，未见肺间质纤维化，故未用慢作用药及细胞毒药物。患者入院后间诉心悸，行 Holter 检查示偶发房早、房速、室早，心内科会诊后认为不需特殊治疗。患者诉有晨起哮喘，呼吸科会诊建议查气道反应性试验（扩张或激发试验）以明确有无支气管哮喘。

【出院情况】偶诉口干，晨起哮喘，双肺呼吸音粗，未闻及干、湿啰音，HR 70次/分，律齐，未闻及杂音。手部 X 线片示双腕及

左第 3 掌骨有多发低密度灶。血气 PO_2 82mmHg，PCO_2 41mmHg。

【出院服药】泼尼松 10mg/d，异山梨酯 25mg tid，沐舒坦 60mg tid，健骨钙 70mg tid，溴己新 16mg tid，益络平 5mg qd，福辛普利纳 10mg qd，氨茶碱 0.1g tid。

【出院诊断】系统性红斑狼疮、支气管炎、右肝小血管瘤、心律失常——偶发房早、房速。2002-02-11 出院以后一直于心内科就诊，服泼尼松 10mg/d，异山梨酯 25mg tid，沐舒坦 60mg tid，碳酸钙（健骨钙）70mg tid，溴己新 16mg tid，阿司匹林肠溶片 5mg qd，地高辛 0.125g qd，茶碱缓释片（舒弗美）0.1g bid，富马酸比索洛尔 2.5mg qd，复方盐酸阿米洛利片（武都力）1 片 qd。偶有心慌、气喘，肺底有湿啰音，服用消炎药。以后患者反复因胸闷憋气、心悸气短、惊吓出汗、烦躁乏力等就诊于心内科、呼吸科，均被给予对症治疗，不能从事家务活动。

【个人史】出生、工作于北京，生两子一女，性格外向急躁、争强好胜。

【家族史】无特殊可载。

【辅助检查】

1. 2002-11-25 下肢静脉检查：左下肢腘静脉信号欠佳。
2. 2004-09-29 类风湿因子、抗链“O”正常，C 反应蛋白 1.79mg/dl（正常<0.8IU/ml）。
3. 2004-12-31 抗双链 DNA 抗体（-）（正常<1∶6）。
4. 2004-12-31 ESR 36mm/h。
5. 2004-12-31 C3 17.9mg/dl（正常 12～36mg/dl）。
6. 2004-12-31 类风湿因子、抗链“O”<25IU/ml（正常<200IU/ml）、C 反应蛋白正常。
7. 2004-12-31 补体 C3 74.9mg/dl（正常 85～193mg/dl）。
8. 2004-12-31 C3 74mg/dl（正常 85～193IU/ml），C4 15.6mg/dl（正常 12～36IU/ml）。
9. 2005-01-06 抗核抗体 1∶1000（参考值<1∶100）。
10. 2005-03-23 超声：肝多发血管瘤。
11. 2005-03-26 抗 HIV 抗体（IgG）（-），梅毒抗体（-）。

12. 2005－03－28 HBsAg 阴性。

13. 2005－04－05 肠镜病理：回盲瓣溃疡、结肠息肉（降结肠）、直肠炎。

14. 2005－04－07 病理：（回盲部）三块黏膜组织，其中一块上皮糜烂，部分腺体有再生性变化，黏膜固有层内成纤维细胞及血管增生；（降结肠）管状腺瘤Ⅱ级；（直肠）小块黏膜慢性炎。

15. 2006－02－17 超声：右侧锁骨上肌层实性肿物——考虑肌纤维瘤。

16. 2006－04－20 下消化道造影：结肠憩室。

17. 2006－07－19 头颅 CT：①双侧基底节、右侧丘脑腔隙性梗死；②老年性脑改变。

18. 2006－08－09 心脏彩超：①各房室腔内径正常范围；②室间隔厚度正常高值，余室壁厚度及运动幅度正常；③各瓣膜未见明显增厚，CDFI 未见异常血流信号；④主动脉窦、肺动脉主干内径正常；⑤左室射血分数正常；⑥心包腔增宽：右室侧壁 11mm，内可见中等密度回声。结果：心包腔增宽。

【诊断】系统性红斑狼疮、腔隙性脑梗死、支气管炎、右肝小血管瘤、焦虑抑郁状态。

【治疗】①心理治疗，认知疏导。②药物治疗：激素，西酞普兰 20mg qd。治疗 3 个月后患者能参加简单家务劳动，半年后基本恢复正常生活。

【点评】红斑狼疮早期伴神经系统损害者占 25.5%，晚期可高达 60%。在应用激素过程中可以出现精神症状。随着治疗稳定，患者好转出院，精神症状会缓解。此病例值得回顾的是，患者在神经内科就医前四年患红斑狼疮时就出现以心律失常为主要表现的焦虑状态，出院后始终因心律失常就诊于心内科、呼吸科。医生没有意识到心律失常与心理精神、自主神经有关。我们应该看到了“脑源性心律失常”，对心律失常患者要做精神心理评估，提出新的治疗方案，以保证其工作能力和生活质量。整体观的思路和构想应被越来越多的医生支持。我们应清醒地认识到在日常生活中所发生的变动同样可以成为心理应激的来源。发生应激状态时，机体会伴随着一系列心理行为反应。近三十年来越来越多的事实证明，造成自主神经系统功能失常的大脑激动和心律失常关系是非常密切的。国内外学者发现，心理应激可增加交感神经向心脏发出的冲动；可使额叶皮质及神经、内分泌系统发生紊乱，引起心肌损伤和心律失常；可使血液中的儿茶酚胺升高，引起心肌斑片状坏死，诱发严重的心律失常，甚至导致患者猝死。有人通过对200例心律失常患者发病原因进行统计，总结出95%的心律失常的发生与应激有着直接关系，尤以情绪改变影响最大，愤怒占95%，紧张占92%。34%的心律失常的发生与患者劳累有关，部分与身体状态的改变有关，如休息不好占22.5%，感冒占14.5%，大便干结时用力排便占6.5%。其机制是，机体在心理应激状态下产生一系列的生理心理反应，使神经内分泌系统活动增强，一方面使交感-肾上腺髓系统活动增强，使体内肾上腺素、去甲肾上腺素释放增多，使心脏兴奋性增强，心肌耗氧量增加，心肌的异位节律点兴奋性增强，自动节律增加，而产生心律失常，如期前收缩甚至室颤，另一方面是使垂体-肾上腺皮质系统活动增强，主要是释放的盐皮质激素使体内钾离子平衡失调造成低钾、低钙，而致心律失常，由此可见紧张的刺激在个体素质差的情况下，使机体产生消极的心理反应及一系列生理反应，作用于易感的心血管器官，促发或加重心律失常的发生。由此，许多报道认为，一些无器质性病变的心脏发生室性心律失常是不少见的，也是不容忽视的。

应激造成心肌损伤、诱发心律失常的研究表明：在单次严重应激作用下可造成心肌细胞膜的脂质紊乱，基质膜的 Na^{+}-K^{+}-ATP 酶和肌浆网 Ca^{2+}-ATP 酶失常，同时出现心脏供能紊乱，后者包括某些酶活性和糖酵解系统的改变。这些变化可造成形态学可见的小灶性损伤，在大范围的损伤可见到心肌的过度伸展，称为“应激后僵化”(poststress rigidity)。此外，还有心肌电稳定性发生改变：室颤阈下降、异位搏动频发等。这些生理学、生物化学乃至形态学的初期改变属于复杂的损伤，但在很大程度上是可逆的。有研究证明，倘若发生重复应激损害，则损害部位多集中在富于神经支配的心肌区域，而加重心肌已失常的电稳定性，发生严重的心律失常。

第七章
与妇产科有关的心身疾病

病例 58　浅表性胃炎、更年期焦虑抑郁状态

【病历摘要】××　女，56 岁，音乐教师，已婚，高中文化。因失眠、孤独、恐惧 30 年，伴烦躁、记忆力减退 5 年，加重 1 年于 1999-07-13 于神经科门诊就诊。诊断：抑郁、焦虑状态。服氟西汀 20mg qd、阿普唑仑 0.4mg qn，服药 3 个月好转自行停药。2000 年 9 月再次因前述症状加重、情绪减退、疲劳乏力，不能做家务、看电视，怕声音，容易惊吓，再次就诊于神经内科门诊。

【既往史】浅表性胃炎、萎缩性胃炎史二十余年，服整肠生、十六角蒙脱石（思密达）、枸橼酸铋钾（丽珠得乐）、养胃舒、温胃舒等。

1994 年因卵巢囊肿行子宫加一侧卵巢附件切除术。术后患者出现失眠、烦躁多汗、恐惧孤独，经常有胃痛、肩背痛、胸痛、腰痛、肢体麻木、皮疹，反复至内科、外科、骨科、妇科、皮科、中医科门诊就医，诊断为左肋骨骨膜炎、肩周炎、腰椎病、神经性皮炎、绝经期等，用布洛芬、氧氟沙星、替勃龙（利维爱）等药均无好转。

2000-08-27 因多饮、多尿、易饥饿 2 年至内分泌门诊就诊。患者身高 165cm，体重 68.5kg，空腹血糖 5.3mmol/L，餐后 2 小时血糖 10.3mmol/L，处理：①控制主食 5 两/日（早 1 两、中 2 两、晚 2 两），多饮水，适度活动。②定期复查空腹及餐后血糖。③渴乐宁 4 片，每日 3 次。

【个人史】出生原籍，于 30 年前从外地转业至北京某中学从事音乐教学工作。个性内向孤僻、敏感多虑。

【家族史】无糖尿病、血管病等病史。

【心理社会因素】患者爱人在部队，经常在外出差，自己在家

带孩子，在北京没有亲友，孩子幼小，自感孤独、恐惧，上班时自己在一个办公室，无人交流和沟通。患者长期有失眠、食欲缺乏。经常至医院就医。

【辅助检查】

血生化全项示血脂偏高，其余正常。乙肝五项正常。

【诊断】浅表性胃炎、更年期焦虑抑郁状态。

【治疗】①心理治疗：认知、疏导、支持。②药物治疗：氟西汀 20mg qd，氟哌噻吨美利曲辛 1 片 qd，艾司唑仑 1mg qn。2 个月后明显好转，继续氟西汀维持治疗。

【点评】患者因卵巢囊肿行子宫加一侧卵巢附件切除术。激素水平的变化使患者进入更年期阶段，而加重原有的躯体症状。雌激素对维持大脑良好的功能状态起着非常重要的作用。雌激素能增加脑血流量；具有抗炎作用；增强神经突触的活动；能直接发挥脑保护和神经营养作用。雌激素显著地影响着情绪和认知功能。更年期妇女雌激素水平下降，可以表现出明显的情绪和认知障碍。但也有研究显示雌激素水平下降与潮热、出汗等血管舒缩失调症状有关，而与心境障碍无关。如果说患者过去是处在亚健康状态，不服药尚能维持生活和工作，那么现在她就是处于疾病状态，必须服用药物治疗以改善生活质量，恢复社会功能。一年前患者曾服用氟西汀，3 个月后自觉好转停药，未继续治疗导致复发，这种情况是普遍现象，怎样做好患者的认知教育也是摆在我们面前的重要课题。

病例 59　更年期焦虑

【典型病例】女，47 岁，已婚，高中文化，职工，主因“头晕、头痛、易紧张、胸闷憋气、胸背痛 21 年，加重 6 年”于 2004-01-18 于神经内科就诊。

患者于 21 年前分娩时产程顺利，无产后大出血，但食欲不好，有头晕、头痛、易紧张、发抖、胸闷憋气、胸背痛、左肢麻木、大便干燥、月经不规则。先后多次就医，近 6 年先后至心内科、呼吸科、消化科、神经内科就诊，并行多项检查。诊断：神经症、失眠、神经衰弱、抑郁症、焦虑状态、更年期综合征，并为此病退。

曾应用药物，分别为“氟西汀、氟哌噻吨美利曲辛、谷维素、劳拉西泮、帕罗西汀、艾司唑仑、安神补心、海洛神、布洛芬”等，最多维持治疗 3 个月，无明显效果。现仍有胸闷、气短、腹部不适、左肢麻木，特要求会诊。

【既往史】否认其他疾病史。

【个人史】出生于北京，未到过外地。月经 13 28～30/3～5 45。足月顺产一女儿。外向急躁、争强好胜、追求完美、敏感多虑。

【家族史】父母、丈夫、女儿均体健。

【体格检查】一般可，神清、语利，理解力、计算力、定向力正常；额纹对称，双眼活动自如充分，双瞳等大、等圆，直径 3.5mm，对光反射正常。面纹对称，伸舌居中，舌肌无肌颤、无萎缩，双软腭抬举对称有力，悬雍垂居中，咽反射存在。双乳突肌对称有力，头前倾、后仰有力，耸肩对称有力。四肢肌张力正常，腱反射对称，双上肢肌力Ⅴ级，双侧 Hoffman 征（—），掌颌反射（—），双下肢肌力Ⅴ级，双侧 Babinski 征（—），指鼻轮替好，跟-膝-胫试验及 Romberg 征（—）。

【辅助检查】

北京同仁医院

1. 1996-01-16 脑血流图正常。

2. 1996-01-16 前庭脊髓反射正常。

3. 1996-01-17 脑电图正常，脑电地形图大致正常。

4. 1996-01-19 经颅多普勒超声：基底动脉、双侧椎动脉痉挛（轻度）。

5. 1997-04-01 前庭-脊髓反射：前庭病变待除外。

6. 1997-05-20 生化全项：总胆红素 19.50μmol（正常 2.00～19.00μmol/L），间接胆红素 16.40μmol（正常 3.40～13.00μmol/L），总胆汁酸 12.30μmol/L（正常 0～12.00μmol/L），镁 0.70mol/L（正常 0.80～1.20μmol/L）。

7. 1997-06-02 心电图正常。

8. 1997-06-23 超声心动图：心内结构未见异常，左室射血分数正常。

9. 1997－07－12 正侧位胸片：心、肺、膈未见异常。

10. 1997－07－25 核素显影报告：运动加静态心肌断层分析未见异常。

11. 1999－01－27 多导睡眠呼吸分析：

呼吸情况：	最长呼吸暂停时间	27 秒
	平均呼吸暂停时间	13 秒
	总共呼吸暂停时间	2 分 47 秒
	总共低通气时间	28 分 9 秒
	睡眠频率	TST/SPT：27.6%
		TST/TOT：19.8%

	中枢性	阻塞性	混合性	合计	平均	最长	指数
呼吸暂停	12	0	0	12	13.9	27.0	1.7
低通气	1	0	69	70	24.1	67.0	9.7
平均	SaO_2	97%	SaO_2	94%	SaO_2	97%	

12. 1999－02－02 睡眠监测：显示睡眠效率达 27.6%，其他结构正常。

13. 1999－09－20 心电图正常。

14. 2002－12－26 心电图正常。

15. 2003－10－14 协和医院 FSH 7.7mm/ml，E_2 46.3pg/ml。

16. 2003－02－11 同仁医院上消化道造影未见器质性病变。

17. 2003－04－04 妇科刮片：瘤细胞检查ⅡA 级。

18. 2003－04－21 超声：左卵巢 2.8cm×2.1cm，右卵巢 2.5cm×1.6cm，均为囊实性。

北京医院

1. 2003－06－02：腰椎磁共振 L_5、S_1 腰椎间盘突出症；腰椎（L_3～S_1）退行性变，腰椎骨性关节病。

2. 2003－07－01 白带清洁度Ⅲ度，未见病虫，细菌性阴道病阳性。

第四医院：

2003－07－08 血压反应正常：活动平板次极量运动试验：阴性。

北京朝阳医院

2004－01－20 MMPI 量表：

说谎分	诈病分	校正分	疑病症	抑郁症	癔病	精神病态	男女子气	偏执狂	精神衰弱	精神分裂	轻躁狂症	社会内向
L	F	K	Hs	D	Hy	Pd	Mf	Pa	Pt	Sc	Ma	Si
39	57	42	80	65	72	40	39	51	68	59	58	53
Hs	Hy	Pt	D	Sc	Ma	Si	Pa	Pd	Mf	F	K	L
1	3	7	2	8	9	10	6	4	5			
80	72	68	65	59	58	53	51	40	39	57	42	39
8个病例量表：62				两点峰：13								

【病例分析】

1. 中年女性，慢性病史。

2. 主要症状：头晕、头痛、易紧张、胸闷憋气、胸背痛。

3. 检查：神经系统正常。

4. 个性特征：以焦虑为主，躯体化，还有疑病。考虑产后抑郁，但产后抑郁一般没有持续这么长时间的。患者没有抑郁的核心症状：情绪低沉、兴趣低、没有动力。那么是否有隐匿性抑郁呢？患者也没有相关症状。患者主要为焦虑，未经过系统治疗，常常感到痛苦和不愉快，有些适应困难，有过分顺从和过分自制，易悲观、压抑和情感麻木，缺乏自信、犹豫不决、不知所措。易强调困难，容易有自卑、无助和躯体不适。

【诊断】更年期焦虑。

【治疗】①心理治疗。②氯硝西泮 1mg qd 抗焦虑，劳拉西泮 0.5mg qn；给 ATP 和维生素 B_{12} 增强体质，健脑 1 号：溴剂、氯化钙 10mg，每日 3 次。盐酸曲唑酮（美抒玉）25mg qd，3 天后改 50mg qd。观察 1 个月，美抒玉抗焦虑、抗抑郁、抗失眠、提高性功能效果良好。随访半年，症状明前改善，恢复正常生活。

【点评】无论月经不规则是由于提前进入更年期还是因焦虑导致内分泌紊乱，根本问题都在中枢调控。患者6年的就医也选择了抗抑郁治疗，因不系统、不足量，未取得理想的疗效。基于综合考虑选择盐酸曲唑酮，其优点是患者不对其产生依赖。患者也确实获得了良好的治疗效果。同时目前现行治疗更年期焦虑亦用激素替代治疗也能改善症状。到底哪种治疗方式更好？站在传统角度，绝经是自然规律、生理现象，应顺其自然而不要过多干预；站在妇科专科角度，有激素减少就需补充激素；站在精神专科角度，有焦虑就要抗焦虑治疗。总之莫衷一是，今后尚需多学科协作研究，统一认识，提高诊治水平。

病例60　神经性肌强直、躯体形式障碍

【病历摘要】×××　女，27，北京，汉，已婚。主诉：停经39周，不规则下腹痛12小时。于2007-12-09入产科。

【现病史】患者既往月经规律，5/28，停经30天时，查尿妊娠反应阳性诊为早孕。恶心、呕吐不严重。孕4个月自觉胎动并活跃至今。孕早期无明显发热及感染。在我院行定期产检，无明显异常所见。孕期平顺。无异常。孕晚期无明显头晕、心慌、胸闷及活动后气促。1周前因“肌强直原因待查”收入院。查对妊娠、分娩无明显影响后出院。今日出现阵发性下腹痛，不规律，约有5～6次。不伴阴道流水、流血、恶心、呕吐。患者孕期精神、饮食好，休息、二便正常。

【产前检查】产前检查单位：朝阳医院，产前检查8次。

【既往史】高考前因肌强直而休学，至今已有十余年。否认原发性高血压、冠心病、糖尿病史，否认肝炎、结核等传染病史，无手术及外伤史，无药物过敏史。

【个人史】月经周期5/28，初潮13岁，偶有痛经，月经量中等，人工流产1次，吸宫术0次，药物流产1次，早产0次，足月顺产0次，末次生产（或流产）2003年，末次月经2007-03-04，预产期2007-12-11。

【家族史】否认家族遗传病史，否认家族肿瘤病史。

【体格检查】T 36.5℃，P 80 次/分，R 18 次/分，BP 120/80mmHg。内科检查未见异常。产科情况：宫底高度 34cm，腹围 95cm：羊水中等量，宫缩偶有不规则。胎位为头位，胎心 140 次/分，胎先露：入盆，Bishop 评分 7 分。

【辅助检查】NST：反应性。

【神经科会诊】孕妇于 10 年前突然活动后出现肌肉放松不佳，约几秒恢复正常，未出现过非随意性痉挛。以后经常至医院检查，先后至 3 家著名三甲医院就诊，行肌电图等检查未见明显异常。

【心理社会因素】患者性格外向急躁、争强好胜，喜言辞夸大，以自我为中心，敏感警觉，易接受暗示。10 年前首次发作肌肉强直抽搐系高中就读期间，当时患者学业欠佳，高考有困难，精神压力大。后因发作频繁终止学业而踏上看病路程。随着就业、婚姻、怀孕过程，肌强直发作渐趋好转。

【诊断】神经性肌强直、躯体转换障碍。

【治疗】鉴于患者处于临产，未行药物治疗，给予心理支持鼓励、暗示治疗。后于 2007－12－10 时阵缩开始，6 时胎膜破裂，7:15子宫口开全，7:32 娩出女婴 3200 克。

【点评】该患者的发病与以下因素有关：首先，中国的教育奉行的是精英教育，不能考入大学者人数众多，考前焦虑、抑郁很多见，但特殊的个性特征或经历体验亦可导致癔症发病。其次，癔症的躯体转换的目的是"无意识的"，这种无意识的目的通过"转换"的机制表现出各种躯体症状。躯体症状是患者潜意识冲突的表达，是心理冲突产生的心理能量的释放，所谓心身疾病的"器官象征性语言"如肢体强直抽搐，目的是为了求助。①巴甫洛夫在《癔症症状的生理学解释尝试》一文中提到，人类有两种行为方式，一是受理性支配的行为，一是受情绪支配的行为，后者没有大脑皮质控制，其行为直接产生于皮质下结构，癔症就属于这种行为方式。癔症的行为取向决定于内在或外在的情绪激发，激发可引起皮质某一区域活跃。如果皮质是弱型，则可引起广泛的负诱导，影响其他皮质区域的控制功能。癔症的情感暴发或痉挛发作就是皮质下活动脱抑制的缘故。②在癔症的症状中，有一种确定的意志努力，它给人以深刻的印象，这就是癔症的特征。③首先，癔症的发作可以模拟任何疾病；其次，为数不少的精神疾病和内科疾病都可以出现癔症样发作。这种一病多症与多病一症的相互重叠、扑朔迷离，使癔症真假难辨，易有误诊，甚至造成严重后果。再次，患者从不断求医中“继发性获益”，找到“归因”——因为生病不能继续求学，以满足其自尊和虚荣。

病例61 肝脓肿、盆腔炎、子宫肌瘤、异位妊娠保守治疗后、躯体转换障碍

【病历摘要】××× 女，26岁，黑龙江人，汉，已婚，小学文化，无业。主诉：异位妊娠保守治疗后，发热11天，咳痰3天。于2007-10-05入院。

【现病史】患者平素月经4～5/28～29。2007-09-11因停经腹痛、阴道流血，入华信医院诊治，诊为“异位妊娠”，予刮宫抗感染治疗后出院。病理：蜕膜组织，未见胎盘绒毛组织及滋养细胞。患者出院后自觉发热，9月24日第二次入院，有畏寒、干咳，近3天咳黄色痰，予抗感染治疗未见好转。宫颈分泌物培养：屎肠杆菌（+），予万古霉素0.4g静点q8h，美罗培南1.0g静点q8h，并予地塞米松、低分子肝素钙皮下注射。病情反复，不见好转。今日转我院治疗，患者现有发热、咳痰、周身不适。

【既往史】否认原发性高血压、冠心病、糖尿病病史，否认肝炎、结核等传染病病史，无药物过敏史，无输血史。

【个人史】生活于北京，无疫区居住史。

【家族史】否认家族遗传史。

【婚育史】G0P0，结婚2年，未避孕。

【体格检查】T 37℃，P 76次/分，R 18次/分，BP 100/70mmHg。内科检查：下腹压痛，余未见异常。妇科检查：外阴：已婚型，阴道：畅通，有少量血液。宫颈：轻度糜烂，无举痛。子宫：前位，大小正常，质中，压痛（-），偏左侧。双附件：左侧附件区增厚，压痛（+），右侧附件未见明显异常。

【辅助检查】

1. 血常规：WBC 6.85×10^9/L，NE 75%，Hb 124g/dl。

2. 肝功能

日期	项目		
	AST（正常10～42U/L）	ALT（正常10～40U/L）	LDH（正常85～250U/L）
2007-10-06	326	275	339
2007-10-07	167	280	
2007-10-11	78	193	
2007-10-16	226	149	
2007-10-20	50	68	
2007-10-24	52	41	

3. 2007-10-08 C反应蛋白1.88mg/dl（正常0～0.8mg/dl）。

4. 2007-10-11 血培养：革兰阴性菌：嗜麦芽寡养单胞菌。

5. 2007-10-06 超声：双下肢静脉未见异常。

6. 2007-10-07 超声：肝稍低回声，建议进一步检查。

7. 2007-10-08 超声：双髂静脉及髂动脉未见明显异常。

8. 2007-10-08 超声：左附件包块——宫外孕待排、子宫肌瘤。

9. 2007-10-08 X线：胸部正位片未见明显异常。

10. 2007-10-10 X线：胸部正侧位片未见明显异常。

11. 2007-10-11 腹部CT：多发肝脓肿、脾轻度增大、子宫肌瘤。

12. 2007-10-15 超声：肝稍低回声，较前次减小，提示肝脓肿可能性大。

13. 2007-10-16 超声：超声引导下肝脓肿穿刺抽吸注药术后；注意血压、脉搏、腹部情况，预防出血、感染。

14. 2007-10-24 超声：肝稍低回声，较前次稍小。

15. 2007-10-30 超声：肝多发低回声，考虑肝脓肿恢复期。

【初步诊断】发热待查、盆腔炎、盆腔血栓性静脉炎、呼吸道感染、异位妊娠保守治疗后。

患者于 2007－10－16 在 B 超引导下行肝脓肿穿刺，抽出 1ml 脓液，注入万古霉素 0.4g，术后给予稳可信 1g，q12h×12 天。患者体温降至正常。

【再次诊断】肝脓肿、盆腔炎、子宫肌瘤、异位妊娠保守治疗后、躯体转换障碍。

患者自 2007－10－20 4pm 诉下床活动后自觉心慌胸闷、双手麻木，BP 130/90mmHg，P 80 次/分，双面颊潮红、呼吸急促。考虑患者有发热，基础代谢率增加，体质差，下床活动后导致心慌，患者过度换气引发呼气性碱中毒。4:50pm 患者感全身麻木、乏力、情绪烦躁、大声喊叫、诉周身不适，数分钟后患者失语，眼球可运动，神志清楚，BP 130/88mmHg，P 103 次/分，SO_2 96%。

【院内会诊】2007－10－20 宫外孕保守治疗后，肝脓肿。患者于 2007－10－16 行 B 超引导下脓肿穿刺＋注药术；术后患者最高体温 38.2℃，血象正常，予静点抗感染治疗，下午静点抗感染药物中患者突发失语，四肢麻木乏力，持续 10 分钟后缓解。请神经内科会诊。

神内二线会诊意见：患者发作性意识混乱，言语不能十余分钟，后自行缓解，平素患者睡眠欠佳，精神紧张 3 周余，发热 2 周左右。既往否认原发性高血压、糖尿病病史。神经系统检查（－）。诊断：言语不能待查、焦虑状态？处理：①行头颅 CT 或 MRI 检查、脑电图检查。②予清脑复神、心脑宁、劳拉西泮治疗。③继续妇科治疗。④对症处理。⑤神经科随诊。

2007－10－22 3pm 患者突然出现胸闷憋气、四肢麻木、失语。头 CT（－）。

神内三线会诊诊断：追询患者近期 1 个月感烦躁郁闷、心悸、出汗、紧张、恐惧，伴发作性失语，长出气，呃逆后症状缓解。患者平素性格内向、多虑多疑。与家人来京做生意，人际关系有冲突。

【最终诊断】肝脓肿、盆腔炎、子宫肌瘤、异位妊娠保守治疗后、躯体转换障碍。

【治疗】①心理疏导：认知、安慰、支持治疗。②药物治疗：西酞普兰 20mg qd，劳拉西泮 0.5mg qn。患者未再发作。继续妇科治疗。

【点评】本病例是一例女性，低文化者不善于表达内心深处的情感。“述情障碍”是一种长期存在的人格特征。患者不善于表达内心冲突。描述躯体不适比情感表达更容易甚至达到难以区分是内心情感障碍还是躯体感觉。把情感体验以“器官语言”表达出来，即使有时存在某种躯体障碍，也不能解释所诉症状的性质、程度，或其痛苦与优势观念。患者经常伴有焦虑或抑郁情绪。尽管症状的发生和持续与不愉快的生活事件、困难或冲突密切有关，且有自主神经所支配分布的器官受累，但患者常否认心理因素的存在。

病例 62 慢性胃炎、胆石症、宫颈炎、更年期焦虑抑郁

【病历摘要】××× 女，53 岁，工人，主因“头晕、头顶压痛感、心悸、乏力、气短、失眠 5 年，加重伴绝经半年”于 2003-03-30 于神经内科门诊就诊。患者于 5 年前行乳腺手术前后出现头晕头痛、烦躁失眠、疲劳乏力、兴趣减退、颈肩背痛。曾服药物无效。有时有血压高，至心内科曾服降压药。近半年绝经后症状加重，有出汗、心悸、易惊吓、易激惹、入睡困难、早醒再睡亦困难，反复在本院及其他医院就诊，未见治疗效果。

【既往史】

1990-03-30 胃部不适，上腹部发堵，打嗝，胃部烧灼感、腹胀，吞咽发堵，无反酸，无吞咽疼痛，无腹痛。食管钡餐（—），示慢性浅表性胃炎。服月维酶素、胃乐新、多酶片、活胃散、谷维素。2006-15～29 常感胸痛，似有物堵住感，食后上腹胀满，肝区有时疼痛，患者有急躁。查体示右中上腹轻压痛。胃镜示慢性浅表性胃炎。诊断：慢性浅表性胃炎，自主神经功能紊乱，胆石症。服用神衰果素片、胃乐新、地西泮。

1992-02-03、02-14，因腹泻于内科治疗。

1996-03-22 因左手麻木、左侧头痛、失眠就诊于神经内科。

诊断：颈椎病、神经性头痛。服强力天麻丸。

1990-03 左侧头痛十余天，恶心不吐、头晕、睡眠差。服卡巴匹林钙、七叶神安、太极通天液。

1998-06-28 发现左乳腺肿物 1 周。乳腺钼靶检查示肿物。1998-12-11 行左乳腺肿物切除。病理示左乳腺瘤伴囊性增生。

1999-01-05 心内科，发现原发性高血压 1 年余。最高 165/100mmHg，服用尼莫地平、阿司匹林泡腾片、依那普利（灵广俐）。

1999-10-20 内科，上腹痛、胃灼热、嗳气 3 年，服用吉法酯片（惠加强）、六味安消、西咪替丁、庆大霉素。

2000-12-18 神经内科，头晕 2 个月，CT（－）：予以心神宁、天麻钩藤。

2001-02-13、02-11、03-22、04-19 内科，因胃炎服枸橼酸铋钾。

2002-01-23 妇科，闭经半年、阴道出血 4 周、宫颈炎。

2002-01-30 外科，双乳腺检查示乳腺增生。

【个人史】个性外向急躁、争强求美。

【心理社会因素】自女儿 6 年前出国留学后，患者经常惦念，听到其留学国家有点问题（水灾、游行等）即心急火燎，不能自制。

【体格检查】内科及神经内科未见明显异常，皮肤白癜风。

【辅助检查】

1. 1989-07-03 HBsAg（－），TT_4、GPT 正常。
2. 1989-08-04 胃镜示慢性浅表性胃炎。
3. 1990-03-30 食管钡餐通过顺利。
4. 1990-06-15 HBsAg（－），TT4、GPT 正常。
5. 1990-06-26 同位素测甲状腺功能基本正常
6. 1992-01-23 妇科 B 超示子宫附件未见异常。
7. 1992-01-24 红细胞沉降率正常（20mm/h）。
8. 1992-01-28 下消化道造影正常。
9. 1992-01-30 血清 CA-50（RIA）正常。
10. 1992-06-06 结肠镜检：全结肠未见明显异常。

11. 1996－03－16 颈椎片 $C_{3\sim6}$ 锥体边缘骨质增生。

12. 1999－10－22 肝功能 ALT 39IU/L，余正常。乙肝五项阴性。

13. 1999－11－02 慢性浅表性胃炎、十二指肠球炎。

14. 2001－03－01 胃镜检查示慢性浅表性胃炎、幽门螺旋杆菌阳性。

15. 2001－03－22 三碘甲状腺氨酸正常。

16. 2002－05－10 乙肝五项阴性。肝功能正常。

【诊断】慢性胃炎、胆石症、宫颈炎、更年期焦虑抑郁。

【治疗】①心理治疗：认知疏导。②药物治疗：氟西汀、氟哌噻吨美利曲辛。

【点评】伴随着患者女儿的出国留学，一方面是长期的精神紧张，引起下丘脑-垂体-卵巢轴功能紊乱及乳腺增生，亦可导致停经。另一方面从生理上讲该患者亦到了绝经期。在心与身、病理与生理交织下，患者出现了一系列症状。如果没有女儿出国的家庭因素，该患者是否会顺利度过更年期？也不一定，因为其心理个性特征、既往胃炎史给我们提供了证据，她也有很大的可能出现更年期临床表现，这也是一种特征和规律。

病例 63　原发性高血压Ⅲ级极高危组、2 型糖尿病、颈椎病、焦虑抑郁状态、全子宫附件切除术后

【病历摘要】×× 女，63 岁，退休职工。

2007－09－23 头面部麻木、头晕 1 天至急诊，无肢体麻木、活动障碍，无视物旋转、恶心、呕吐、耳鸣等，易紧张、睡眠差、疲劳乏力。

2007－12－06 头痛半天，无头晕、无言语不利、无肢体活动障碍，无视物模糊，伴心悸、紧张，无胸痛、胸闷。平素疲劳乏力、心悸气短、烦躁。查体：BP 150/90mmHg，HR 80 次/分。神经系统（－），心、肺（－）。

【个人史】庆大霉素过敏。个性外向急躁、认真求美。

【既往史】全子宫附件切除术后 3 年。发作性左侧面部麻木、

头晕 2 年。患者每于安静状态下突发左侧面部麻木、头部不适、头晕伴视物旋转，恶心未吐，症状持续 5 小时至 1 天。先后 3 次至急诊就医，因“头晕、面部麻木”三次住院。首次 2005-12-26 至 2006-01-10，入院诊断“头晕待查”。出院诊断：椎-基底动脉供血不足、原发性高血压Ⅲ级极高危组、2 型糖尿病、颈椎病、焦虑抑郁状态。

入院查体：BP 125/70mmHg，T 36.5℃。神清合作，语言流利，颅神经（—），四肢腱反射偏低，四肢肌力Ⅴ级，双侧 Babinski 征可疑，颈抵抗（—），内科检查无异常。

出院查体：神经系统（—）。

2006-12-13 至 2006-12-21 再次住神经内科，神经系统症状、体征、查体情况同前。辅助检查亦无变化。给予活血化瘀、降压、降糖、抗焦虑治疗后出院。住院期间无头晕发作。

【辅助检查】

2005-12-28 胸片：双侧肺纹理重。

2005-12-29 超声：颈动脉粥样硬化。

2005-04-21 协和医院脑血管超声：各血管血流频谱未见明显异常。

2006-01-29 头 MRI：双侧额叶多发脑缺血灶，轻度脑白质变性。

2006-01-29 头 MRA：左侧大脑后动脉粗细不均。

2006-01-10 空腹血糖：8.2mmol/L。

血、尿、便及心电图大致正常。

血生化：血糖 9.2mmol/L，余正常。

SEP 正常。BAEP 正常。

自评量表：SDS 38 分，SAS 46 分。

【诊断】原发性高血压Ⅲ级极高危组、2 型糖尿病、颈椎病、焦虑抑郁状态、全子宫附件切除术后。

【治疗】

1. 心理治疗：认知疏导，讲明发病的主要原因为子宫切除后内分泌紊乱所致，而非血管病，只要配合治疗就不会再每年发作住院。

2. 药物治疗：氟西汀 20mg qd，劳拉西泮 0.5mg qd。治疗后未再发作。

【点评】据文献报道，子宫全切术后生殖激素水平有所变化，术后 6 个月 FSH 水平升高，E_2 水平下降，这种变化接近更年期的生殖内分泌改变。循环中的高 FSH 对卵泡自身受体起降调节作用，使卵巢内残留卵泡功能处于抑制状态，并进一步衰退，同时 E_2 水平逐渐下降。其中子宫全切者降低明显，其原因为子宫切除术后子宫内甾体激素受体丧失，扰乱了受体作用周期，不能维持平衡的受体关系。子宫上分布大量雌、孕激素受体，其分布一般从宫体向下逐渐减少，宫底分布为 100%，宫颈 25%～40%。可见子宫全切术后生殖激素水平变化明显大于次全切除者。子宫次全切除者保留宫颈，25%～40% E_2、P 受体能接受 E_2、P 激素作用，因此，次全切除者术后卵巢功能变化比子宫全切者影响小。另外，子宫切除手术阻断了子宫与卵巢之间的血管吻合，可影响卵巢血液循环，进一步使卵巢功能减退。因此，在子宫切除术后，虽然保留了双侧卵巢，有些人也可以提早出现更年期症状。这是下丘脑-垂体-性腺轴的作用。根据病史及临床表现，在进行相应检查排除其他疾病后首先要考虑焦虑抑郁躯体化的问题，而非椎-基底动脉供血不足。此病例再次说明临床医生要掌握扎实的基本功，学会全科分析思维，正确决策和判断，因为患者不会因为头晕至妇产科就医，门、急诊护士亦不会将患者分诊到妇产科。治疗上是否加用激素替代剂的问题，需与妇产科医生商榷。

第八章

与外科有关的心身疾病

病例 64　腔隙性脑梗死、原发性高血压、肾动脉支架术后、焦虑状态

【病历摘要】×××　女，71 岁，退休教师，主因“胸闷憋气、血压波动 2 年，肾动脉支架后失眠 1 个月”于 2003-12-28 于神经内科门诊就诊。

【现病史】2001 年患者因阵发胸闷气短、头痛、胆小及血压波动，最高 200/100mmHg，就诊于心内科门诊。以后用多种药物仍未缓解。2003 年前述症状加重，因血压高持续不降而行肾动脉造影，医生认为不做支架难以控制血压而行肾动脉支架术。术后患者血压仍不降，医生要求再做一支架，患者即出现失眠、胸闷憋气、紧张害怕。而至神经科就医。

【既往史】1972 年患者出现原发性高血压，规律服药 20 年；患腔隙性脑梗死 6 年；患胃炎病史 5 年。

【个人史】出生原籍，久居北京，从事教育工作。性格急躁认真、争强好胜、追求完美。

【辅助检查】

1. 1994-11-25 超声：脑动脉硬化血流改变（高阻力型）。

2. 1997-12-17 超声：①左侧大脑中动脉及颈内动脉中末端轻度狭窄；②右侧大脑中动脉及颈内动脉中末端中度狭窄；③脑动
3 脉硬化。

3. 1998-06-04 头 CT：右侧基底节腔隙性脑梗死。

4. 1999-02-23 全消化道造影：胃下垂。

5. 1999-04-19 胃镜：慢性浅表性糜烂性胃炎。

6. 1999-03-04 腹部 CT：肝右叶囊肿。

7. 2000-11-13 甲状腺功能正常。

8. 2000－12－05 乙肝五项示抗 HBe 抗体和抗－Bc 抗体阳性。

9. 2001－08－22 超声：腹主动脉、双肾动脉起始段粥样硬化，右肾动脉起始段轻度狭窄。

10. 2001－10－25 心脏超声：右室肥厚（轻度），三尖瓣关闭不全（中度），二尖瓣关闭不全（轻度），肺动脉高压。

11. 2001－12－06 腹部 MRI：右肾动脉起始部约 6mm 长范围管腔狭窄，狭窄约 50%，左侧肾动脉起始部约 1cm 长范围管腔轻度狭窄，左肾动脉前下支粗细不均；①双侧肾动脉主干狭窄，右肾动脉前下支狭窄；②肝囊肿；③腹主动脉及双侧髂总动脉动脉硬化。

12. 2003－07－29 头颅 CT：双侧基底节腔隙性脑梗死、脑白质变性、脑动脉硬化、老年性脑改变。

13. 2003－08－29 MRI：①双侧肾动脉起始部狭窄，右肾下前段动脉狭窄，左肾下端动脉狭窄，腹主动脉及双侧髂总动脉动脉硬化，左侧髂总动脉狭窄；②肝囊肿；③双侧肾囊肿。

14. 2003－09－09 颈动脉超声：双颈动脉及其分支走行正常，内膜不光滑、增厚，双颈总动脉可见多个强回声斑块伴声影，管腔无明显狭窄，双侧颈总动脉窦前后壁可见多个强回声伴声影，右侧轻度狭窄，狭窄率 30%。双颈内、外动脉血流通畅，流速及方向正常。双侧椎动脉走行正常，内膜光滑，无增厚，流速及方向正常。双颈动脉粥样硬化。

15. 2003－09－25 超声：双肾动脉走行正常。左、右肾动脉主干内径分别为 0.54cm、0.47cm，起始段均可见轻度狭窄，狭窄率约 40%～50%，内膜增厚、不光滑，可见强回声斑块，局部流速增快，峰值为 90～110cm/s，血流通畅。双肾血供减低。双侧肾动脉起始段轻度狭窄。

16. 2003－11－27 收住院，2003－12－04 行双侧肾动脉造影，肾动脉狭窄行右肾动脉支架置入术（5 mm×10 mm 支架一枚），2003－12－09 出院。

17. 2003－12－23 超声：右肾动脉置入支架后主干内径 0.44cm，其内膜不光滑，可见小斑块附壁，血流通畅，左肾动脉起始段 0.47cm，起始段均可见轻度狭窄，狭窄率约 40%～50%，内膜增厚，不光滑，可见强回声斑块，局部流速增快，峰值为 90～110cm/s，血流通畅。流速 120cm/s。右肾动脉置入支架后血流通畅。左肾动脉起始段轻度狭窄。

【诊断】腔隙性脑梗死、原发性高血压、肾动脉支架术后、焦虑状态。

【治疗】西酞普兰 20mg qd，劳拉西泮 0.5mg qn。1 个月后患者症状改善，2 个月后血压稳定，维持治疗。

【点评】患者患原发性高血压三十余年。2 年的胸闷憋气、胆小、血压增高难以控制，实际是由焦虑所致，医生认为是肾动脉狭窄所致，放了支架后仍不改善，用抗焦虑治疗改善。这个过程体现了实践—认识—再实践—再认识，这是螺旋式上升的过程，而达到新的飞跃，也从而帮助我们提高了认识疾病的水平。

病例 65　颈椎病、焦虑状态

【病历摘要】×××　女，55 岁，退休职工。主因"发作性头晕 10 天"于 2007－11－21 入中医科。初步诊断：①头晕待查，脑供血不足？②颈椎病。2007－12－28 日出院，确定诊断：自主神经功能紊乱、脑动脉硬化、颈椎病。患者发病时无视物旋转、恶心、呕吐，无意识丧失，无肢体活动不利，伴心悸、无力、胸脘堵闷感，无胸痛，纳食欠佳，纳后胃胀不适，无恶心、呕吐。夜尿 2～3 次，大便稠，夜寐尚安。神志清，精神可，BP 110/70mmHg，双肺呼吸清，未闻及干、湿啰音。心率 70 次/分，律齐，各瓣膜听诊区未闻及病理性杂音。腹软，无压痛，肝、脾未及肿大，肾区无叩击痛，四肢肌力、肌张力正常。双下肢无凹陷性水肿。生理反射存在，病理反射未引出。

入院完善各项检查，脑部超声：脑动脉硬化频谱改变。妇科超声：子宫小肌瘤。生化 CHOL 5.68mmol/L，HDL 0.66mmol/L，LDC 3.93mmol/L。甲状腺功能及 B 超正常。生殖激素水平正常。胃超声未见异常。动态血压：平均血压 108/74mmHg，P 80 次/分。给予前列地尔注射液（凯时）10μg 入壶 qd 改善脑动脉硬化，谷维素改善自主神经功能。患者症状为阵发性发作，且自觉不适症状多，情绪不稳定，观患者舌脉症状，病属眩晕，症属痰浊内蕴。中药汤剂以理气化痰为法。

出院情况：患者头晕好转．气短好转，无头痛、无视物旋转，无呕吐，心、肺（一），腹软，双下肢无水肿，舌淡苔腻、脉滑细。患者诊断明确，经治疗后诸症好转，准予出院。继服药物：拜阿司匹林 0.1g qd，谷维素 0.1g tid，银杏叶 1 片 tid，舒肝片 4 片 bid，通天口服液 1 支 tid。

出院后患者仍有头晕、心悸气短、出汗，自觉不适症状多，烦躁，易激惹，情绪不稳定，失眠。2008－02－19 再至神经内科就诊，追问患者近来因女儿恋爱问题而着急，并有家庭冲突。

【诊断】颈椎病、焦虑状态。

【治疗】

1. 心理治疗：认知疏导。

2. 帕罗西汀 20mg qd，喹硫平 25mg qn。1 个月后患者颈痛消失，情绪稳定，给予巩固治疗。

【点评】临床上只要以主诉“头晕”就诊的中老年患者，几乎 90％被诊断为“脑供血不足”，若再有颈痛则诊断“颈椎病”，其实这种诊断是只见树木不见森林，如不了解患者的个性特征、生活状态，就不可能整体评估，正确诊断和治疗。从整体看，自主神经功能紊乱只是焦虑三大主征（情绪、肌紧张、自主神经紊乱）之一，动脉硬化既然是这个年龄必有的生理现象，也可忽略该诊断，颈椎病虽有症状和辅助检查的支持，但不能解释患者的全部症状，最终还是应考虑以中枢系统为主导，心理精神为主要矛盾。

病例 66 腰椎间盘突出症、焦虑抑郁状态

【病历摘要】××× 女，64 岁，2006－08－01 就诊于神经内科，有阵发胸闷、恐惧、憋气，坐立不安半年，多汗，肩背麻辣样放射痛，每次持续十余分钟至半小时，失眠多梦、疲劳乏力，不能做家务活。

【现病史】2006 年 4 月初提重物后患者感腰部疼痛，伴有膝以

上、大腿中下 1/3 外侧牵拉性疼痛，足背外侧疼痛，经按摩后好转，入院前 3 天疼痛发作，遂入骨科。2006-04-10 因腰痛原因待查、腰椎间盘突出症（$L_{4\sim5}$，S_1）、相应节段腰椎管狭窄、右踝扭伤住院，欲行手术治疗。在骨科住院期间出现胸闷憋气，心电图 ST 段压低，T 波改变，遂于 4 月 29 日转入心内科以明确有无冠心病，于 4 月 30 日 CAG 未见冠状动脉有狭窄，不考虑冠心病。于骨科查血钾 3.1mmol/L，给予补钾治疗后血钾 3.6mmol/L。

【既往史】32 年前曾因“转移性腹痛 2 天”入院，后发热 40 天，体温 36.2～38.4℃，先后考虑“阑尾炎？盆腔炎？”给予抗感染感染、中药治疗后热退出院（当时患者结婚 5 年未育，妇科检查腹部右侧有一个小肿物）。卵巢子宫切除术 13 年。51 岁绝经。2006-05-02骨科出院诊断：高脂血症、腰椎间盘突出症、腰椎管狭窄、低血钾症、右踝软组织损伤并骨质疏松症。2006-06-29、07-06 因颈肩背痛 3 天就诊于神经内科，有双肋痛、麻木、出汗、食欲缺乏伴头痛。诊断颈椎病、胃炎，口服“双氯芬酸钠缓释胶囊（英太青）、清脑复神、心脉通”。

【体格检查】BP 120/70mmHg，P 72 次/分，R 18 次/分。神经系统检查：双侧 Babinski 征（+），余未见异常。SDS 54 分，SAS 42 分。

【诊断】腰椎间盘突出症、焦虑抑郁状态。

【治疗】帕罗西汀 20mg、喹硫平 50mg qn、双氯芬酸 25mg qd。服药第一天后头晕、嗜睡，第二天面部肿胀，第三天开始头部有电击样感觉，胸闷、手颤，第四天左腕部出现指甲盖大小红斑，膝部以下疲劳。继服前药。5 天后好转但仍有心悸，怕听电话铃声、汽车声。继续服药一个半月后症状明显缓解，且腰痛消失。至 3 个月偶有心悸。2007-04-03 日停药 1 周后出现腹泻、腹胀、胃部不适、厌食，继续服用前药，小剂量维持至今。

【点评】患者幸好被转入心内科，否则即使做了腰椎手术，症状也不会缓解。相比较而言，外科医生较内科医生关注患者的心理精神状态更少了。医学基础教育一定要有心身诊断的内容，而在临床上应该建立多科协作会诊机制。

病例 67 左听神经瘤术后、焦虑抑郁状态

【病历摘要】××× 男，55 岁，退休职工。2007-07-26 中医针灸科听神经瘤术后 5 个月。术后咽及面部有不同反应，有麻木烧灼感，心情抑郁，心理负担加重，入睡困难，睡后易醒，疲劳乏力，烦躁，纳调，便畅，舌淡红，脉弦弱，肝郁不舒，心神不安。治疗：养心神汤、解郁安神颗粒。

2007-07-26 耳鼻喉科：头晕 2 周，无恶心、呕吐、肢体活动障碍，精神可。有心律失常，病史不详。检查：BP 120/80mmHg，一般可，心、肺（-），P 76 次/分，律不齐。可闻及期前收缩 6 次/分，各瓣膜区未闻及杂音。ECG：窦性心律室早二联律。诊断：头晕待查，心律失常，听神经瘤术后。处理：建议到心内科、神经内科就诊。

2007-07-31 北京中医院针灸科：左侧唇面部麻木半年，加重 3～4个月，去年 10 月因生气出现左上唇发凉，渐放射至左面部，遂去某神经科，诊治不明确，未缓解，于 2006-11-12 至中医科诊治，服中药及成药（药名不详），效果不好。于 2007-01-27 行冠状动脉造影（-），除外心脏疾患，于 2 月初再到北京大学第一医院神经科就诊，行头颅 CT 及 MRI 检查，示：左侧桥小脑池囊实性肿块，考虑听神经瘤。随后至天坛医院住院，行听神经鞘瘤伽玛刀手术治疗。术后仍感觉左面部麻木未减轻。医生建议半年后复查。服完带药后为进一步治疗来诊。现症见：左面部麻木、失眠、左听力下降、头晕。给予针灸治疗。

2007-08-09 心内科：室性期前收缩 2 年，口服“美西律”，现无不适，偶觉头晕，冠状动脉造影（-），诊断心律失常（室早）、原发性高血压。

2007-08-10 服中药 7 付。

2007-08-28 神经内科：失眠多梦、早醒，再入睡困难，头晕，情绪低落，兴趣减退（过去喜欢京剧、吹口琴，现在丧失兴趣），左侧头面部麻木半年。

【既往史】心律失常，期前收缩 2 年，2007-01-27 行冠状动脉造影（-）。患原发性高血压 10 年，最高 160/100mmHg，现服

"硝苯地平"，血压波动。有前列腺炎史。

【个人史】追求完美，谨小慎微，多疑敏感。多年无夫妻生活。

【心理社会因素】母亲84岁因脑梗死卧床在子女家轮流住。

【体格检查】左眼闭合可，左侧鼻唇沟稍浅，鼓腮不漏气，局部压痛，左面肌略萎缩，左眼肌略内陷。

【辅助检查】

1. 2007-02-08 头 MRI 增强：左侧脑桥小脑池囊实性肿块，考虑听神经瘤。

2. 2007-02-01 头 CT：左侧桥小脑角占位，考虑为听神经瘤。

【诊断】左听神经瘤术后、焦虑抑郁状态。

【治疗】

1. 心理治疗介绍：向患者解释其麻木原因，因主观感觉和客观表现不一致，故与其心理因素有关。用行为治疗转移其注意力，丰富日常生活。

2. 药物治疗：氟哌噻吨美利曲辛1片 qd，西酞普兰 20mg qd，艾司唑仑 1mg qn。

【点评】手术前后抑郁、焦虑很常见。手术切除部位、范围、创伤的大小，及术后并发症的轻重、病情恢复的程度都对患者身心造成极大影响，患者容易产生焦虑。多项调查手术后患者的焦虑状况结果表示：手术后患者的焦虑评分高于国内常模，有极显著性差异。手术前后均分与性别、年龄、职业、学历无关。手术、疾病作为负性生活事件，影响患者的心理卫生。程度受自身因素的影响。因此我们要关注手术前后患者的情绪变化，采取针对性的医疗护理措施，促进其心理健康，对重者施以药物治疗。

病例 68　外伤后焦虑、躯体化

【病例摘要】×××　男，46岁，首都经济贸易大学教师。发作性腹部及四肢肌肉僵硬4～5年，加重1周。于2005-07-20门诊就诊。患者于5年前因见义勇为被歹徒扎伤背部及下肢，以后经常发生腹部及四肢肌肉僵硬。曾多次至医院检查，诊断不明，被给予对症治疗而未行特殊治疗，严重影响工作。1 周前因购房与物业发生冲突后频繁发作腹部及四肢肌肉僵硬，且伴疼痛、出汗，有时有头晕、心悸、紧张、腹泻。食纳、睡眠尚可。

【既往史】1960 年患肝炎；1967 年从 2 楼摔下致右肱骨髁上骨折、右 11 肋骨骨折、右肾挫伤；1978 年患阑尾炎行阑尾切除术；1999 年 2 月患左腮腺管结石；1999 年 5 月因意外伤致血气胸。

【个人史】出生、工作在北京，27 岁结婚，生一女，吸烟 7～8 支/日，偶有饮酒。

【家族史】父亲患原发性高血压，母亲体健，妻女体健。

【体格检查】神经系统检查：一般可，神清，合作，语利，颅神经（－），四肢肌张力可，肌力 V 级，病理征（－）。内科检查：未见异常。

皮肤左后背肩胛骨下刀扎伤疤，缝合四针，左前胸瘢痕（引流管处）；左下肢股外侧刀扎伤瘢痕，缝合四针。

【辅助检查】

1. 1999－06－11 心脏彩超：心内结构未见异常。

2. 2005－01－20 心脏彩超：心内结构未见异常。腹部超声：脂肪肝。

3. 2005－01－20 生化全项：A/G 1.2（正常 1.5～2.5）。

4. LDL 141mg/dl（正常 70～130mg/dl），阴离子间隙 14.2mmol/L（正常 0～14mmol/L），余正常范围。

【诊断】外伤后焦虑、躯体化。

【治疗】

1. 心理治疗。

2. 帕罗西丁 20mg qd，喹硫平 50mg qd。1 周后症状开始缓解，1 个月基本消失。继续维持。

【点评】此患者 5 年前发生应激事件后出现急性创伤性应激障碍，继而出现躯体症状，多次就医未果。由于综合医院医生缺乏心理精神疾病基础知识，患者又不会想到去精神专科治疗，以致病情迁延 5 年。再次因应激继而发作。最终临床医生给予正确诊断，使患者得到有效治疗，改善了患者的生活质量、社会功能。如果我们有了整体观，有了心身整体诊断的技能，就能够攻破许多所谓的疑难杂症，就能够真正给患者解决问题。

病例 69 颈胸椎管狭窄、躯体形式疼痛障碍、原发性高血压

【病历摘要】××× 女，56 岁，北京，汉，已婚退休工人。主诉：背部疼痛、右上臂麻木及右下肢无力、跛行 18 个月，加重 2 个月。2007-10-29 入院骨科。出院日期 2007-11-12。

【现病史】患者 18 个月前无明显诱因出现头晕、双下肢无力。前往外院诊治，诊断为原发性高血压，并给予降压治疗后症状缓解，后逐渐出现背部疼痛、右上臂麻木及右下肢无力，于 2 个月前症状加重，前往我院就诊。来我院诊断为“腰椎管狭窄症”，建议行手术治疗，经休息未见明显缓解，今日收入我科。现患者有背部疼痛、右上臂麻木、右下肢无力，走路时右足有踩棉花感，跛行，患者发病以来左下肢无麻痛症状，精神、食欲可，睡眠欠佳，二便无明显异常。

【既往史】原发性高血压 1 年，否认肝炎及结核病史，无食物及过敏史。

【个人史】生于原籍，无疫区居住史，无 SARS 接触史。否认不良生活习惯。初潮：15 岁，经期 4～6 天，月经周期 28 天，于 2006-03 停经。

【家族史】否认家族遗传史。

【体格检查】T 36.8℃，P 86 次/分，R 21 次/分，BP 130/80mmHg。

一般状况、头颈、心、肺、腹部未见异常。双上肢肌力略减弱，双侧肱三头肌腱反射未见异常，双侧 Hoffman 征未引出，$T_{9\sim12}$棘突旁开 1.5cm 处压痛阴性，叩痛阴性。双侧肌肉无萎缩，双侧膝腱反射活跃，双侧跟腱反射略减弱，右股神经牵拉试验（+），双侧 Babinski 征（+），双侧 Oppenheim 征弱阳性，Gorden 征弱阳性，双侧髌阵挛、踝阵挛未引出，右股四头肌肌力Ⅳ级，其余肌力未见异常，左下肢肌力未见异常。双下肢皮肤感觉未见明显异常，末梢血运、感觉、运动未见异常。

【辅助检查】

1. 2007－11－07 颈椎 MRI：①颈椎及椎间盘轻度退行性变；②$C_{4\sim5}$、$C_{5\sim6}$椎间盘膨出，$C_{4\sim5}$椎间盘向左后方突出，局部椎管狭窄；③$C_{3\sim4}$水平局部后纵韧带肥厚；④双侧颈鞘、颈深组、锁骨上淋巴结多发增大。

2. 2007－11－07 胸椎 MRI：①胸椎退行性骨关节病；②$T_{3\sim10}$黄韧带肥厚并钙化；③T_8左侧、T_{10}双侧黄韧带钙化明显，相应椎管明显狭窄；④$T_{3\sim5}$椎管轻度狭窄。

3. 2007－11－07 肺功能检查：阻塞性通气功能障碍，弥散量正常。呼吸总气道阻力增高。最大通气量正常，通储百分比 88%。

4. 2007－10－31 超声：心内结构未见异常。

5. 2007－10－03 骨密度检查：正常骨量范围。

6. 2007－10－03 胸片正位未见明显异常。

7. 2007－10－30 生化全项：CHOL 7.10mmol/L，LDL 4.57mmol/L（正常 1.81～3.36mmol/L），TG 2.36mmol/L（正常 0.56～2.26mmol/L）。

8. 2007－10－29 血、尿、便常规正常，肝功能八项正常，凝血四项正常。

9. 2007－10－30 心电图：窦性心律，逆钟向转位，ST－T 改变。

10. 2007－11－07 神经内科二线会诊：患者右上肢麻木，右下肢乏力，背部疼痛 1 年余，行走、持物尚稳，既往有原发性高血压病史，绝经 6 年，睡眠不好。PE：神清、语利，左瞳孔较对侧大，直径 3.5mm，右侧 2.5mm，对光反射灵敏，伸舌居中，四肢肌力Ⅴ级，腱反射对称，双下肢明显活跃，右 Babinski 征（+－），颈软，共济感觉大致正常。

【诊断】胸椎管狭窄、原发性高血压。

【鉴别诊断】

1. 胸椎结核：一般都有结核病史和原发病灶。脊柱 X 线片上可见椎体破坏、椎间隙变窄和椎旁脓肿的阴影。患者多有消瘦、低热、盗汗和红细胞沉降率加快。结合体征和 CT 此患者不符合。

2. 肿瘤：胸椎转移性肿瘤全身情况很差，可能找到原发性肿瘤，X线显示椎体破坏。转移性肿瘤与椎管内良性肿瘤鉴别较困难，但后者X线平片无明显退行性征象。胸椎转移性肿瘤可有椎弓根变薄、距离增宽、椎间孔增大等椎管内占位征象，造影照片示髓内肿瘤呈杯口状改变。脑脊液蛋白量增高更显著。结合体征和CT此患者不符合。

3.（单纯）椎间盘突出：往往缺少典型的临床表现，需脊髓造影、CT扫描、磁共振等特殊检查才能区别，在椎间盘后面有向后占位的软组织影，多有明显的外伤史。结合病史、体征和CT此患者不符合。

4. 脊髓空洞症：多见于青年人，好发于颈段，发展缓慢，病程长，有明显而持久的感觉分离，痛、温觉消失，触觉和深感觉保存，蛛网膜下腔无梗阻，脑脊液蛋白含量一般正常，磁共振显示脊髓内有破坏灶。结合体征和CT此患者不符合。

5. 肌萎缩及原发性侧索硬化症：尽管有广泛的上运动神经元和下运动神经元损害的表现，但无感觉缺失和括约肌功能障碍。结合体征和CT此患者不符合。

【治疗】

1. 营养神经对症治疗：$VitB_1$、ViB_{12}（弥可保）及根痛平口服。

2. 必要时行头颅CT检查，建议心理咨询科协助调整其情绪与睡眠。继续原治疗，随诊。

2007－11－08 神经内科三线会诊：审阅病史追询患者。

【心理社会因素】在2004年女儿行淋巴瘤手术，患者对此一直颇有心理压力，时感焦虑和担心，患者去年4月发现“高血压病”，继之患“白癜风”，失眠早醒，夜眠多梦，常有噩梦、耳鸣、全身窜痛，平素性格急躁、多虑。

【体格检查】神清、语利，左瞳孔较对侧大，直径3.5mm，右侧2.5mm，对光反射灵敏，眼动充分，眼震（—），伸舌居中，四肢腱反射大致对称，双下肢明显活跃，右下肢肌力Ⅴ-级，余肌力Ⅴ级，右Hoffman征（+），右Rossolimo征（+），右Pussep征

（＋—），颈软，共济感觉大致正常。

【诊断】颈胸椎管狭窄、躯体形式疼痛障碍、原发性高血压。

【治疗】

1. 继续原科治疗，建议慎重手术（口头告知）。

2. 帕罗西汀 20mg qd，舒乐地西泮 1mg qn。2 个月症状后缓解给予维持治疗。

【点评】因为其女儿患“淋巴瘤”而患者有心理冲突，后来出现“高血压病”，而出现全身疼痛、麻木、乏力，属心因问题导致的躯体症状。此患者在手术前被确诊。临床医生应注意：一是采集病史时应关注心理社会因素，二则临床决策时一定要警惕心理精神问题。因颈肩背痛至骨科行颈腰椎手术者屡见不鲜，影像学也支持诊断，但严重程度往往不够手术指征，且症状严重。做完手术患者仍旧有疼痛，证明还是有心理因素作祟。

病例 70 中央管局限性扩张、抑郁状态

【病历摘要】××× 男，36 岁，工人。2007－11－06 神经内科：口周、手足麻木 14 个月，进餐、张口困难，先后服多种药物无效。

【既往史】2006－11－03 口周麻木、左手麻木 3 个月余。宣武医院神经内科门诊：神清、语利，颅神经（—），眼震（—），双上肢反射（＋＋），双下肢反射（＋＋），病理征（—），深、浅感觉正常。

诊断：双手、口角麻木待查，多发性硬化？

2006－11－06 左手麻木 3 个月。VEP：右波形分化不良。BAEP：右 V 波潜伏期稍长，波幅低。SEP 左皮质电位分化不良。CT：T_1 水平脊髓中央管扩大（局限性），PE：左视可疑眼震（＋），余神经系统（—），头 MRI（—），给予瑞美通 0.4g bid。

2006－11－20 神经外科专家门诊：左手麻木、颈部不适 3 个月，无发热。PE：神清，颅神经（—），双手肌力正常。外院 CT（—），MRI（—），颈椎 $C_{6\sim7}$ 中央管局限性扩张，诱发电位未见异常。印象：中央管局限性扩张待查。治疗：①定期复查；②给予苗

拉西坦 0.1g tid。

2007－01－23 就诊于神经内科专家。诉：2006 年开始出现口周麻木、左手麻木、尺侧三指麻木，不痛。PE：神清，颅神经（—），四肢活动好，腱反射（＋＋），感觉（—）。

头 MRI（—），颈椎 MRI：$C_{6\sim7}$中央管局限扩张，未见小脑扁桃体下疝，但未见轴位下像。诊断：焦虑状态，中央管局限性扩张。治疗：奥拉西坦胶囊（健朗星）0.8g tid，健脑Ⅱ号 10ml tid。

2006－09－28 同仁医院神经内科：口周、面颊部麻木不适 1 个月，说话过多、进食时明显，有紧绷感，伴左手不适。病前疲劳。外院颈椎片及头 CT（—），睡眠不好，多梦，易早醒。体重减轻 7～8 斤。口周及面颊部针刺感下降约 20%～30%，颅神经（—），四肢神经（—），双侧未引出病理征。

2006－09－12 民航医院神经内科、左手及口周、麻木 2 周。自觉口周舌尖麻木感 2 周，近日来有劳累感，无吞咽障碍。PE：无特殊神经系统体征，口周及舌尖有浅感觉障碍，余（—），BP 90/70mmHg。

血常规（—），头 CT（—），治疗：维生素 E 烟酸酯、维生素 B_1、消栓通络。

2006－12－30 神经内科：口周麻木，双手、双脚、前胸、后背麻木 4 个月。曾在骨科拍颈椎片被告知正常。头颅 MRI 未发现异常，头颅 CT 正常。11 月去宣武医院检查，颈椎 MRI 有中央管局限性扩张，目前症状未能缓解。一般情况尚好，舌质红，无舌肌萎缩，四肢活动好，肌力、肌张力正常。无痛、温觉障碍。

2007－06－14 至 2007－08－13 中医门诊：肝郁症，服中草药 45 付。

2007－01－11 协和医院神经内科：手足麻木 4 个月余。4 月前紧张劳累后出现口周、手足麻木。开始为阵发性，以后症状较持续，活动时双上肢有触电感，低头、抬头时明显。对温度变化敏感，口周发紧，活动不灵，否认其他重要病史。查体：神清语利，颅神经未见异常，四肢肌力Ⅴ级，肌张力正常。腱反射对称（＋～＋＋），共济失调（—），未引出病理征。后发际略低。

外院 MRI：C_6 锥体水平脊髓中央管局限性扩张，可疑扁桃体下疝。

颅底平片：印象：颈枕联系区病变，颅底凹陷症？给予妙纳50mg tid，健脑Ⅱ号 10ml tid。

【个人史】平素性格急躁、追求完美，家庭中事无巨细都要面面俱到，每晚检查关灯及煤、水、电器关闭情况，喜反复清洗。

【家族史】无特殊可载。

【心理社会因素】1 年前发病前患者工作紧张，写工作报告熬夜数天。他人借开患者的汽车，汽车被无保险者撞坏；自己对装修房子的材料、质量、价格均不满意；并有父母从老家来京。诸多事宜致患者压力大，情绪不稳定。

【辅助检查】

民航医院：

1. 2006－09－12 血常规（－）。2006－09－12 头 CT：平扫未见明确异常。

2. 2006－09－08 颈椎正侧双斜位片：未见明确异常。

宣武医院：

1. 2006－11－15 颈椎 MRI：$C_{6\sim7}$ 间隙水平中央管局限性扩张。

2. 2006－11－14 诱发电位：VEP：右侧波形分化不良，余未见异常。BAEP：右侧 P 波潜伏期较对侧长，波幅较对侧低。刺激双侧正中神经 SlSEP 示：左侧皮质电位分化不良，余未见异常。

中医药大学东直门医院：

2006－12－31 头 MRI：①颅脑 MRI 平扫未见明显异常。②筛窦及上颌窦炎。

北京协和医院：

2007－01－11 颅底平片未见明显异常。

北京同仁医院：

2006－09－28 头颅 MRI 未见异常。双侧筛窦、上颌窦炎。

北京朝阳医院：

SDS 46 分，SAS 38 分。

【诊断】中央管局限性扩张、抑郁状态。

【治疗】①心理治疗：通过认知疗法告诉患者，中央管局限扩张是先天发育异常，表现的症状是和其心态有关的生理反应。②药物治疗：西酞普兰 20mg qd；氟哌噻吨美利曲辛 1 片 qd；阿普唑仑 0.4mg qn。2007-12-04 神内科服药好转，精神佳，继服药治疗。

【点评】现代化的医疗高新技术（硬件）日新月异、层出不穷。每一个正常人经过各种高新技术手段检查后恐怕都能查出一些异常。怎样认识这些生物学指标就看医生的功底（软件）了。以疾病为中心的医学技术主义忽视了疾病与健康的关系，衡量医学发展水平的一个主要标准就是看它发现疾病、确诊疾病的能力，并发展相应的治疗方法，最终征服和消灭疾病。该患者的主治医生听到主诉后，上来先查病，怀疑“颈椎病、多发性硬化”等，但没有确诊，歪打正着查出了“中央管局限性扩张”，但医生又不向患者做解释。继而医生又向患者解释症状就是由中央管扩张造成的。医生的真正“软件（软实力）”应该体现为整体观、辩证法、上医治未病，及扎实的基本功和正确的临床决策。由此产生的诊疗选择应是全面的心身整体评估，变被动为主动，在尊重客观规律的前提下有所作为。

病例 71 T_8 脊膜瘤术后、尿失禁、谵妄状态

【病历摘要】××× 女，73 岁，退休医务工作者。主因“脊膜瘤术后意识不清半个月”于 2009-11-25 就诊于神经内科门诊。

【病历摘要】患者于 1 个月前在外院行“T_8 脊膜瘤手术”术后不认家人，胡言乱语。怕声音、惊吓、失眠、多汗、心悸，偶有幻觉说看见火车来了。伴食欲缺乏、大便少、小便失禁（需导尿）。

【既往史】原发性高血压史、高脂血症史 20 年，30 年前行胆囊切除术，慢性胃炎史 1 年。1 年前行直肠类癌切除术。2008-10-7 曾以“双下肢无力 2 个月余”收入院。患者于 2 个月前无明确诱因出现双下肢无力、麻木、哆嗦、行走困难，有踩棉花感，鞋掉不知，需他人搀扶，多次摔倒；2 周前出现面部肌肉不自主颤动，一日内病情无明显波动，无头痛、头晕、恶心、呕吐；无意识障碍、吞咽困难及言语不利，无视力减退及视物成双，无肢体抽搐，无尿便障碍。2 个月来就诊于我院门诊。查头 CT 示：右侧基底节、左

侧侧脑室旁腔隙性脑梗死。考虑为焦虑抑郁状态。发病以来患者精神状态差，偶有幻觉，情绪不稳，欣快，睡眠及食欲较差，自觉记忆力下降。体格检查：神清语利，计算力、定向力、记忆力、判断力减退，额纹对称，眼动充分，双瞳孔等大、等圆，对光反射灵敏，面纹对称，伸舌居中，颈软，双上肢肌力Ⅴ级，双下肢肌力Ⅳ级，四肢肌张力高，双下肢为著，双上肢腱反射活跃，双下肢腱反射亢进，双侧 Babinski 征（+），双侧肢体痛觉对称，四肢关节位置觉、运动觉正常，双下肢音叉振动觉减退，Romberg 征（+），双侧手指鼻试验稳准，双下肢共济运动、跟-膝-胫试验欠稳准。

诊断：后索硬化综合征、亚急性联合变性？副肿瘤综合征？焦虑状态、原发性高血压Ⅲ级极高危组、慢性胃炎、直肠类癌术后、胆囊切除术后。治疗：予弥可保、维生素 B_1 肌内注射，维生素 E 烟酸酯、叶酸口服。患者住院 2 周后出院，出院时双下肢无力稍好转，可在他人搀扶下行走，较入院时稍稳，睡眠改善，查体无明显变化。出院 1 个月后肢体仍无好转。查体：双下肢肌张力高，肌力Ⅲ级，双侧病理征（+）。行 MRI 检查：T_8 占位病变，转北京大学第一医院行手术治疗。

【个人史】出生原籍，久居北京。个性特征：信仰基督教，争强求美。

【辅助检查】

1. 头 MRI：双侧侧脑室室旁多发性陈旧腔隙性脑梗死、脑桥慢性缺血脱髓鞘改变、老年性脑改变。

2. 双下肢周围神经传导：运动潜伏期延长，传导速度减慢，波幅降低。

3. 双上肢体感诱发电位正常。双膝波峰潜伏期均延长，腰髓波峰潜伏期均正常，皮质记录原发电位波峰潜伏期右侧肢刺激波延长；右侧波刺激腰髓至皮质电位段波峰间潜伏期延长，双侧各波形分化均差。

4. 血清叶酸 4.78 ng/ml（↓），维生素 B_{12} 280pg/ml。

5. 血常规、生化、肿瘤标志物、甲状腺功能、甲状旁腺素均正常。

6. 胸部CT：双上肺肺大泡；双上肺微结节影；左侧胸膜局部增厚伴钙化。

7. 汉密顿焦虑量表：总分15分，躯体化焦虑5分，精神性焦虑10分。诊断结果：肯定有焦虑症状。汉密顿抑郁量表：总分18分，可能有抑郁症状。

【体格检查】不认识人，检查不合作，不能正确交流和对话。

颅神经面纹对称，双侧上肢肌张力、腱反射正常，双侧下肢肌张力高，腱反射活跃。双侧下肢肌力Ⅱ级，双侧Pussep征（+），携带导尿管。

【病例分析】患者呈急性、一过性、广泛性的意识障碍。症状起伏不定。在意识水平降低的背景上出现丰富、形象、生动的错觉与幻觉，以幻视居多。通常将引起谵妄的病因去除后，症状自然消失。谵妄属于意识内容的改变，其病理基础是整个大脑皮质功能的障碍。也有学者将谵妄归类或等同于意识模糊，谵妄是较意识模糊更为严重的意识障碍类型。谵妄状态发生时，患者不能集中注意力于某一定事物，患者的注意缺乏指向性，患者对环境中的刺激不能作出有选择的应答。又由于患者的意识障碍和知觉紊乱等情况，所以谵妄患者表现为兴奋、躁动、胡言乱语等症状。谵妄的临床特征中以注意缺陷、意识水平低下、知觉紊乱以及睡眠-觉醒周期的紊乱为主要症状。谵妄的病因：颅内原因：癫痫与痉挛后的状态、脑部创伤、脑膜炎与脑炎、肿瘤、血管疾患；颅外原因：各种原因导致的电解质失衡、全身性感染、药物及中毒、代谢异常及内分泌异常、知觉及环境破坏、维生素缺乏、术后或创伤（头部或全身）。

【诊断】T_8脊膜瘤术后、尿失禁、谵妄状态。

【治疗】予喹硫平25mg bid。用药次日患者意识清楚，认识家人，2周后改12.5mg bid。但仍有食欲缺乏、情绪低落、出汗、心悸、胆小、怕声音、怕电视、失眠、烦躁，与家人及熟人相处时少言寡语，持续3周余，因尿失禁再次就诊。查体：意识清楚，检查合作，认识大夫。但患者自诉活着没意思，给家人带来累赘，说别治了。余神经系统检查同前。

【最终诊断】脊膜瘤术后、尿失禁、焦虑抑郁状态。

【治疗】万拉法新 75mg qd，1 周后改为 150mg qd，喹硫平 25mg qn。3 天后，患者可存尿 1 小时，1 周后存尿 3～4 小时，2 周后拔除尿管。患者情绪明显好转，与家人、朋友交流正常，心悸、胆小、怕声音症状明显缓解。食欲较前增加。生活质量明显提高。嘱继续服药。

【点评】综合医院常见急性脑病综合征（acute brain syndrome）即谵妄综合征。该综合征以意识障碍为核心症状，是一种症候群（syndrome），而非某种疾病（disease）。每年在住院患者中，谵妄占 5%～15%；在老年住院患者中谵妄占 38.5%。医生应能识别并给予适当治疗。治疗上予以非典型精神病代表药物：喹硫平（喹硫平）、奥氮平、利培酮。此患者先出现术后谵妄，治疗后出现焦虑抑郁。其内在机制尚不明确，继续抗焦虑抑郁治疗，症状明显缓解。

第九章 与皮肤科有关的疾病

病例 72　考试焦虑所致全身急性荨麻疹

【病历摘要】×××　女，初二，重点中学学生，成绩优秀。

【主诉】全身荨麻疹 2 天。

【现病史】患者学习成绩优秀，期中考试之前，患肺炎住院，误课 1 个月。复课时即进入期中考试。所以有 2 门副科不及格。

进入期末考试复习阶段，患者情绪就比较紧张。每天复习到夜间11～12点。除吃饭之外，所有时间都在做功课。吃饭时常问妈妈：您说我这次能及格吗？考试之前 1 周，即有失眠症状，复习到 11 点，躺下睡不着，但起来复习又很困，眼睛涩，至凌晨 2～3 点才能入睡。考试的前一天，患者复习到 9 点即上床准备休息，直到凌晨 1 点也睡不着，用了一片地西泮后，迷迷糊糊似有睡意。晨 4 点左右，脖子、胸部奇痒，搔抓后，即由红疹变成风团，越抓越多，几乎融合成片，至晨 5～6 点，面部、躯干、四肢风团满布，两只眼睛肿成一条线，无法视物，故未能参加考试，急到医院就诊。

【体格检查及治疗】

面部肿胀，风团融合，眼睑肿，躯干、四肢均有大小不等密集风团，抓痕重，无渗出。心、肺、腹、血压均正常。患者情绪焦躁，哭闹，要求医生紧急处理，想赶去考试。

给予静脉推注 10%葡萄糖酸钙、地塞米松，6 小时后皮疹消退，口服泼尼松每次 2 片，每日 3 次。

次日夜间 4 点又出现风团，再次到医院输液，治疗结束，皮疹消退后，又误了考试。第三天加大强的松剂量，30mg tid，第三天没有出皮疹，参加考试，只考了两门，考试即全部结束。此次期末考试又是两科主课没成绩。患者为此耿耿于怀，觉得自己特委屈，特倒霉。每天与家长发脾气，不肯到学校参加期末的活动，不见同学，同学来家看望她也不见。自己在小屋里垂泪。

考试之后，只要泼尼松稍减剂量皮疹就复发。患者每天用 4 片 tid，又怕自己会发胖，强行减到 1 片 tid。皮疹时隐时现，连绵不断。且患者情绪越来越恶劣。遂请心理科会诊。

【心理科检查】

患者神清、合作，面色清白、疲倦，表情淡漠，谈吐急促，行为激越，对学习成绩心理负担重，自己的目标是要考高中，非市重点不读。现在眼看目标要泡汤，感到心灰意冷。父母对其有娇惯，对学习要求高，期望值很高。

【心理测查】

EPQ：P 75 分，E 40 分，N 70 分，L 55。

儿童焦虑：总分 49

躯体焦虑 20　广泛焦虑 10　分离焦虑 8

社交退缩 9　学校恐怖 2

儿童抑郁：22

【病例分析】

1. 患者对考试成绩给予的期望值太高。

2. 风团的出现与考试时间平行，考试已过，风团仍迁延不愈，常规治疗无效。

3. 患者因耽误了考试而情绪波动较大。

4. 患者考试前因精神压力过大而导致失眠。

5. 心理测查：性格为内向，不稳定型，焦虑，抑郁分值均偏高，以焦虑为主。

【诊断】考试焦虑所致全身急性荨麻疹。

【治疗】

药物治疗

1. 劳拉西泮：早 1/2 片、晚 1 片，服 3 天。

2. 氟哌噻吨美利曲辛 1 片 bid。

3. 泼尼松 1 片 tid。

3 天后患者情绪稳定，不哭闹，夜间安稳，仍有少许皮疹。

3 天后停劳拉西泮、泼尼松，继续服用氟哌噻吨美利曲辛。

1 周后患者情绪稳定，睡眠好，皮疹消失，氟哌噻吨美利曲辛剂量同前。

2 周末患者情绪、睡眠均正常，能与同学来往。改氟哌噻吨美利曲辛 1 片 bid。

4 周末，停用全部药物。

心理治疗

1. 生物反馈：12 次，每日一次。

2. 心理疏导，调整至期望值，不追求过度完美。

病例 73 面部黑斑、焦虑状态

【病历摘要】××× 女，38 岁，工人，主因“面部黑斑、不适伴面部、四肢麻木 2 年”于 2005－04－03 于神经内科门诊就诊。

【既往史】

1. 北京朝阳医院职业科：2004－04－04 患者低头不适、乏力半年余。2004 年 09 月购买祛斑化妆品，早晚各用 1 次，5～6 日后头痛，面部皮肤不适，以后停用，但仍有头部不适、面部发麻，疑“汞中毒”就诊。查体正常。当地血常规、生化、肝功能正常。尿汞正常。

2. 常州皮肤性病专科医院：2004－09－27 面部黑斑 1 周，伴头昏、眩晕。面部可见 3cm×4cm 褐色斑、色素沉着斑。予思维霜外用。

3. 郎溪县医院：2004－12－25 双手指麻木伴发绀 1 个月。患者近 1 周反复出现双手指麻木伴发绀、发凉，发现血压增高。右侧颈动脉搏动稍减弱，余（－）。

4. 武进市某医院：2004－12－20 患者近 20 天四肢麻木，首先位于双手指示指、中指并向上发展至上臂，有晨僵、无力，无肌肉酸痛，无发热，有雷诺现象，无口干和眼干，有眼部发胀。面部蝴蝶斑，无手指痛、肿胀，无肌肉压痛，有口腔溃疡。12－22 血压 140/95mmHg，给予天麻杜仲胶囊。12－24 血压 150/102mmHg，予服降压药物（具体不详）。

5. 南京军区总医院：2005－01－10 神经内科自诉 9 月 20 日左右用面部祛斑霜（秋天秀）共 5 天左右，感头痛、头昏，至 10 月 20 日左右出现左手麻木，12 月份发展至右手，伴双下肢轻度麻木，双手不能感觉冷水温度，遇热水时麻木加重。查：颅神经正常，四肢腱反射存在，双手握力稍差，病理征未引出。诊断为末梢神经炎。给予弥可保及 $VitB_1$ 肌内注射；蚓激酶、卡马西平半片 2～3 次/日，10 天无效。后考虑诊断：脱髓鞘病。

6. 1 年来有胃部不适、呃逆、疼痛，诊断：慢性胃炎。否认其他病史。

【个人史】出生、生长在江苏。个性急躁、追求完美。

【家族史】无特殊可载。

【心理社会因素】丈夫在外打工，长期分居，心里紧张、担忧，有胸闷、憋气、怕声音、易惊吓。

【辅助检查】

1. 2005－01－11 红细胞沉降率 5mm/h。

2. 2005－01－11 生化 HDL－C 1.85mmol/L，余正常。

3. 2005－01－10 抗核抗体（ANA）阴性，类风湿因子阴性，抗双股 DNA（抗 ds-DNA-抗体）阴性。CPK 正常。

4. 2005－01－11 肌电图：左腓肠肌、右股四头肌静止时未见自发电位，轻收缩时上运动单位电位时限电压正常，重收缩时呈干扰相，电压正常。MCV：左正中神经、尺神经、胫神经、双侧腓总神经正常；SCV：左正中神经正常，双侧腓肠神经、左侧尺神经偏慢。意见：神经轻度受损（感觉神经）（患者配合较差）。

5. 2005－02－07 颈椎磁共振：颈椎序列正常，生理曲度存在；颈椎椎体后缘略变尖，诸椎间盘未见膨隆或突出；$C_{6\sim7}$ 黄韧带稍肥厚，椎间隙不窄，骨性椎管无狭窄；颈髓形态略肿胀，C_2 至上胸段颈髓内有片状长 T1、长 T2 信号分布，注射顺磁性增强剂后未见病变区有明显增强，椎前及椎旁软组织无异常。

6. 2005－03－21 双 SEP：上肢：右 N11、13 潜伏期延长，其余各波潜伏期正常，左侧各波潜伏期延长；下肢：双侧 P40 潜伏期延长。提示：上肢右侧颈髓及双下肢深感觉通路受累。

7. 2005－04－04 SAS 48 分，SDS 40 分。

治疗经过：

2005－01－19 病史同前，肢体麻木症状已明显改善，双上肢仍无力，肢体酸痛。予泼尼松 30mg bid 5 天，40mg qd 4 天，30mg 4 天，30mg qd 4 天，20mg qd 3 天，5mg qd 3 天。雷尼替丁 0.15g bid；弥可保 0.5mg tid，呋喃硫胺 50mg tid，蚓激酶 2 粒 tid。

2005－02－07 昨日出现颈痛加重，低头时两臂尺侧触电样麻木感，无二便障碍。

颅神经（－），上肢肌力Ⅳ级，两侧 Hoffman 征（＋），四肢腱反射对成存在，左侧 Chaddock 征可疑，两侧枕大神经区及 C_7 棘突压痛。服泼尼松 50mg/d，弥可保 0.5mg/d 肌内注射。

2005－02－23 治疗后麻木症状减轻，但低头时仍有放散感，左上肢仍觉无力。查：颅神经（－），左第 V 对颅神经第二支分布区痛觉略减，四肢桡反射对称活跃，双侧 Hoffman 征（＋），左上肢远端肌力略减。泼尼松 30mg/d 2 周，20mg/d 2 周；弥可保 0.5mg/d 肌内注射；黄芪精口服液 10ml tid；布洛芬 0.3g bid。

2005－03－03 低头时麻木感伴无力感，热时有左上肢瘙痒。查：颅神经（－），上肢 Hoffman 征（＋），腱反射对称，锥体束无异常。泼尼松 20mg/d，金水宝 3 粒 tid，雷公藤多苷片 10mg tid，弥可保 0.5mg tid。

2005－03－21 颈疼痛基本缓解，遇热时两前臂发痒感，查：右侧 Hoffman 可疑，肌力正常。给予弥可保、金水宝、雷公藤多苷片，泼尼松 10mg/d。

【诊断】面部黑斑、焦虑状态。

【治疗】西酞普兰 20mg/d qd，3 个月后症状明显改善，继续维持。

【点评】本病例因面部黑斑耻感而表现躯体化。颈僵硬、肢体麻木的焦虑者屡见不鲜，单科思维的局限性和治疗的盲目性导致患者误诊误治。甚至应用了激素、雷公藤、蚓激酶、维生素等药物。重要的还是正确诊断，临床医生应永远记住张孝骞教授的教诲：第一是诊断，第二是诊断，第三还是诊断。诊断正确后，治疗即迎刃而解。

第十章

其他科伴随的心理精神疾病

病例 74　左输尿管下段癌切除术后、抑郁状态

【病历摘要】×××　女性，62 岁，干部，初中文化。主因“头晕、恶心、呕吐、情绪低落 2 个月”于 2000－10－11 至神经科门诊就诊。2 个月来患者反复发作头晕、恶心、呕吐，伴疲劳乏力、耳鸣、多梦、疲劳、烦躁、委屈、哭泣。

【既往史】

5 年前因胸腹痛、心悸、失眠、原发性高血压二期住院 16 天，行冠状动脉造影正常。诊断：原发性高血压、神经衰弱。服依那普利、美托洛尔、异山梨酯、乐卡地平。

4 年前肛门痛伴少量出血，外痔；4 年前再次出现胸背痛、气短、腹痛、心跳快、全身不适；动态心电图示偶发房性期前收缩，行冠状动脉造影正常。

3 年前因头晕、胸闷、眼花、出汗至神经科，诊断：脑供血不足。因胃痛、口干、腹痛、腰痛、头晕、乏力、胃口不适、房早至内科。腹部超声：胆囊炎；骨密度检查：重度低骨量。

2 年前因反复胸闷多次就诊，最长 13 小时。诊断：不稳定型心绞痛。心肌酶谱正常，急诊留观 5 天。

1 年前有头晕。诊断：颈椎病、原发性高血压、浅表性胃炎。住院治疗。

7 个月前发现尿素氮 25mg/dl，肌酐 1.5mg/dl。

5 个月前右肾图呈梗阻型，左肾分泌段明显延缓，左肾排泄明显延缓，左输尿管下端癌。4 个月前因左输尿管下端移行细胞癌手术切除下段。

2 个月前至内科，有上腹不适，伴轻度疼痛、恶心、呃逆、

腹胀。

1个月前出现尿频、尿急、痉挛性疼痛。尿常规：红细胞2～3/HP，白细胞4～6/HP，蛋白（＋＋）。诊断：膀胱炎。

【个人史】出生原籍，久居北京工作。个性内向多虑、谨慎多疑。

【家族史】父亲患原发性高血压，因冠心病病故；母亲体健；一兄因冠心病病故；一姐患原发性高血压。

【心理社会因素】因家中父亲及兄长因冠心病病故，患者一直担忧自身患病，在自我暗示中症状逐渐加重，在恐惧郁闷中不断求医。

【体格检查】神经系统未见异常。

【诊断】左输尿管下段癌切除术后、抑郁状态。

【治疗】①心理治疗：认知疏导。②氟西汀20mg qd；多塞平12.5mg qn。1个月后症状明显改善。继续氟西汀维持治疗，患者恢复正常生活状态。

【点评】患者因家族史带来长期负性情绪积郁，从5年前开始出现胸痛等一系列自主神经症状和情绪反应，曾行两次冠状动脉造影，但均为阴性。医生只关注其躯体而忽略情感，没有及早正确诊断和治疗。病情迁延过久，造成免疫力下降。最终患者5个月前出现输尿管癌，手术后进一步加重情感障碍。使我们看到了心身反应至心身疾病的演变过程。假使我们能够深入沟通，及早发现患者的情感问题，即使不用药物的话，正确解释出现的生理现象，给予其精神上的支持安慰，并求得家属和社会的支持，是否能够干扰患者的疾病进程，而出现另一种结果？从近期治疗结果看，答案是肯定的。

病例75　高血压性心脏病、心律失常（房颤）、心功能Ⅱ级；多发性腔隙性脑梗死、膀胱癌术后、阑尾切除术后、抑郁状态

【病历摘要】×××　女，63岁，职工。夜间头晕、失眠，无视物旋转及呕吐，伴多虑、疲劳乏力、烦躁、兴趣减退半年。2003－03－15于神经内科就诊。

【既往史】5 年前腹部超声发现左肾积水。至肾外科住院，行“膀胱癌切除手术”。3 年前有左肩关节陈旧性脱位合并外髁颈骨折，复位手术加骨折固定后出院。1 年前于内、外科住院。诊断：高血压性心脏病、心律失常（房颤）、心功能Ⅱ级、多发性腔隙性脑梗死、膀胱癌术后、阑尾切除术后。

【心理社会因素】几年来患者在生病、治病中度过，心境恶劣，负性情绪逐渐积聚，无助、无欲，心中总有阴影，常回想一生中的不幸，而感到悲观失望。

【辅助检查】

1. 2002－05－20 膀胱镜检膀胱癌术后，良好。

2. 2002－11－21 妇科超声：绝经后子宫。

【诊断】高血压性心脏病、心律失常（房颤）、心功能Ⅱ级、多发性腔隙性脑梗死、膀胱癌术后、阑尾切除术后、抑郁状态。

【治疗】

1. 心理治疗，认知疏导。

2. 氟西汀 20mg qd，复方罗布麻片 2 片 tid。治疗 2 个月后患者情绪好转，恢复社会功能，可做家务。继续维持。

【点评】患者有 5 年病史：癌症-骨折-高血压-脑梗死-阑尾炎-抑郁。躯体和精神出现问题后，成为新的病理兴奋灶和紧张刺激。应激可以导致机体对疾病抵抗力的下降，诱发和加重原有症状，使新的薄弱器官发生疾病，使患者陷入抑郁之中，导致恶性循环。若及早干预和调整，患者可以走出另一条路。这条路在于医生的导向。

病例 76 抑郁自杀导致的有机磷中毒性脑病

【病历摘要】×× 女，29 岁，职工。

2007－12－14 内科急诊 BP 100/60mmHg，P 84 次/分。

患者于 2007－11－19 因有机磷中毒，在通州 263 医院治疗半个多月后好转出院。近 2 日嗜睡，神志不清，二便失禁，体温不高，出汗多。

【既往史】既往体健，药敏试验（－），月经规律。

【体格检查】精神弱、嗜睡，瞳孔较大，四肢肌张力低，心、肺、腹（一），双下肢不肿。

【处理】血常规、肝和肾功能、ABG 正常。

【神经内科会诊】病史同前。11 月 19 日发生有机磷中毒，当时意识不清、口吐白沫，在通州 263 医院予阿托品等对症治疗，约 2 天后意识清醒，仍用呼吸机辅助呼吸，7～8 天后撤呼吸机，4 天前出院。出院时神清少语，多以点头、摇头应答，肢体有自主活动。予阿托品 2 片 tid。近 2 日家人发现患者嗜睡增多，呼之可睁眼，有小便失禁，无舌咬伤、肢体抽动。无发热、头痛、恶心。

【体格检查】神清、淡漠、无语、无自发语言，对部分问题可点头示意。双瞳孔等大、等圆，直径 5mm，双侧眼动充分，未见眼震，双侧鼻唇沟对称，未引出病理征，感觉共济检查不合作。

【辅助检查】

头 CT：未见异常。

血气：pH 7.46，PCO_2 34mmHg，PO_2 76.4mmHg，SO_2 95.7%，HCO_3 23.9mmol/L。K^+ 3.4mmol/L。

【处理】

1. 向患者解释目前无局灶神经系统体征，神经科暂无特殊处理。必要时可行磁共振或腰穿检查。

2. 建议患者于心理门诊就诊。

3. 给予对证支持治疗。

【神经内科三线会诊】

2007 - 12 - 14 北京大学第六医院：其夫代述：患者上个月（2007 - 11 - 19）喝有机磷自杀经抢救出来，目前出院。可说话。夫妻结婚 9 年。二人不吵嘴，喝有机磷是因为患者多疑，因丈夫工作忙，常很晚回家，患者怀疑丈夫在外面有女人。其夫在单位应酬多，带其同去不便说话。患者入睡困难，早上不起来，自言自语。后自饮有机磷农药被救过来，问其为什么喝，患者回答：吓唬吓唬你。

【个人史】内向性格、讲话少、小心眼。

【既往史】既往体健。

【精神检查】神清，眼球活动自如，问话不答，夫妻问话以点头、摇头表示，对其夫担忧，说其夫已变心，有时表示无根据，有时唉声叹气。患者入睡不好、吃饭不好，有时有尿失禁。

【诊断】抑郁自杀导致的有机磷中毒性脑病。

【治疗】西酞普兰、艾司唑仑片。

2007－12－16 潞河医院急诊。

不进食 3 天。3 天前开始不进食、不言语，无呕吐、腹泻、抽搐。

【既往史】有机磷中毒（1 个月）、抑郁症。

【体格检查】BP 110/70mmHg。问话不合作，压眶反射存在，双侧瞳孔直径 3mm，反应灵敏，双肺（－），HR 70 次/分，余（－）。

【诊断】抑郁症。

【处理】5%GS 500ml ＋5%GNS 500ml＋VitC 2g＋$VitB_6$ 0.2g 静脉点滴。住院无床位。

2007－12－17 北京安定医院：患者在发生有机磷中毒后不语不动，大小便失禁。医生建议其看神经科。

【神内科三线会诊】追询病史：

2007－12－17：患者喝敌敌畏 150ml 后，曾有呼吸停止，给予插管洗胃、机械通气 1 周，住院 20 天出院，近 1 周患者不能自理，有二便失禁。

【体格检查】患者意识蒙眬，双手肌张力高，双侧瞳孔直径 8～9mm，等大等圆。查体不合作，眼球活动自如，问话不答。夫妻间问话以点头、摇头表示。四肢肌张力稍高，刺激肢体可活动，双侧 Babinski 征（＋），有尿失禁。

【病例分析】缄默是指发音器官无器质性病变，智力发育也无障碍而表现为缄默不语。可有以下几类：①癔症性缄默：可与木僵同时出现，或无木僵，仅缄默不语，但动作敏捷、面部表情活泼，具有发作、痊愈突然，易于接受暗示等特点。②抑郁症性缄默：可表现为木僵或喃喃自语，面容悲戚，有时有焦虑，病情严重时表现为绝对缄默。③某些器质性疾病在不同阶段亦可出现缄默症。如严重帕金森病、脑血管病、脑缺氧后遗症、双侧丘脑切开后等，均可出现缄默症表现。

【辅助检查】脑电图：中度异常。

【诊断】抑郁自杀导致的有机磷中毒性脑病。

【治疗】营养脑神经、支持对症治疗、高压氧治疗。

【点评】该患者发病系心理精神因素起因，并导致自杀，抢救成功后出院。患者先后在四家医院就诊，但医生仍延续惯性思维，按抑郁症治疗。仍是单科思维的过错。

病例 77 左肺鳞癌伴骨转移、继发抑郁伴精神病性症状

【病历摘要】×× 男，84 岁，已婚，干部。

患者于 2008 年 10 月于我院确诊左肺鳞癌，$T_4N_0M_0$ ⅢB 期，胸外科会诊不考虑手术治疗，放疗科会诊不考虑放疗，遂予分子靶向药物“盐酸厄洛替尼”150mg gd 口服。1 个月后复查肺部 CT 示左肺上叶病灶无明显变化，ECT 示多发骨转移，肿瘤分期 $T_4N_0M_1$ Ⅳ期，遂停用。12 月于我院住院期间经多科会诊及与家属协商后予免疫调节、营养支持等对症处理，并给予中药抗肿瘤治疗。出院后患者仍有咳嗽、咳少量黄白色黏痰，偶有痰中带血丝，低热，体温均在 37.5℃。2009 - 1 - 15 日无明显诱因出现体温升高达 38.6℃，于我院发热门诊予头孢美唑及左氧氟沙星静滴后改善。1 月 23 日开始出现精神症状，表现为说话不着边际（诉有“太空计划”）、疑肿瘤有脑转移等。1 月 25 日出现咳嗽、咳痰加重，痰液黏稠，不易咳出，伴呼吸困难，无胸痛、咯血。患者目前精神状态欠佳，体力情况差，食欲、食量差，睡眠较差，体重近期减轻 20 余斤，大便颜色发黑，小便次数偏多。

【入院诊断】肺部感染、左肺鳞癌伴骨转移（$T_4N_0M_1$ Ⅳ期）、慢性阻塞性肺疾病（COPD）、前列腺增生、中耳炎。

【精神检查】神志不清，精神差，悲观失望，自觉“快不行了”，间断性出现说话不着边际（诉有“太空计划”），并疑肿瘤有脑转移等。

【病例分析】患者高龄，躯体疾病诊断明确。疾病发展并进行

性加重，心情压抑。

【诊断】左肺鳞癌伴骨转移、继发抑郁伴精神病性症状。

【治疗】奥氮平 2.5mg qn，氢溴酸西酞普兰片 10mg/d。

【预后】2 周后患者抑郁症状好转，精神病性症状消失。

病例 78 腕管综合征、周围神经病、躯体形式疼痛障碍、抑郁状态

【病历摘要】××× 男，65 岁，退休干部。主因“双上肢、肩背疼痛并全身疼痛 5 年”于 2009-01-07 于神经内科门诊就诊。

患者于 5 年前自觉为他人按摩用力后双手腕部疼痛，向双上肢放射，难以忍受，服止痛药无缓解。先后至神经科、风湿免疫科、骨科等就诊，经肌电图检查诊断：腕管综合征、周围神经病。服用多种药物治疗无效，行双腕部手术治疗，症状仍无改善，继而发展至肩背部、下肢、全身呈剧烈烧灼、抽痛，重时患者掉眼泪，发脾气。同时伴有心悸、出汗、烦躁、疲劳乏力，再至骨科就诊，又施行 2 次腕管手术，症状依旧。转而至北京市神经会诊中心会诊，仍诊断为“周围神经病、轴索损害”，结论“不好治”。建议注射维生素 B_1、维生素 B_{12}、神经生长因子。3 个月后基本无效。又经专家建议至北京大学第六医院，诊断“抑郁症”。先后应用“帕罗西汀、氟西汀、万拉法新、劳拉西泮”等药物，因患者从不接受精神疾病诊断，每种药物治疗均未超过 1 个月。5 年来食纳尚可，睡眠差，夜眠早醒，再入睡困难，性功能减退（从无夫妻生活），不能做家务，疲劳乏力，兴趣减退，无生欲。家属在旁补充，患者疼痛并非一贯，若有人探望聊天、家人一同出行等不再诉说疼痛，闲时则症状加重。

【个人史】出生、工作于北京，24 岁结婚，生一子一女，担任基层单位经理工作，无特殊嗜好，个性外向、争强求美，夫妻关系尚和睦。

【家族史】无特殊可载。

【心理社会因素】患者 60 岁退休，因与上级领导关系不和，未返聘工作，致心情不悦，自行帮助他人做按摩工作不足半年即犯病。

【体格检查】意识清楚，计算力、记忆力、定向力正常，无思维及逻辑障碍，无幻觉、错觉、躯体变形等感觉，无怪异思维和行为，内科检查未见异常。神经系统检查：双上肢腱反射稍低，余肌腱反射大致正常，肌力Ⅴ级。双手腕部可见手术瘢痕。检查中患者表情丰富、情绪外露，夸张描述自身感受，强调自己患了“轴索损害”，是“不治之症”，医生问“那为什么还来看病”，患者回答“还抱一线希望”。患者尽管花了7万～8万元治病，还是不惜倾家荡产求医。

【诊断】腕管综合征、周围神经病、躯体形式疼痛障碍、抑郁状态。

【治疗】

1. 心理治疗：认知疗法。首先向患者解释轴索损害最常见的病变是中毒及代谢性神经病使神经胞体蛋白质合成障碍或轴浆运输组织发生破坏，使远端轴突不能得到必需的营养，轴突变性和继发性脱髓鞘自远端向近端发展，称“逆死性神经病”，病因解除后轴突就可再生。仅就患者个人来说他做了半年时间按摩工作，用力再大也很有限，有终生行按摩工作者亦未患这种疾病。另外笔者见过多例打击乐工作者亦有腕管嵌压，行物理、药物治疗均能改善症状。因此轴索损害不是不治之症，关键在于患者怎样认识和对待它。要树立信心、正确对待。其次，关于情绪问题患者自己认为是因疼痛而抑郁，实际上它们从一开始就共同存在，因抑郁而强化自己的躯体疼痛症状，借疼痛宣泄自己的情绪，而自己忽略了心理精神疾病，强调躯体疾病，所以服精神药品未超过1个月。既然患者也承认自己有情绪问题，不妨系统治疗以观疗效。通过行为治疗，改变其生活方式并不要整天跑医院。患者应交友聊天、出行旅游，以全新的面貌展示自己，会感受到幸福和快乐。

2. 药物治疗：度洛西汀60mg qd。患者听说轴索损害并非不可逆，自觉“轻松了许多”，表示一定坚持服一段时间药物配合治疗。近来家属述其改变许多，不再老嚷“看病”，每天散步聊天、服药，好多了。医生鼓励其继续坚持。

【点评】患者以疼痛为主要症状，疼痛有固定部位并且不断扩大延伸，呈持续性而非发作性，剧烈、顽固、持久；患者十分关注自身疾病，倾全力就医诊治并有强烈的康复欲望，而为此行三次腕管神经松懈手术及药物治疗，仍无效；当专家会诊告知“轴索损害不好治”时，患者感到很绝望，出现抑郁、焦虑情绪；病情有波动，与睡眠、觉醒、注意、环境、情感有关。此例既有患者自身性格缺陷及生活现状的改变，导致借躯体疾病宣泄自身情绪，又有医源性问题，医生没有关注患者心理状态并恰如其分地解释病情，同时没有很好的临床决策，第一次手术尚可解释，而后两次手术就完全是盲目的，因为患者已表现出全身疼痛，再做腕管手术的目的根本是不明确的，体现了典型的单科思维，治标不治本，我们应从中吸取教训。

第十一章 误诊为躯体疾病的心身疾病

病例 79 梅尼埃病、混合性耳聋（神经性耳聋为主）、神经症

【病历摘要】××× 男，47 岁，2000－08－16 主因“反复发作头晕 18 年、伴短暂意识丧失 5 年”就诊。

患者于 18 年前无明显诱因出现头晕、前胸持续疼痛、失眠。诊断为肋软骨炎，自主神经功能紊乱可能性大，服谷维素、刺五加好转。10 年前出现发作性头晕、视物旋转、耳鸣，闭目休息后可改善，每次持续数分钟至数小时，重时伴恶心、呕吐，每次犯病耳鸣在先。8 年前因前述症状住神经科，以“椎-基底动脉供血不足、红细胞增多症、颈椎病”出院。5 年前因发作频繁，先后住我院综合科及神经科。诊断：梅尼埃病、颈椎病、椎-基底动脉供血不足。每次发作输液后即好转。出院后坚持服药，仍有头晕。又经宣武医院神经疾病会诊中心会诊，诊断：梅尼埃病。给予对症服药。头晕始终无缓解，神经麻木白天、夜里均发作，睡着时发作多。且出现发作性意识丧失、摔倒，定时、定点发作，发作前自我感觉像癫痫先兆，似扳机发作，一根筋一碰就发作。每发作后有腹胀、便意，排气、排便后缓解。半年前曾到神经外科就诊，应用卡马西平半年，症状无缓解，且发作频繁。遂参加会诊。

【既往史】18 年前有咽痛异物感。

【个人史】出生于北京，在内蒙古下乡 7 年。过去喜唱京剧，在一次演出时使劲唱，自觉唱完后把耳朵唱坏了。人格特征：神经质、偏执，好将自己的价值观强加给别人。

【家族史】父亲因贲门癌 74 岁病故，母亲因食管癌 86 岁病故。患者有四个姐姐：大姐患冠心病，二姐有头痛，三姐有眩晕史，四姐体健。妻儿体健。

【心理社会因素】原做部门领导，后调至其他部门做普通员工。

【体格检查】神清、合作、语利。智力一般，面纹好，眼动好，无眼球震颤，Weber 测试中间偏左，音叉试验右侧骨导大于气导，右侧听力差，瑞内试验左（+），右（-），骨导<气导（右神经性耳聋+传导性耳聋）。四肢反射对称，肌力 V 级，双侧 Babinski 征（-），深、浅感觉好。精神检查：患者擅长演说自己的病。患者是家中唯一男孩，外向能干，回避"工作调换后能否心平气和地干下来"的问题。

【辅助检查】

1. 1995-09-21 生化正常。

2. 1990-02-06 颈椎侧斜位片：$C_{6\sim7}$椎间隙略窄，$C_{3\sim4}$椎体后缘骨质增生明显，$C_{3\sim4}$、$C_{6\sim7}$椎间孔缩小变窄。示颈椎病。

3. 1999-01-25 生化全项：大致正常。

4. 1999-01-26 头颅 MRI：双侧额顶少许缺血灶；双侧筛窦炎；右侧乳突炎。

5. 1999-03-15 听力检查：右耳听力损失 60dB，左耳听力损失 20dB。

6. 1999-07-24 腰椎正侧位片：腰椎轻度骨质增生。

7. 2000-06-20 颈椎+腰椎 MRI：$C_{3\sim4}$、$C_{4\sim5}$、$C_{5\sim6}$、$C_{6\sim7}$椎间盘膨出，双侧椎动脉未见异常。$L_{2\sim3}$、$L_{3\sim4}$、$L_{4\sim5}$椎间盘轻度膨出。

8. 2000-06-20 腹部 B 超：右肝内异常回声（建议做 CT 检查）。

9. 2000-06-22 TCD：左侧椎动脉血流速度缓慢。

10. 2000-06-23 腹部 CT：腹部平扫+增强未见异常。

11. 2000-08-16 头颅 CT：未见异常。

12. 2000-08-17 人体平衡试验：姿态平衡功能正常。①平衡跟踪实验失真度明显增大；②双侧半规管功能对称减低；以中枢性病变为主。

13. 2005-05 MMPI：

说谎分	诈病分	校正分	疑病症	抑郁症	癔病	精神病态	男女子气	偏执狂	精神衰弱	精神分裂	轻躁狂症	社会内向
L	F	K	Hs	D	Hy	Pd	Mf	Pa	Pt	Sc	Ma	Si
51	52	48	69	54	76	64	51	66	49	51	53	49
Hy	Hs	Pa	Pd	D	Ma	Sc	Mf	Pt	Si	F	L	K
3	1	6	4	2	9	8	51	49	49	52	51	48
76	69	66	64	54	53	51	51	49	49	52	51	48
8个病理量表的平均分：60						两点峰型：31						

14. 2005-04-08乙肝六项：抗-HBc抗体（+），抗-HBc抗体（+），余（-）。

15. 2005-04-11肠镜：直肠炎。

【病例分析】

1. 患者男，53岁，病程18年，慢性病史。

2. 症状：焦虑、抑郁、自主神经失调、失眠、梅核气、头晕、头胀、耳鸣高调，解决排气后就不头晕。晕吐、旋转，一日十余次，近一年未犯。右侧听力越来越差，有发作眩晕、晕厥，突然性意识丧失，无抽搐。眩晕综合征伴自主神经症状，每次犯病耳鸣在先。

3. 心脏无问题，EEG示无癫痫。眩晕不考虑是由前庭神经元炎、椎-基底动脉供血不足引起。

【诊断】梅尼埃病、混合性耳聋（神经性耳聋为主）、神经症。

【治疗】增强体质；抗焦虑抑郁（氟哌噻吨美利曲辛1片qd，劳拉西泮0.5mg qn）；森田疗法治疗（未能检查）。

【点评】患者调换工作后，感觉前后无路，期望有条途径发泄，而以癔症方式发泄，是困难压力下的一种手段。患者讲说病情时内容很丰富，不接受自己有心理精神疾病，不承认自己有病。这样的人不能面对现实，常用非现实手段适应环境。大体上与人的性格、社会经历、精神因素的影响以及个人对体内外环境的适应能力有关，凡是情感脆弱、多愁善感，或超强度的精神刺激、长期生活不稳定等因素都容易促使发病。临床上多以主观感觉为主要症状表现，而这种感觉常常受心理因素和内外环境的影响加重或者缓解。精神因素起决定作用，但对精神因素的实质和理论机制不同学派有不同的解释。精神分析学派认为，神经症的发生是童年时期有不愉快的生活经历或者受到精神创伤，压抑的愿望由于不为自我和现实所允许，而被压抑到潜意识里。因此，神经症的症状表现代表了潜意识的情绪冲突，这种观点比较强调原我的本能受到压抑的致病作用；巴甫洛夫学说认为，高级神经活动和试验性神经官能症说明了兴奋和抑制过程的过度紧张导致高级神经活动的功能紊乱是产生神经症的基本神经过程；近年来的一些研究资料显示，社会应激原以及个体的不良心理素质是导致神经症发生的重要原因之一。社会环境因素的致病意义，不是指物理环境和躯体改变的直接影响，而是指一个人对这些改变如何对待、体验和作出情绪反应。人们生活在社会中，环境因素包括人际关系、人处在一定环境中所具有的心理体验和对社会环境以及人与人之间的相互作用。但难以确定的是社会应激原及生活事件的意义对疾病产生的重要性。社会环境因素是特异性的还是一般性的，还有待于进一步的探讨。

病例 80 焦虑伴惊恐发作

【病历摘要】××× 男，27 岁，主因“反复发作头晕、胸闷憋气、心悸 2 个月”于 2004-09-12 至本院神经科门诊就诊。

【现病史】患者于 2 个月前无明显诱因出现“头晕、胸闷、憋气、心悸”而至安贞医院住院诊疗。先后行心电图、平板试验、Holter、ECT、MRI、CT、B 超及血液生化、甲功能全项、免疫等检查均正常，给予活血、对症治疗，稍有缓解，20 天后出院。后来再次发作前述症状，至本院就医。追询病史，发作时患者有心悸伴紧张、恐惧、压迫、濒死感、憋气、出汗，每次发作 1～2 个小时至半天，平素有胃肠不适、里急后重、尿频、忐忑不安、疲劳乏力。患者自我担心是“心脏病”，“会不会发生猝死”。当时诊断为“焦虑-惊恐发作?”进行认知疗法，给予“氟哌噻吨美利曲辛早 1 粒、劳拉西泮 0.5mg bid、枸橼酸坦度螺酮（希德）10mg tid”。10 月中旬再次来院，自述服药后症状明显改善。患者原准备国庆节后上班，长假期间全家出游，并唱卡拉OK，回家后就感觉头晕、憋气，再次到医院查“AST、ALT、胆固醇、三酰甘油”升高，先后看了心内科、消化科、中医科、肝炎科等，诊断“脑供血不足、高脂血症”。在医院取了12种药。再来本院要求住院。医生在反复劝说其不必住院无效后将其收住院。住院后再次复查血生化、甲功能等检查，结果全部正常。12天后出院。

【病例分析】

（一）该患者来自单亲家庭，属C型性格。①患者不愿向外表达童年时期形成的压抑和内心痛苦；②患者过分忍耐和回避矛盾，屈服于外界压力，强行压制自己的情绪；③患者不向外发泄愤怒而强行抑制；④患者强行压抑内心痛苦。

（二）焦虑症状螺旋上升和持续进展的原因是二次焦虑（指对原发的焦虑反应及与此反应有相对固定联系的症状产生的、并使之维持和加强的焦虑），理解二次焦虑也就理解了持续根源的奥秘和病理机制。

二次焦虑的引发对象有主体和背景，主体起直接主导作用，背景起增强烘托作用。恐惧对象的主体是外在因素，背景是内在应对能力；焦虑是以恐惧为主的复杂情绪。中介有心理中介（包括：①对焦虑反应及相关症状信号的敏感性和恐惧倾向。②这种倾向性和敏感性是由自我关注和认知归因倾向导致。③以焦虑反应及症状为异常和病态的认知。④夸大危险的认知）、生理中介（生理反应的易感性、强度、频度高，以及持续时间长、某些局部生理系统或组织的易感性）、反应（从被引发的角度看是反应，从引发再次反应的角度看是引发对象）、应对（用恐惧成分对待焦虑，螺旋上升）和结果（应对失败）五部分组成。

治疗：干预环节，对中介和应对可以施加影响，如用药物和训练等放松措施解决生理中介；通过认知疗法解决心理中介；解决应对环节是将二次焦虑转化为普通焦虑，在认知上视既成的焦虑为自然和应该，在态度上不排斥。①接受焦虑；②接受本身能产生平静的良性特殊的激发情绪以取代二次焦虑。患者一旦理解这个概念，产生认知飞跃和领悟，清晰地知晓问题的来龙去脉和解决对策，就是好转的关键。

【诊断】焦虑伴惊恐发作。

【治疗】经反复心理疏导、认知疗法，维持原药物治疗。11月17日患者复诊时自述偶有短阵心悸，不再紧张、恐惧。劳拉西泮减至0.5mg、希德10mg tid维持。

病例81　躯体转换障碍、焦虑状态

【病历摘要】×××　男，37岁，以“双下肢无力12天”于2008-05-19日入院。

【现病史】患者入院前1个月于14.8米深施工井（打地基桩）中救人，在井下停留约十分钟后出现神志恍惚（当时安全带仅系于腰部，被钢索悬挂放入和拉出），被拉出井后问话可含糊回答，无四肢无力，无二便失禁，有头晕、胸闷、恶心等症状，在当地医院接受高压氧治疗。2天后精神症状好转，但对当时事情不能回忆。被救的两人均在井下死亡，其中一人为患者弟弟。事后有关人士将七只鸡投入井下均未见死亡。在患者其弟出殡第二天，患者即开始发病，入院前12天出现右下肢无力，当时尚能行走，后无力症状逐渐加重。入院前5天出现左下肢无力，已不能行走，近几日出现尿不尽感，大便费力。曾在外院行头颈、胸腰部磁共振检查，未见病灶。为明确诊断，门诊以“脊髓病变待查”收入。患者发病来无发热。患者发病来夜眠差、入睡困难、早醒，每日睡眠约2～3小时。

【既往史】体健。

【个人史】出生、工作于当地，个性敏感、警觉、多疑。

【家族史】无特殊可载。

【体格检查】患者较紧张，见到医生时便周身大汗、肌肉紧绷，回避内心表露。当被问及心情时，患者承认对未及时下井救人感到自责，强忍泪水，不愿透露事情经过。话少，接触欠主动。神清语利，记忆力下降（以近期记忆为主），表达慢，反应迟钝，计算力正常，双瞳孔等大、等圆，直径约3mm，对光反射灵敏，无眼震，视盘边界正常，双侧鼻唇沟对称，伸舌居中。颈软，双上肢近端肌

力Ⅴ级，腕、手部肌力Ⅴ一级，分指、并指力差，双下肢髋关节屈曲力Ⅲ级，膝、踝关节屈伸肌力Ⅱ级，趾屈伸肌力2一级，胸8以下痛觉减退，腰1以下音叉震动觉减退，双下肢远端位置觉差，右前臂旋前、旋后肌张力高，双侧踝关节肌张力高，双下肢膝腱反射亢进，腹壁反射未引出，指鼻可，双手轮替差，双侧 Babinski 征（—），足跖反射未引出。直腿抬高试验（+）。下颌反射（+）。

【辅助检查】

1. 脑脊液压力 140mmH_2O，无色透明，血常规、生化均正常，寡克隆区带（—），IgG 24 小时合成率正常。

2. 脑电图正常范围，P300 波形、波峰潜伏期均正常。

3. 双下肢神经传导速度大致正常。

4. 四肢体感诱发电位正常。

5. 头 MRI 正常。

6. 胸 MRI 增强示 $C_{3\sim4}$ 椎体后部局部融合，$T_{6\sim7}$ 椎间盘轻度后突，L_1 椎体血管瘤，颈胸椎轻度骨质增生，脊髓形态及髓内信号未见异常。

入院后骨外科会诊认为不除外脊髓硬膜外/下血肿，建议手术探查，因无床将患者暂置于内科治疗。

神经会诊中心专家诊断为“中毒性脱鞘性脑脊髓周围神经病”，予甲强松龙 1.0g 静点 5 日，0.5g 静点 3 日，0.24g 静点 3 日，0.12g 静点 3 日，后改为泼尼松口服。维生素 B_1 0.1g 肌内注射，弥可保 500μg 肌内注射。患者症状无明显好转，面、胸部出现痤疮，睡眠更差，自觉大便无力，需使用开塞露方可排便。

心身医学专家查看患者后认为患者为癔症人格，存在心理创伤，主客观不一致：患者双下肢肌力Ⅲ级，双膝腱反射亢进，而在分散患者注意力检查时腹壁反射可查到并且对称，双侧提睾反射正常，双侧病理征（—）。据家属诉患者能独自站立刷牙，但不能走路；排便困难是因为担心弄脏裤子而在未有便意时强行排便。电生理检查、脑脊液化验正常，头、脊髓 MRI 均未发现责任病变，考虑为躯体转化障碍。脑电图、P300 检查不支持脑病的诊断，而功能性疾病可能性大，建议予暗示疗法。

【治疗】入院后第25日予患者葡萄糖酸钙10ml静滴及暗示治疗后，患者立即可下床走路，上一层楼，第二日可搬较重的物品正常行走。继续予帕罗西汀20mg qd、劳拉西泮0.5mg qn口服。

【出院查体】神清语利，记忆力正常，反应尚灵敏，计算力正常，双瞳孔等大、等圆，直径约3mm，对光反射灵敏，无眼震，双侧鼻唇沟对称，伸舌居中，颈软，四肢远、近端肌力Ⅴ级，胸8以下痛觉减退，腰1以下音叉震动觉减退，双下肢远端位置觉差，四肢肌张力正常，双下肢膝腱反射亢进，指鼻可，双手轮替差，双则Babinski征（—），足跖反射未引出。直腿抬高试验（—），下颌反射（—）。

【诊断】躯体转换障碍、焦虑状态。

【点评】本病例经心身整体诊断、治疗出现戏剧性变化，是癔症的典型特征，足以引起我们对心理精神疾病的重视。

病例82 脑外伤后、症状性癫痫、谵妄状态

【病历摘要】××× 女，66岁，以“发作性不语2日”于2008-06-13日入院。患者入院前1周无明确诱因出现头痛、发热，体温最高达38.6℃。既往极少有发热史。经抗感染治疗后热退。入院前2日出现发作性不语，数十秒可自行缓解，缓解期正常。入院前半日发作频繁，每隔十余分钟发作一次，无口角及肢体抽搐，无舌咬伤、无口吐白沫，无二便失禁。

【既往史】三十余年前患者有左侧头部外伤，开颅术后遗症状性癫痫，曾出现癫痫持续状态而住院治疗，此后规律服用抗痫灵等药物，近5年服用托吡酯，每日1片，二十余年来无发作。患原发性高血压史十余年。对苯妥英钠过敏。

【体格检查】发作时问之不回答，头部及眼球可随问话者活动，正常眨眼，查体不合作，肢体有自主活动，双瞳孔等大，直径约3mm，双侧鼻唇沟对称，颈软，四肢肌力Ⅴ级，肌张力正常，双侧腱反射对称，双侧病理征（—）。呼吸频率正常。缓解期查体：神清语利，计算力、定向力、理解力、记忆力均正常。颅神经检查正常。颈软，四肢肌力Ⅴ级，双侧面部及肢体痛觉对称，双侧病理征

（一）。左额部颅骨修补术后表现。

【入院处理】

1. 由于有头痛、发热，不能除外脑炎，需查脑电图及脑脊液。暂给予抗感染、抗病毒治疗。

2. 由于多次发作为症状性癫痫，继续予托吡酯每日 1 片口服。

3. 由于患者多年原发性高血压史，暂不能排除脑血管病，予活血化瘀治疗。

患者于入院当晚上述症状发作频繁，2～3 分钟发作一次，5～10 分钟可自行缓解。予地西泮 10mg 静滴，上述发作无明显缓解，给予地西泮 4mg/h 静脉泵入，患者仍有发作，伴大叫之后头部右偏，右侧口唇抽搐，双眼向右凝视，四肢强直，约十秒钟缓解，无舌咬伤及二便失禁，无肢体抽搐。5 分钟发作 2 次，心电监测提示心率 70 次/分，SpO_2 95%～98%。再次予地西泮 10mg 静滴，发作仍频繁出现，每小时发作 8～10 次，缓解期呈嗜睡状态。考虑为癫痫持续状态，地西泮泵入未能有效控制，加用开普兰 500mg bid 口服，水合氯醛 30ml＋水 30ml 保留灌肠，仍有抽搐发作。

【神经会诊中心意见】患者目前为症状性癫痫，一方面与左额部病变有关，另一方面不排除脑炎可能，目前意识状态差与地西泮有关，停用地西泮，予丙戊酸钠 0.4g tid 口服。

【辅助检查】

1. 血常规示 WBC 7.28×10^9/L，NE% 72.6%↑。

2. 头 CT 示左额部开颅术后改变，左额顶叶脑软化灶，余脑实质内未见异常密度灶。

3. 脑脊液检查为无色透明，蛋白弱阳性，WBC 12 个/HP，压力 140mmH_2O，糖、氯化物正常，微量总蛋白 89mg/dl（正常值 0～40mg/dl），病毒六项正常。脑电图示左颞区可见慢波、尖慢波发放。

【心身专家查房】患者以发热、头痛为首发症状，之后出现发作性不语，反复发作，症状多变，严重程度有波动，注意力、警觉力、定向力减退，发作有间歇期。给予地西泮后出现抽搐等发作。查体同前。认为脑炎可能性不大，虽然脑脊液蛋白、细胞数较高，但患者一般状态较好，无明显躁动等精神症状，头痛也较轻，考虑前面的发作为精神症状，而非全是癫痫发作。

【心身专家诊断】脑外伤后、症状性癫痫、谵妄状态。

【治疗】由于丙戊酸钠对局限性癫痫效果差，可逐渐减量，维持托吡酯单一用药，由于大量泵入地西泮可加重谵妄，不应继续使用，应加用小剂量利培酮，予每日 1/2 片加至 1 片 qn 口服。停用抗感染、抗病毒、活血化瘀等药物。

患者停用地西泮后神志转清，仍频繁发作右口角抽搐，双眼向右凝视，四肢强直发作，不能言语。应用利培酮后，仅发作一次口角抽搐，此后再无发作，意识状态逐渐好转，可正常交谈。出院查体：神清语利，颅神经检查正常，颈软，四肢肌力Ⅴ级，双侧面部及肢体痛觉对称，双侧病理征（—）。

【点评】此患者诊治失误在于临床医生知识面狭窄（单科思维），观察患者不细致。所以临床医生的临床基本功要扎实。应把握老年谵妄的临床特点：

1. 认知功能障碍：1）广泛的认知功能损害是谵妄的核心症状。2）认知功能损害主要包括知觉、思维和记忆，其次是轻度的时间定向障碍，严重时有地点定向障碍。3）认知功能障碍的特点：①同一天中严重程度具有波动性；②期间有明显的间歇期；③夜间症状常常最严重；④自身识别能力一直存在。

2. 注意和觉醒障碍。

3. 精神、运动、行为障碍。

4. 附加症状：①各种情感障碍：恐惧、淡漠、愤怒、抑郁；②自主神经系统症状。老年性谵妄病程与结局的特点：①老年谵妄多在夜间起病；②一旦发生谵妄，数小时或数天内可急剧进展，重者短期内死亡，残存者在 1 个月内康复；③少数病例可进入痴呆状态；④入院时认知功能损害严重者，结局差；反之，早期发现、早期治疗预后较好。只要诊治恰当，问题即可迎刃而解。

第十二章
就诊于综合医院的心理精神疾病

病例 83　抑郁症

【病历摘要】×××　男，高二，自小学、初中即是优秀学生，听话、用功、守纪律，对同学谦让。高中考到重点学校，学校为寄宿制。患者对学校生活不适应，生活自理能力较差，心中感到不愉快，终日愁眉不展，心事重重。宿舍不安静会影响他睡眠，渐有失眠问题。患者白天感到昏沉沉，课堂上神思恍惚，对同学待答不理。常说："烦死了，别理我。"从不与同学交往，自闭。到高二时学习成绩明显下降，自己对自己不满意，下决心要把成绩搞上去，但越着急心情越不好，对同学和老师越没有好脾气，人际关系越紧张，在宿舍谁也不愿理他。为避免同学干扰，自己要求在校外租房，由母亲陪读。但几个月后，依然情绪不好，课堂上别的同学咳嗽声、翻书声、日光灯"嘶嘶"声都会分散他的注意力，使他不安心。他认为这个班不好，班风太乱，便提出调班。他是一个认真努力的学生，确实有搞好学习的愿望，只是心情总郁闷，终日愁眉不展。在本班已经一年多了，竟没有一个朋友。平时与所有同学都不来往，不参加课外活动，总是独自发愁。老师很同情他，所以同意他调班。到了新班里，患者越发自闭、烦闷，疑心别人议论他。同学主动与他交往，他常回避，同学都觉得他清高，给他起外号"老夫子"。在家他躲避家长，常说对不起家长，但却每天因小事与家长争执，情绪暴躁、行为激越，为家长给准备的衣服不对、饭菜不对、甚至为窗帘拉得不可心而大吵大闹、又喊又砸、歇斯底里。

母亲终日惶惶然地迁就他，怕引起事端。但患者仍每天闹腾，尤其早晨，必闹一场才能上学去。不接同学电话，但经常搞不清老师留了什么作业，须家长给同学打电话询问。患者作业写到很晚，有睡眠障碍，躺下又睡不着，半夜要醒 2～3 次。家里有一点声音他都会醒。早晨4～5点即自动醒来，再也睡不着了，但又懒得起床，在床上迷糊着。到起床时间，母亲很难叫起他。他常磨磨蹭蹭、丢三落四，经常迟到。

其学习成绩每况愈下，沮丧心情越来越重。渐渐出现躯体问题，体力不支，经常因头痛、胸闷、腹痛等原因及慢性肠炎、浅表性胃炎、心律失常等休假，家长看到以目前的学习水平考大学没希望了，在高二末为其办了休学手续。患者在家休息了2个月，又重读高二。到新的班级中，患者更加不适应，感到沉闷、沮丧，对谁都不理，干什么都没兴趣，看谁都不顺眼，失眠、厌学，经常借故不上学，在家与母亲找茬发脾气。在哭闹中患者扬言对不起家长，反正也考不上大学，生不如死。患者让家长对他不要抱有希望，就当他是死了。而且曾偷偷地割腕、离家出走，到寺庙要求当和尚。

【心理社会因素】因为学习压力大，自我期望值高，现实情况达不到他想象的完美程度，而产生焦虑、抑郁情绪，长时间得不到化解，血液中的成分即发生了变化，5-羟色氨水平下降，使患者达到了抑郁症程度，那么此人对什么事都不感兴趣了，失去快乐的能力了。当然最烦的就是学习了。对任何事总往负面想，觉得生不如死，死亡的念头总在脑中转。因为活得太累了，死亡便是解脱。但又觉得死了对不起父母、老师……勉强活着，连死的权利都没有，或者承受着浓缩了的苦难。躯体的疾病之苦是可以说明白的，但这种苦是说不出的苦，才叫真苦。

【病例分析】少年抑郁症是以心境低落为主的精神状态。

青少年抑郁症的特点：

1. 心境不良，忧愁、沮丧，失去快乐能力，兴趣下降。
2. 委屈，易生闷气，易发脾气、激越。
3. 自信心不足，自我劣等感，多疑，对学习失去期望。
4. 自责自罪，总说学习不好对不起母亲，对不起老师，没脸见人。
5. 注意力、记忆力下降，学习成绩下降。
6. 失眠，夜不睡，晨不起。
7. 因自卑而逃避社交、自闭，不出家门，不见亲友。
8. 常有厌学、逃学，自暴自弃，自杀。

【诊断】抑郁症。

【治疗】应用抗抑郁剂西酞普兰2周后，患者情绪活跃，能与同学融洽交往，学习时能注意力集中，做作业顺利，成绩的提高了。嘱其继续服用。

【点评】情感障碍首先易影响胃肠功能，往往被当做胃肠炎治疗，但久治不愈，碰到识别的专家后患者才能得到正确的治疗。

病例84 癔症

【病历摘要】××× 女，16岁。主因“记忆力减退3年，不自主抽泣半年”于2004年8月至北京就诊。

【现病史】患者于3年前（初中一年级下学期）一次感冒，休假2天后英语跟不上，想退学，在家人说服下继续上学。8个月前出现感冒发热，全身乏力，晨起疲劳，不想动。5个月前（3月10日）早自习时突然出现胸痛、哭泣，即停课回家。次日至县医院行头颅CT扫描正常。服氯丙嗪、谷维素加针灸等，仍有一日一次发作，发病第5天时一日发作数十次。4个月前至当地九龙山精神病医院给予服用“博乐新”、奋乃静（羟哌氯丙嗪）、苯海索1周无效。又至山东胜利油田医院神经科就诊，诊断“癫痫”服用卡马西平、苯妥英钠、氯硝西泮、酸枣仁合剂。控制抽泣样症状至一日发作一次，且为定时发作，晚7点或者晚9点。发病前2年开始经常有枕部头痛、失眠、疲劳乏力、烦躁、害怕、夜眠多梦，有时躺在床上时感觉头顶有人。自发病来，患者食纳、二便尚正常。

【心理社会因素】患者因一次英语考试成绩不好而休学。自述在家看书，文科好，看历史小说，如神话《水浒》、《隋唐演义》、《再生缘》、《牡丹亭》、《窦娥冤》。其数学好，英语刚及格。3月10日前几天感头沉，上早自习时，因难受得想哭而趴在桌子上，发病前给姨家妹妹寄了一封信，但也没有什么不愉快的事。

【体格检查】神经系统查体：神清、合作、语利，颅神经正常，四肢肌张力、腱反射对称，肌力Ⅴ级，双侧Babinski征（—），脑膜刺激征（—），共济运动好。

【既往史】幼时经常感冒。

【个人史】为第一胎，剖宫产出生，有一弟；小学时因环境所致喜欢和男孩子玩耍；中学后与同学能正常交往。

【家族史】母亲有神经衰弱、头痛史。父亲体健。

【辅助检查】

秦皇岛市昌黎县医院：

1. 2004-03-10 头颅 CT：未见异常。

2. 2004-03-16 脑电图：正常脑电图。

秦皇岛第二医院：

1. 2004-03-05 正位胸片：胸部未见病变。

2. 2004-08-09 血生化、肝功能：正常。

3. 2004-08-09 血常规：正常。

胜利油田河口钻井卫生院：

1. 上消化道造影：心、肺未见异常；食管钡剂通过顺利，食管壁柔软，扩张度好，黏膜连续完整，管腔无狭窄，贲门开放自然；胃呈钩型，空腹胃内储留液较多，胃黏膜皱襞增粗，壁软、蠕动正常，动度及张力正常；十二指肠球部充盈度好，呈三角形，肠壁光滑，无激惹征象，降段、水平段及升段黏膜清晰规则，未见明显异常。检查提示：胃炎。

天津市环湖（脑系中心）医院：

头颅磁共振：双侧上颌窦异常信号，考虑炎症，余未见异常。

北京朝阳医院：

2004-08-24：24 小时睡眠脑电图正常。

【诊断】癔症。

【治疗】阿普唑仑、艾司唑仑、氟西丁。

病例 85　惊恐障碍

【病历摘要】×××　男，31，干部，大学文化。主因“胸闷、憋气、失眠、头痛 2 个月”于 2000 年 11 月门诊就诊。

患者因调动工作压力大，不适应。逐渐出现阵发心悸、出汗、胸闷、憋气、恐惧、紧张，并有濒死感，每次发作持续十几分钟至半天，发作间歇无明显症状。有时伴有疲劳烦躁、乏力、失眠、头痛。为此休息 2 个月，口服多种药物、输液及打针治疗无效。近 1 个月先后急诊就医 11 次，到多家大医院，频繁抽取血液行心肌酶进行检查，进行了心电图、Holter、心脏彩超等各种检查无异常。做冠状动脉造影亦正常。

MMPI：

说谎分	诈病分	校正分	疑病症	抑郁症	癔病	精神病态	男女子气	偏执狂	精神衰弱	精神分裂	轻躁狂	社会内向
L	F	K	Hs	D	Hy	Pd	Mf	Pa	Pt	Sc	Ma	Si
47	55	33	76	72	76	59	49	58	62	60	45	48
Hs	Hy	D	Pt	Sc	Pd	Pa	Mf	Si	Ma	F	L	K
1	3	2	7	8	4	6	5	10	9			
76	76	72	62	60	59	58	49	48	45	55	47	33
8 个病理量表的平均分：64						两点峰型：13						

CCMD－3 中 43.21 惊恐障碍是一种以反复的惊恐发作为主要原发症状的神经症。这种发作并不局限于任何特定的情景，具有不可预测性。惊恐发作作为继发症状，可见于多种不同的精神障碍，如恐怖性精神症、抑郁症等，并应与某些躯体疾病鉴别，如癫痫、心脏病发作、内分泌失调等。

【症状标准】

1. 符合神经症的诊断标准。

2. 惊恐发作需符合以下 4 项：

①发作无明显诱因，无相关的特定情境，发作不可预测。

②在发作间歇期，除害怕再发作外，无明显症状。

③发作时表现为强烈的恐惧、焦虑，及明显的自主神经症状，并常有人格解体、现实解体、濒死恐惧或失控感等痛苦体验。

④发作突然开始，迅速达到高峰，发作时意识清晰，事后能回忆。

【病程标准】

在 1 个月内至少有 3 次惊恐发作，或在首次发作后有继发害怕再发作的焦虑持续1个月。

【排除标准】

1. 排除其他精神障碍，如恐怖症、抑郁症，或躯体形式障碍等继发的惊恐发作。

2. 排除躯体疾病如癫痫、心脏病发作、嗜铬细胞瘤、甲状腺功能亢进症或自发性低血糖等继发的惊恐发作。

【病例分析】

病例特点：

1. 青年男性，急性起病。

2. 在没有客观危险的环境下出现发作，无明显固定的诱因。两次发作间歇期除了害怕再发作外，没有其他明显症状。

3. 辅助检查：未见阳性结果。

有人推测中枢神经系统的一定解剖部位与惊恐发作有关：①与脑干特别是蓝斑有关，因为患者有显著的自主神经暴发。蓝斑含整个中枢神经系统50%以上的NE能神经元，神经纤维投射到海马、杏仁核、边缘叶和额叶皮质。动物实验点击蓝斑可引起明显的恐惧和焦虑反应，并有蓝斑神经冲动发放增加和中枢性NE更新加速。②边缘叶为人类愤怒、警觉和恐惧等基本情绪的中枢。Penfield发现边缘叶的激惹性病变或刺激该部均可引起惧怕和惊吓反应。人脑的边缘叶富含BZ受体，静注地西泮对减轻焦虑有效，但对控制惊恐发作效果不佳，提示预期性焦虑与边缘叶的功能损害有关。③恐惧性回忆是习得性行为，与脑皮质的认知和意识活动有关。从额叶皮质到脑干的神经纤维可把习得性联系和起源于前额叶皮质的认知活动传到脑干，刺激该部神经核，引起惊恐发作。

【诊断】惊恐障碍。

【治疗】

1. 口服氟西汀、劳拉西泮、阿普唑仑（因当时北京地区SSRI药物仅有氟西汀在公费医疗内，故选用该药，同样可取得很好的治疗效果）。

2. 行为治疗：放松运动，改变环境；脱敏治疗：告知患者医生的电话，每次发作欲上医院急诊时，可给医生打电话，医生告知其应对措施，做放松治疗。先后经过四次指导，使患者发作的反应程度逐渐递减，1个月后不再到急诊，可自己应对，症状逐渐消失。患者后来恢复工作，又坚持服药5个月。

病例86 急性应激障碍

【病历摘要】××× 男，51岁，已婚，大专文化，干部。主因“夜间发作性憋气、濒死感、心悸、失眠18天”，于2000-05-09至神经内科门诊就医。

患者于18天前因儿子工伤死亡，悲痛焦急，夜间出现发作性憋气、濒死感、心悸、失眠，外出走路2～3分钟缓解，每天发作十余次。发作间歇则呆坐不语，面色苍白，问话不答。曾多次至急诊就诊，行心电图、心脏彩超、X线胸片、血液生化等检查均正常。诊断：冠心病？心绞痛？给予静点“爱倍”，口服“硝酸甘油”无效。后至神经科就诊。患者平时性格急躁、易生气，有时有失眠、烦躁、疲劳、血压波动。

【体格检查】内科及神经系统无阳性体征。

【辅助检查】

1. 心脏彩超（－）。

2. EKG（－）。

3. 生化全项正常。

4. 血常规正常。

5. 外院生化CHOL 7.74mmol/L（正常3.4～6.7mmol/L），TG 3.27mmol/L（正常0.45～1.85mmol/L），CREA 150.60mmol/L（正常35～124mmol/L），BUN、Glu、TTT、AST、ALT正常。

【病例分析】

本病例特点

1. 中年男性，因突然丧子感到极度悲痛恐惧、紧张失眠等。

2. 起病有明显的精神刺激因素，并有呆坐、面色苍白、问话不语等异常表现。

3. 有发作性憋气、濒死感、心悸症状。

4. 患者平时性情急躁，有失眠及血压波动。最重要的诊断条件是极其强烈的精神打击，以及打击后的骤然起病。

CCMD－3 中 41.1 急性应激障碍以急剧、严重的精神打击作为直接原因。在受刺激后立刻（1 小时之内）发病。表现为强烈恐惧体验的精神运动性兴奋，行为有一定的盲目性；或者为精神运动性抑制，甚至木僵。如果应激原被消除，症状往往历时短暂，预后良好，缓解完全。

【症状标准】以异乎寻常和严重的精神刺激为原因，并至少有下列 1 项：

1. 有强烈恐惧体验的精神运动性兴奋，行为有一定盲目性。

2. 有情感迟钝的精神运动性抑制（如反应性木僵），可有轻度意识模糊。

【严重标准】社会功能严重受损。

【病程标准】在受刺激后若干分钟至若干小时内发病，病程短暂，一般持续数小时至 1 周，通常在 1 个月内缓解。

【排除标准】排除癔症、器质性精神障碍、非成瘾性物质所致精神障碍和抑郁症。

【诊断】急性应激障碍。

【治疗】

1. 心理环境治疗：尽可能去除精神因素或脱离引起精神创伤的环境，转移或消除应激原。通过疏泄、解释、支持、鼓励、指导等，帮助患者摆脱痛苦。使其认识疾病、面对现实、配合治疗，提高适应能力。

2. 认知疗法，提高内省力，对改变不良行为模式有帮助。

3. 药物治疗：口服氟哌噻吨美利曲辛、劳拉西泮、阿普唑仑。

病例 88 躯体形式自主神经功能紊乱、心脏神经功能紊乱

【病历摘要】×× 男，52 岁，工程师，主因“失眠、头晕、心悸、乏力、胸痛 2 年”于 1999－06－01 于神经内科门诊就诊。平时工作紧张，压力大。紧张劳累、生气后症状加重。

【既往史】

22 年前右上腹痛并有大便溏泄，有时有低热。服小檗碱。

15 年前始有右上腹痛 12 年，消化道造影（一）。GPT 160IU/L。服葡醛内酯、干酵母、VitC。12 年前年有腹痛。上消化道造影：上消化道未见器质性病变。给予乳酶生、颠茄治疗。

11 年前行阑尾切除术。

8 年前开始出现右脐周痛 2 年，偶有腹泻、呃逆，腹痛待查。亦有右眼胀痛、眼肌抽搐、眼肌痉挛，用谷维素、维生素。因夜眠憋醒、多梦用朱砂安神。因胸闷、乏力、头晕、失眠、心悸，用舒心氧、七叶神安、冠心苏合丸。

7 年前有胸、腹痛。胃镜（一）。右眼有黑影飘动伴眼皮痉挛。诊断为飞蚊症。予氨肽碘、利福平。

6 年前 8 次因咽痛、咽异物感于耳鼻喉科就诊。诊断为慢性咽炎。给予麦迪霉素、溶菌酶、雾化吸入、咽扁冲剂。

2 年前主因“胸闷待查、冠状动脉粥样硬化性心脏病、稳定型心绞痛、食管裂孔疝”收住院。心前区刺痛可放射于肩背部，伴胸闷、气短、心悸，含三硝甘油 0.6g 3 分钟左右好转。冠状动脉造影呈右优势型，左、右冠状动脉走行区无钙化影，左主干、左前降支、左旋支显影正常，无狭窄和阻塞性病变；心肌核素显像示左室心肌正常；动态心电图示窦性心律；心电图正常，心室内结构大致正常。以心脏神经官能症、食管裂孔疝出院。

【体格检查】神经系统检查未见异常。

【辅助检查】

1. 1982－12－07 肝功能正常。
2. 1985－04－16 上消化道造影未见器质性病变。
3. 1989－03－22 全消化道造影未见异常。
4. 1990－11－23 肝功能正常。乙肝表面抗原（一）。
5. 1991－03－28 胃镜食管裂孔疝、慢性浅表性胃炎。
6. 2000－05－23 B 超示肝囊肿。
7. 2002－10－04 经直肠前列腺 CT：前列腺增生。
8. MMPI：

说谎分	诈病分	校正分	疑病症	抑郁症	癔病	精神病态	男女子气	偏执狂	精神衰弱	精神分裂	轻躁狂症	社会内向
L	F	K	Hs	D	Hy	Pd	Mf	Pa	Pt	Sc	Ma	Si
43	50	41	67	78	55	45	59	45	64	58	47	62
D	Hs	Pt	Si	Mf	Sc	Hy	Ma	Pd	Pa	F	L	K
2	1	7	10	5	8	3	9	4	6			
78	67	64	62	59	58	55	47	45	45	50	43	41
8个病理量表的平均分：57						两点峰型：21						

【病例分析】

1. 中年男性，慢性病史。

2. 多系统症状，各项辅助检查无明显异常。

3. 心理特征：有明显的抑郁、焦虑倾向，轻度的A型行为（冠心病性格），性格比较内向，人际关系敏感，容易害羞，不善于表达感情，有时感到抑郁和强迫，在人多的场合容易紧张。

曾因前述主诉住院检查，冠状动脉造影正常，重要的问题在于心内科医师已经将其诊断为心脏神经官能症，并未做临床处理，未将此类患者管起来。以致患者两年来仍反复求医，按心脏病治疗。自行服扩冠药物似有好转，实际是自我暗示、心理安慰，躯体症状却不能消失。

CCMD-3躯体形式障碍中43.44“躯体形式自主神经紊乱”是一种主要受自主神经支配的器官（如心血管、胃肠道、呼吸系统）发生躯体障碍所致的神经症样综合征。患者在自主神经兴奋症状（如心悸、出汗、脸红、震颤）基础上，又发生非特异性的、但更有个性特征和主观性的症状，如部位不定的疼痛、烧灼感、沉重感、紧束感、肿胀感，经检查都不能证明有关器官和系统发生了躯体障碍。因此本障碍的特征在于明显的自主神经受累，非特异性的症状附加了主观的主诉，以及坚持将症状归咎于某一特定的器官和系统。

【诊断标准】

1. 符合躯体形式障碍的诊断标准。

2. 至少有下列两个器官系统（心血管、呼吸、食管和胃、胃肠道下部、泌尿生殖系统）的自主神经兴奋症状：①心悸；②出汗；③口干；④脸发烧或潮红。

3. 至少有下列一项患者主诉的症状：①胸痛或心前区不适；②呼吸困难或过度换气；③轻微用力即感过度疲劳；④吞气、呃逆、胸部或上腹部烧灼感等；⑤上腹部不适或胃内翻腾或搅拌感；⑥大便次数增加；⑦尿频或排尿困难；⑧肿胀感、膨胀感或沉重感。

4. 没有证据表明患者所忧虑的器官系统存在结构或功能上的紊乱。

5. 并非仅见于恐惧障碍或惊恐发作时。

【诊断】躯体形式自主神经功能紊乱、心脏神经功能紊乱。

【治疗】

1. 药物治疗：患者对健康要求高，对躯体反应敏感，宜选用不良反应小的药物，且以小剂量治疗为宜。焦虑、抑郁症状明显者可予帕罗西汀、劳拉西泮等。此例用帕罗西汀、劳拉西泮同时加中药眩晕宁、心神宁。1个月后症状明显缓解，半年后停用药物。3年后（2002－03－18）泌尿外科行前列腺手术后再次发作前述症状，第二次应用前述药物治疗。

2. 心理治疗：

（1）支持性心理治疗，给予患者解释、指导、疏通，令其了解疾病有关的知识，对于缓解情绪症状、增强信心有效。

（2）心理动力学心理治疗：帮助患者探究并领悟症状背后的内在心理冲突，对于症状的彻底缓解有效。

（3）认知疗法：对于疑病观念明显且有疑病性格的患者，予以认知矫正治疗，有远期疗效。

（4）森田疗法：使患者了解症状实质并非严重。患者可采取接纳和忍受症状的态度，继续工作、学习和顺其自然地生活，对于缓解疾病症状、提高生活质量有很大的帮助。

病例 88 广泛性焦虑

【病历摘要】××× 男性，36 岁，二婚，大学本科。自办公司，全家人下岗，依靠其经济支撑。因头晕、心悸、出汗、烦躁、胸闷憋气、失眠、紧张恐惧并进行性加重 4 个月住院。患者一人在家感恐怖，躲在墙角中，背面靠墙感觉有依托。时感坐立不安，自觉无能，在家中憋气，需外出行走方稍缓解。

【体格检查】神经系统未见异常。

【辅助检查】

1. 头颅 MRI：未见异常。
2. 生化全项：正常。
3. 脑干诱发电位：正常。
4. 心脏彩超：未见异常。
5. HAMD 29 分。
6. MMPI：

说谎分	诈病分	校正分	疑病症	抑郁症	癔病	精神病态	男女子气	偏执狂	精神衰弱	精神分裂	轻躁狂症	社会内向
L	F	K	Hs	D	Hy	Pd	Mf	Pa	Pt	Sc	Ma	Si
35	46	58	76	60	74	59	46	71	73	60	53	59
Hs	Hy	Pt	Pa	D	Sc	Pd	Si	Ma	Mf	F	K	L
1	3	7	6	2	8	4	10	9	5			
76	74	73	71	60	60	59	59	53	46	58	46	35
8 个病理量表的平均分：66						两点峰型：13						

【病例分析】

1. 青年男性，亚急性起病，有精神刺激史，且对刺激反应强烈。有多种焦虑表现。

2. 心理症状：烦躁不安，易激惹，神经过敏、紧张，有明显的焦虑情绪，有疑病及躯体化倾向。有明显的 A 型行为（冠心病性格）。

3. 交感神经兴奋症状：胸闷、憋气、心悸、出汗、头晕、头痛、手脚麻木、紧张、坐卧不安、大声嘶叫发泄。

4. 抑郁症状：失眠、自责、悔恨哭泣、无生欲。

5. 无器质病病因及阳性检查证据。

6. HAMA 29 分。

焦虑症状主要表现是持续性的、中间出现一段时间的急性焦虑发作。患者在病中无明显强迫症状，故不考虑强迫症的诊断。恐怖症中的害怕是有某种确切对象的，是在无危险的情景下发生的，常有回避行为，而本病的怕死不是境遇性的，是继发于焦虑的认知改变，不能诊断为恐怖症。

诊断精神创伤后的应激障碍的先决条件是患者曾经历过严重的、威胁性的和灾难性的生活事件（如自然或人为的灾害、战争、严重意外事故、被强奸等），几乎可使所有的人出现强烈的痛苦体验，在症状中重现、回忆创伤情景。本例不符合创伤后精神障碍的诊断。惊恐障碍的基本特征为反复突然发作的严重焦虑，达到惊恐的程度，发作不局限于特殊的情景之下，发作难以预料，持续时间不长，数十分钟自行消失，临床表现因人而异，典型的为多种症状短时间内相继涌现，如心悸、胸痛、憋气、窒息感、头晕、出汗、麻木、刺痛、颤抖、濒死感等。每月、每周或每日有数次发作，而在发作间期可以正常生活，症状甚少。

惊恐障碍患者在发作期间可有不同程度的神经过敏、忧虑等症状，如果这些症状是由于害怕再次发作所致，就不应附加广泛焦虑障碍的诊断。

广泛焦虑障碍的基本特征为广泛性和持续性焦虑，主要症状的表现符合下述两项：患者终日神经过敏、过分担心，常有颤抖、肌肉紧张、出汗、头昏、心悸、烦恼和不祥的预感。

本病例符合焦虑障碍的诊断标准，同时伴有惊恐发作。在过去，急性焦虑症（惊恐障碍）和慢性焦虑症（广泛焦虑障碍）并未做严格的区分，被认为是一种疾病的不同表现，核心仍是焦虑。在临床上，两者交叉混合存在的情况并不少见，而且在病因和症状学上尚有着共同特征。焦虑普遍存在于许多精神障碍之中，因此，医师面临一个诉有焦虑的患者，必须首先考虑以下两点：①焦虑症状是否与躯体疾病有关；②焦虑是否为其他精神障碍的症状。

广泛性焦虑起病缓慢，病程可迁延数年。对焦虑症患者追踪统计，有1/3的患者病程在半年到2年、2/3患者在2年以上痊愈或好转，少数患者预后欠佳；女性、年轻、病程短而病前性格良好者预后较好，反之预后不良。病史中有晕厥、激动、人格解体等癔症性格倾向，且有轻生念头者预后欠佳。焦虑症的自杀死亡率近似抑郁症。

【诊断】广泛性焦虑。

【治疗】

1. 药物治疗：氟西汀、劳拉西泮。

2. 心理治疗：支持性心理治疗、放松疗法、行为疗法、催眠疗法。

3. 其他治疗：生物反馈疗法、音乐治疗等。

病例 89 疑病症、混合性焦虑抑郁

【病历摘要】××× 男性，47岁，某高校教师，大学文化，第三次再婚，因“反复发作左侧肢体麻木3年”而怀疑自己患了“脑血栓”，于1997－08－11首次至神经内科就诊，以后持续至今（2005）数十次再诊，并两次住院检查，且先后在宣武、朝阳会诊中心会诊，先后被诊断为“脑血管病？抑郁症、焦虑症”。

【心理社会因素】患者三次婚姻不幸，家庭处在“冷战”状态。因怀疑患脑血管病，先后至朝阳、宣武、友谊等医院行脑电图、脑超声波、诱发电位、脑血管造影等检查，均未见异常。患者对检查不放心，经常至门诊就诊，服用活血化瘀或静脉点滴治疗脑血管病药物。虽坚持上班，但仍感紧张不安、疑虑重重，并有头痛、胸闷、失眠健忘，身体左侧像不是自己的一样，总因“查不出病”而烦恼。患者后听说有了PET检查，再次要求转宣武医院进行检查，结果为左顶叶葡萄糖代谢降低10%。患者又疑虑脑子有什么大问题。医生告诉他减低10%没什么大问题，不能定什么病，他说可能

早期还没完全表现出来。病情经医生反复解释无效。患者终日忧心忡忡，工作效率低。发病后无幻觉、幻视、幻听，无怪异言行，无冲动伤人、自杀行为等，体格检查及神经系统检查无异常。

【辅助检查】

1. 三次头颅 MRI：未见明显异常。

2. 脑血管造影：未见异常。

3. PET：左顶叶葡萄糖代谢降低 10%。

4. 生化全项：正常。

5. 脑电图：大致正常。

6. 体感诱发电位：大致正常。

7. MMPI：

说谎分	诈病分	校正分	疑病症	抑郁症	癔病	精神病态	男女子气	偏执狂	精神衰弱	精神分裂	轻躁狂症	社会内向
L	F	K	Hs	D	Hy	Pd	Mf	Pa	Pt	Sc	Ma	Si
59	55	39	82	70	61	57	34	58	70	60	47	71
Hs	Si	Pt	D	Hy	Sc	Pa	Pd	Ma	Mf	L	F	K
1	10	7	2	3	8	6	4	9	5			
82	71	70	70	61	60	58	57	47	34	59	55	39
8个病理量表的平均分：63						两点峰型：17						

【病例分析】

1. 中年男性，有不幸婚姻史，病情持续存在，主要表现对身体状况过分关注，左侧肢体麻伴心悸、胸闷、失眠。

2. 病前敏感多疑。

3. 患者有突出的疑病观念，经医生反复解释无病均无效。身体不适感持续存在，治疗后躯体不适程度有所减轻，但患者的疑病观念仍无变化。

4. 无外伤昏迷、中毒服药史等。

历史上自古希腊起就有本病的记载。Smollius（1610）把疑病症与癔症归为一类，他认为男人多患疑病症，女人多患癔症。Sydenham进而认为两者就是一个病，只是名称不同而已。Cullen（1777）将本病归入神经症范畴，以后Kraepelin和Beard认为它就是神经衰弱。Bleuler（1923）认为它仅是一组症状群而不是单独疾病，可见于多种精神疾病中。弗洛伊德学派将其归入“现实神经症”中，认为是有自爱欲的人，因处在肛恋期，有爱清洁、吝啬与固执的表现。Meyerxue学派则认为它是一种心身适应性反应。

目前学界对疑病症病因学的认识为：

1. 认为疑病症是对躯体症状的错误解释。患者增强和放大了对躯体的感觉，患者对躯体不适感的阈限和忍受性降低。在这种情况下，患者会关注自己的感觉，错误地解释这些感觉，并因此感到惶惶不安。

2. 用社会学习理论来解释。认为疑病症是“疾病角色”在起作用的缘故。患者因“病”而获同情、照顾，可减免自己一些职责，延缓难以面对的挑战。因此躯体不适的症状，作为“疾病”而存留下来。

3. 疑病症是其他精神障碍的一种变异形式，最有可能的是此病与抑郁障碍和焦虑障碍关系密切，大约80%的疑病症患者同时患有焦虑/抑郁障碍，疑病症可能是其中的一个亚型。Salkovskis和Clark（1993）认为，本病与惊恐障碍有关，因为两者都有对躯体细微变化的错误认识。

4. 精神分析学派认为疑病症患者或是将对他人的敌视与攻击（通过潜抑或置换）转化为指向自身的躯体诉述，或是对内疚的一种防御反应。也可能是患者过分的自我关注和自尊心降低的躯体表达方式，或是对以往不道德行为的一种自我惩罚。也可能使患者以往的被拒绝感、损失感，在当前投射到求助于人，进而无效而表现出来。

【诊断】疑病症、混合性焦虑抑郁。

【治疗】

1. 认知、心理支持治疗。

2. 药物：先后应用氟西汀、帕罗西汀，因消化道症状、性功能减退等副反应停用。又于2000年应用氟哌噻吨美利曲辛、劳拉西泮好转；2004 年用噻萘普汀症状改善，能正常生活工作，延续应用药物至今。

病例 90 复发性抑郁

【病历摘要】××× 女，34 岁，职员，汉族，已婚，大学文化。因“反复出现失眠早醒、烦躁、心悸、疲劳乏力、愁闷、自责自罪、少言寡语 2 年”于 2000 年在神经科门诊就医。

患者于 2 年前工作变动，在外企做部门领导，工作出色，给公司带来良好的经济效益。因领导更换，受到新领导压制，换到新部门而无事可做，不能实现自我价值致心情不悦，出现失眠、心悸和出汗，孤独不愿活动，情绪低沉，少语寡言，认为自己无能，年龄这么大了还没有生小孩，事业无成。丈夫比自己小，对患者有依从心理。患者自感无能，对不起父母，对不起丈夫，对不起公婆，觉得活得没意思，不如死了。1 年前服抗抑郁药 3 个月，且有避孕措施，症状好转。因想要孩子，自行停药，出现月经失调，又服中药。月经没调好，焦虑、抑郁再度加重。晚上有紧张，辗转反侧，心悸出汗，顽固失眠。一到晚间患者就害怕，为工作忧虑，到底走还是不走？总是处在犹豫中离开公司是损失，不离开又不能体现自我价值，况且个人也受到损失。继续干心情又不痛快。患者终日烦闷、孤僻，不愿与任何人来往。常独思苦想、唉声叹气，并有记忆力减退，注意力不集中，疲劳乏力，工作效率低。

【体格检查】神经系统未见异常。

【辅助检查】

MMPI：

说谎分	诈病分	校正分	疑病症	抑郁症	癔病	精神病态	男女子气	偏执狂	精神衰弱	精神分裂	轻躁狂症	社会内向
L	F	K	Hs	D	Hy	Pd	Mf	Pa	Pt	Sc	Ma	Si
39	45	69	62	75	65	81	34	50	71	67	64	51
Pd	D	Pa	Pt	Sc	Hy	Ma	Hs	Si	Mf	F	K	L
4	2	6	7	8	3	9	1	10	5			
81	75	71	71	67	65	64	62	51	34	69	45	39
8个病理量表的平均分：70						两点峰型：42						

【病例分析】

1. 青年女性抑郁症候群：心境不佳、兴趣减少、精力下降、自我感觉差，有自杀企图。

2. 焦虑症候群：有易激惹、烦躁不安、紧张敏感及心悸出汗等自主神经症状。

3. 病程特点：慢性起病，有明显的负性生活事件诱因。抑郁症状持续 2 年半，大部分时间患者存在抑郁心境，影响了工作、生活质量。

4. 病程中无明显内源性抑郁症状：食欲下降、体重减轻、晨重暮轻、自责自罪、精神运动迟滞等。

5. 无器质性疾病病因、无药物依赖史。

6. 抗抑郁和心理治疗有效。

符合 CCMD－3 32.4 复发性抑郁症。

【诊断标准】

1. 目前发作符合某一型抑郁标准，并在至少 2 个月前，有过另一次发作符合某一型抑郁标准。

2. 以前从未有躁狂，符合任何一型躁狂、双向情感障碍，或环形情感障碍标准。

3. 排除器质性精神障碍、精神活性物质或非成瘾物质所致的抑郁发作。

【诊断】复发性抑郁。

【治疗】

1. 心理治疗：认知、行为治疗。

2. 药物治疗：给予氟西汀、艾司唑仑。

病例 91　抑郁症

【病历摘要】××× 女性，41 岁，公司财务人员。主诉："双侧肢体无力伴睡眠障碍 2 个月余"于 2004-09-06 入院。

【现病史】患者数月来由于其丈夫的工作问题情绪一直比较低落，日常比较烦躁。于 2 个月前无明显诱因出现阵发性刺激性干咳，无低热和消瘦，无咯血，无胸痛，无活动后心悸和气促，并出现双侧肢体无力，伴有四肢肢端麻木，无蚁爬感，无肌肉酸痛，自诉仅能行走 100 米左右，无跛行，伴有夜间入睡障碍，入睡后易早醒，伴盗汗，症状每于夜间 1～2 时发作明显，伴有头痛，为枕部搏动性疼痛，伴头晕，无视物模糊，无眩晕，无复视，无腹痛和腹泻。症状反复发作，遂于当地医院就诊，诊断为肺结核（患者既往有肺结核病史，其他诊断依据不详），给予抗结核药物治疗。开始给予异烟肼和利福平约 2 周，症状无明显好转，改成四联抗结核药物（具体不详），肢体无力及肢端麻木症状加重，患者自行停药。今来我院门诊就治，门诊以"双侧肢体无力，原因待查"收治。自起病以来，患者精神差、烦躁，但无易激惹表现；体力差，行走 100 米即感无力；饮食尚可，无多饮、多食，无明显消瘦；睡眠差，自诉整夜无法入睡。大、小便正常。

患者自述夜间一点儿都睡不着，吃饭较前能吃，没消瘦，有一段特别能吃，心情一直很好。病后不好，心情不好是为病发愁，老想自己的病，高兴不起来，感到压抑、坐立不安，一天从早到晚笑不起来，也哭不出来。平时喜欢看电视或玩儿，病后无兴趣，不爱看电视，有疲劳，不上班 2 个月，在家躺着也不舒服，炒菜时有咳嗽，腿上（髂骨以下）没劲儿。患者买饭吃，不管家事，打不起精神。孩子 17 岁，放假了。家里来人患者会与其聊聊天，如上班也行。最早感觉手发热，病后做事没信心，咽干、大便干，月经准。有失眠，很痛苦，睡好精神还那样，家里父亲有肺结核，自己 1999

年有肺结核，夜里有一阵儿会出汗、饥饿、恶心，无心悸、恐惧、心慌，有疲劳，闲着比干一天工作都累，晨重暮轻，晚上可以遛遛弯儿。

【既往史】否认肝炎等传染病病史，否认精神病病史。1999 年确诊肺结核及结核性腹膜炎，给予规律正规的三联抗结核治疗 12 个月，后治愈。治疗过程中有肝功能异常，之后一直有肢端麻木。有慢性咽炎病史，无其他慢性系统性疾病病史。无外伤和手术史。无药物过敏史。

【个人史】生于山东省，无疫源地居留史，后移居甘肃，无吸烟、饮酒等不良生活习惯。

月经史：14 3～5/28～30，既往经期规律，月经量中等，无痛经史。

婚育史：23 岁结婚，G4P1A3。

【家族史】否认有家族遗传性疾病病史，否认家族成员中有类似病史。

【体格检查】T 37℃，R 15 次/分，P 74 次/分，BP 120/70mmHg。

一般情况尚可，神情倦怠，发育中等，营养状态可，神清语利，查体合作，全身皮肤和黏膜无苍白，未见出血点，无破溃，无杵状指（趾）。全身浅表淋巴结无肿大，头颅无畸形，毛发分布正常，上唇见一个约直径 0.3cm 的肿物（患者自诉近期增大明显），心、肺、腹部查体未见明显阳性体征。脊柱生理弯曲，四肢关节无红肿，活动自如。

神经系统查体：神志清楚，言语流利，查体合作。双侧瞳孔等大、等圆，对光反应灵敏。双侧面纹对称，鼻唇沟无变浅，伸舌居中。皱眉、蹙额、鼓腮均能正常完成。咀嚼有力，双侧胸锁乳突肌有力，咽反射正常。颈软，四肢肌力对称，肌力Ⅴ级稍弱，肌张力正常。双侧上肢、下肢肢端及双侧小腿远端浅感觉减退可疑，深感觉正常。深、浅反射正常。共济运动正常。病理反射未引出。

【辅助检查】

1. 血常规：WBC 7.17×10^9/L，Hb 136g/L，PLT 1.59×10^9/L。

2. 血生化：K^+ 3.0mmol/L。

3. 红细胞沉降率，12mm/h。

4. PPD试验：24小时20mm×20mm，48小时20mm×20mm，72小时20mm×20mm。

5. 甲功能全套：TT_4 7.72μg/dl，FT_3 2.7pg/ml，FT_4 1.01ng/dl，TSH 2.71μIU/ml。

6. 体液免疫：正常。

7. 脑脊液检查正常。

8. 凝血常规：正常。

9. 胸片：左肺陈旧性肺结核。

10. 颈椎MRI：$C_{3\sim6}$椎体轻度骨质增生，$C_{3\sim4}$、$C_{4\sim5}$、$C_{5\sim6}$椎间盘不同程度突出。

11. 腰椎MRI：腰椎退行性变，$L_{3\sim4}$、$L_{4\sim5}$椎间盘膨出，$L_{4\sim5}$椎间盘轻度脱出。

12. 肌电图：正常。

13. 甲状腺B超正常。

14. MMPI：

说谎分	诈病分	校正分	疑病症	抑郁症	癔病	精神病态	男女子气	偏执狂	精神衰弱	精神分裂	轻躁狂症	社会内向
L	F	K	Hs	D	Hy	Pd	Mf	Pa	Pt	Sc	Ma	Si
47	82	54	84	83	68	72	44	76	78	80	49	85
Si	Hs	D	Sc	Pt	Pa	Pd	Hy	Ma	Mf	F	K	L
10	1	2	8	7	6	4	3	9	5			
85	84	83	80	78	76	72	68	49	44	82	54	47
8个病理量表的平均分：74						两点峰型：12						

【病例分析】

1. 中年女性，病史2个月。有心理诱发因素。

2. 核心症状：疲劳无力、失眠、无兴趣、情绪低落，有轻生观念，人消瘦，对夫妻生活无兴趣。

3. 查体：运动系统正常，行走好，单腿行走亦好，闭眼加强欠稳当，跟-膝-胫试验、指鼻轮替试验好，肌张力正常，腱反射对称，感觉麻木。

4. 辅助检查：生物学未见阳性结果；心理测查提示：心理状态处于异常，回答时掩饰倾向非常明显，有紧张和抑郁。性格内向，能够耐受很大的痛苦，而较少采取积极的行动去克服这些痛苦。

【诊断】抑郁症。

【治疗】

1. 心理认知疗法。

2. 药物：开始补充多种维生素及电解质后，患者自诉症状无明显改善，服用氟哌噻吨美利曲辛和劳拉西泮之后亦无明显改善。后服用氯硝西泮后，患者诉夜间睡眠可，双侧肢体无力较前明显好转（仅一晚）。改氟西汀 20mg qd，4～6 周无效，加 1.5 片；焦虑，睡觉加氯硝西泮 1～2 片。

病例 92　适应障碍

【典型病例】×××　女，16 岁，中学生。主因“反复发作晕倒一年半”于 2004－12－09 神经内科门诊就诊。

患者 1 年半前（2003－09）至通县中医学校上学后半个月，与同学人际关系出现问题。后经常出现头晕，发作性四肢无力、晕倒，心里明白，但不能行动，1 小时后缓解。一年前（2004 年初）偶尔出现幻视、幻听，听到蛇，听到水声，感紧张害怕、心悸出汗，在宿舍唉声叹气、哭泣、失眠、食欲缺乏。曾至酒仙桥医院就诊，服药不详。2004－02－27 被转至安定医院，服“舒必利”及中药，至 5 月 30 日停用，到本院患者诊断“癫痫”，改服卡马西平 1/2 片 tid。至半年前（2004－08 以前）每周都有发作。放暑假后（8－9 月）没有发作。只有头晕，听到水声较前减少，至 9 月底停药。走读时无发作（9－12 月）。以往按学校规定学生必须住校。患者每到学校就发作，偶有头晕，瞬间即逝。12 月 3 日至 4 日住校后又发作一次四肢抽搐，发作时患者心里明白，无意识丧失。12 月 5 日后又服“卡马西平”，28 日在教室发作四肢无力并被送至校医室。患者此时仍心里明白。父亲到校后叫醒她。患者病情发作时双上肢屈曲，双眼紧闭，仍心里明白。患者仍有蛇附体感（患者诉其能看见），还看到尸体在地上躺着，白骨在中间。患者否认有妄想。发病以来尽管患者经常缺课，学习成绩仍为中上等。

【既往史】否认任何疾病史。

【个人史】出生足月顺产，5.6斤。为双胞胎第二胎。性格内向，从不与外界交往，孤僻，与母亲、姐姐都不交流。平时受父母宠爱，在家不爱做家务，饭来张口，家长只要求其学习。患者爱哭泣、易感委屈、疲劳乏力、食欲不好，从小到大与老师关系不好，仅与初中一老师关系和谐。

【家族史】父母体健，其姐姐性格开朗。

【体格检查】心、肺、肝、脾未见异常。神清、合作、语利，自动体位，颅神经（—），四肢肌张力及反射正常，肌力Ⅴ级。双侧病理征（—）。

【辅助检查】

1. 2003-10 EEG：正常。

2. 2004-02-19 头颅CT：未见异常。

3. 2004-02-19 血常规：WBC 3.55×10^9/L。

4. 2004-12-29 EEG：正常。

5. 2004-12-29 MMPI：

说谎分	诈病分	校正分	疑病症	抑郁症	癔病	精神病态	男女子气	偏执狂	精神衰弱	精神分裂	轻躁狂症	社会内向
L	F	K	Hs	D	Hy	Pd	Mf	Pa	Pt	Sc	Ma	Si
35	90	33	76	71	76	72	47	89	81	84	64	73
Pa	Sc	Pt	Hy	Hs	Si	Pd	D	Ma	Mf	F	L	K
6	8	7	3	1	10	4	2	9	5			
89	84	81	76	76	73	72	71	64	47	90	35	33
8个病理量表平均分：76						两点峰型：68						

【病例分析】

本病例特点：

1. 患者上中医学校前表现正常，入学后半个月因和一室内女同学闹别扭就出现症状。

2. 平素性格内向、胆小、顺从。自幼生活由家长包办。

3. 临床表现：反复出现头晕，发作性四肢无力、晕倒，心里明白，不能行动，1 小时后缓解。一年前（2004 年初）偶尔出现幻视、幻听，听到蛇，听到水声，感紧张害怕、心悸出汗，在宿舍唉声叹气、哭泣、失眠、食欲缺乏。放假走读时无发作。

4. 治疗先后服用“舒必利”、“卡马西平”均无效。

5. MMPI：疑病及躯体化焦虑抑郁严重，思维障碍，内容混乱，性格过于内向，有强度的神经质倾向，情绪比较容易波动，有时有焦虑、紧张和害怕，有时有痛苦和压抑。诈病分高达 90 分。

【诊断】适应障碍。

【治疗】

1. 心理—环境治疗：消除精神因素，脱离引起精神创伤的环境，转移或消除应激原。通过疏泄、解释、支持、鼓励、指导等，帮助患者摆脱痛苦、认识疾病、面对现实、配合治疗，提高其适应能力。

2. 有人格缺陷者，可予以认知疗法，提高内省力，对改变不良行为模式有所帮助。

3. 药物治疗：对焦虑、恐惧不安者可使用抗焦虑治疗；对抑郁症状突出的可使用抗抑郁治疗；对有幻觉、妄想、兴奋激动者可用抗精神病药物治疗。

此患者首先开具证明，向学校申请停止住校，改为走读，加以抗焦虑药物，随访半年无发作。

病例 93　持续性躯体形式疼痛障碍

【病历摘要】×××　女，60 岁，退休技术人员。主因“全身灼痛 1 年”于 2004 年 5 月于神经科门诊就诊。

患者于 1 年前（2003 年 4 月）起感腰部不适，腰椎骨质增生，热疗烫后就开始出现躯干和双下肢内侧灼痛（患者使用偏方，将工业盐炒后烫皮肤使皮肤发红。患者服了头孢菌素，1 个月后出现疼痛），下肢有针刺感，有全身不定部位抽痛。患者曾至协和医院，诊断不明。应用维生素 B_1、维生素 B_6、弥可保、烟酰胺、卡马西平治疗无效。自觉除头、双下肢、踝关节外，全身皮肤有烧灼感，在宣武医院疼痛科行神经节阻滞治疗。患者长期心情不好、性格内向，腰、腹、前后有胸灼痛，除疼痛外不伴其他症状，没有不痛的时候，伴呃逆、习惯性便秘，走久亦痛。平时睡眠不好，失眠早醒，夜眠睡 5 小时，靠地西泮，亦服过中药。失眠加重半年多，饮食差。至我院门诊诊治。

【既往史】胆囊炎、胆石症史。否认糖尿病病史，进食可。2001 年以后体重减轻 10kg。

【体格检查】神清、语利，颅神经（—），腱反射对称引出，四肢肌力 V 级，病理征（—），针刺觉对称存在。胸以下皮肤感觉过敏，余无阳性体征。

【辅助检查】

2004-06 协和医院：

ENG+NCV：未见神经源性及肌源性损害。SSR：大致正常。餐后 2 小时血糖：6.29mmol/L。血 IgG（—）。ANA+dDNA（—）。ENA：抗 RNP 抗体（+），抗 SSA 抗体 52kD（+）。维生素 B_{12}、叶酸水平（—）。

【病例分析】

1. 老年女性，慢性病史。
2. 症状：全身灼痛、失眠、体重减轻。
3. 既往胆囊炎、胆石症史。
4. 查体及辅助检查未见异常。
5. 个性特征：内向、躯体化。

CCMD-3 43.45 持续性躯体形式疼痛障碍是一种不能用生理过程或躯体障碍予以合理解释的持续、严重的疼痛。情绪冲动或心理社会问题直接导致了疼痛的发生，经过检查未发现相应主诉的躯体病变。病程迁延，常持续 6 个月以上，并使社会功能受损。诊断需排除抑郁症或精神分裂症病程中被假定为心因性疼痛的疼痛、躯体化障碍，以及检查证实的相关躯体疾病与疼痛。

【症状标准】

1. 符合躯体形式障碍的诊断标准。

2. 持续、严重的疼痛，不能用生理过程或躯体疾病作出合理解释。

3. 情感冲突或心理社会问题直接导致疼痛的发生。

【严重标准】社会功能受损或因难以摆脱的精神痛苦而主动求医。

【病程标准】符合症状标准至少已 6 个月。

【排除标准】

1. 排除检查出的相关躯体疾病与疼痛。

2. 排除精神分裂症或相关障碍、心境障碍、躯体化障碍、未分化的躯体形式障碍、疑病症。

【诊断】持续性躯体形式疼痛障碍。

【治疗】

1. 心理治疗：认知疗法、支持疗法、森田疗法。

2. 药物治疗：给予西酞普兰 20mg qd，劳拉西泮 0.5mg bid，后症状改善，维持治疗。

病例 94　躯体形式障碍

【病历摘要】×××　女，53 岁，外地来京打工，主因“双下肢麻凉、向肩背上肢游走 2 年余”于 2004 年 3 月至神经科门诊就诊。

患者于 2 年半前意外被狗咬伤右小腿，注射狂犬疫苗后不久即出现右下肢麻凉，继之左下肢亦麻凉，有蚁走感，从远端至近端，有时向肩背上肢及全身游走。先后至中日友好医院、北京军区总医院、西苑医院神经科、骨科、血管外科、中医科就诊，注射维生素 B_1、维生素 B_{12} 2 个月，口服中草药 3～5 个月均无效。2 年前在中日友好医院行双下肢动脉超声：双下肢动脉硬化，以远端明显，给予“迈之灵”服三个疗程（2 个月），无效。至朝阳医院复查双下肢动脉超声：双下肢动脉未见明显缺血（右侧足背动脉可疑轻度狭窄）。

【辅助检查】

1. 头颅 CT 检查两次未见异常。

2. 多次血糖检查正常。

3. 生化全项正常。

4. 肌电图正常。

5. 妇科 B 超：子宫前位，大小约 9.7cm×8.5cm×7.9cm，有子宫肌瘤。

6. 双下肢动脉超声：双下肢动脉未见明显缺血（右侧足背动脉可疑轻度狭窄）。

【既往史】子宫肌瘤 5 年，曾一度月经量增多，服药好转。

【个人史】月经 17 3～4/28～30 天。原籍河南，来京打工 4 年。

【家族史】无特殊可载。

【体格检查】内科、神经科检查未见异常，双足背动脉波动好。

【诊断】躯体形式障碍。

【治疗】氟哌噻吨美利曲辛 1 片 bid，服 20 天后症状消失，未再来诊。1 个月后症状再度出现症状，但症状较浅且减轻而来复诊，继服前药 2 片 qd 1 个月，1 片 qd 1 个月，半片 qd 10 天。症状完全缓解，未再复发。

病例 95　焦虑抑郁状态

【病历摘要】×××　男，47 岁，生意人，已婚，患者于 2 年前（2005－07－13）于神经内科就诊。诉头晕、头痛、失眠、疲劳乏力、烦躁、心悸、多汗、叹息、全身疼痛不适 3 个月，先后在丰台医院、铁路总院及本院急诊就诊 5 次，行心脏彩超、心电图、平板实验、头 CT 及血液生化全项、心肌酶等检查均未见异常。追问患者，其给俄国人打工做主管，做边贸生意，因语言及性格冲突产生纠纷出现上述症状。诊断焦虑抑郁状态，应用噻萘普汀、氟哌噻吨美利曲辛治疗。服药后嗜睡，不能工作，改为希德治疗半个月，着急症状不能控制，自觉氟哌噻吨美利曲辛好（一直自行服用，从 2005－08－31－2006－11－08），一年半前（2006－03－07）因生意赔付（因车皮搞不到，致运货合同过期）致头晕加重、疲劳、烦躁而不能工作，再至医院给予帕罗西汀、劳拉西泮、倍他司汀治疗。服用3个月患者自行停药返老家。回家后在承德医学院附属医院又因前述症状行CT、MRI等检查均正常。7个月前（2007-03-7日）回京至安定医院就诊，给予服用氢溴酸西酞普兰（来适普）、喹硫平、劳拉西泮。服用西酞普兰、劳拉西泮2个月后自觉症状缓解。5个月前（2007-05-15）来本院就诊，因经济问题改为西酞普兰1片/日，至2007-06-13日开始单用西酞普兰20mg/d，到3个月前（2007-07-04）症状完全好转，自行服用西酞普兰半片/日2个月。近来患者不再给别人打工，自行成立公司，继续进行边贸生意，半个多月前再次发作头痛、全身痛、失眠，较前明显加重，自称症状加重数倍，自己又感到忧心忡忡，疑患重病，至急诊例行多项检查，同时行头颅MRI检查。再次找医生就诊，神经系统检查（-），BP 140/80mmHg，SDS 56分，SAS 43分。

【病例分析】该患者的特点为：

1. 外在因素：社会心理应激有强烈反应，且生活事件确实明显影响患者的精神状态。

2. 内在因素：包括个性特征、遗传缺陷与个体特异性。有刻板僵化、认真拘谨、谨小慎微、敏感多疑的个性特征。较少有发自内心的愉快、赞赏和感动，有较多疑虑、不满、敌意、恐惧与担忧，充满怀疑、戒备。

3. 缺少完整自知力，治疗亦不完全依从。

【诊断】焦虑抑郁状态。

【治疗】

1. 心理认知疗法。

2. 度洛西汀60mg qd，艾司唑仑1mg qn。服药半个月后有效，继续服用维持3个月后停用艾司唑仑，以度洛西汀60mg qd维持。

病例96　躯体形式障碍

【病历摘要】×××　女性，31岁，已婚。主诉：活动时躯体疼痛1年，加重2个月。

【现病史】1年前，患者无明显诱因于行走中出现足底、足跟部疼痛，并逐渐累及腹股沟、肩关节周围及双侧肋部，尤以双肋部疼痛明显。疼痛呈牵扯性锐痛，动作完成后疼痛消失，无静息时疼痛。疼痛呈进行性加重。近2个月患者感疼痛剧烈、行走困难，生活不能自理，大多数时间卧床。自发病以来，自觉口渴、多饮、多尿，体重较前明显增长。无头痛、头晕、恶心、呕吐，无肢体麻木、无力，无意识障碍，无大、小便失禁。

【既往史】低钾性周期性麻痹病史8年，双肾结石病史3年，胆囊结石病史1年。无原发性高血压、高血脂、糖尿病病史。近2～3年体重增长约30斤。

【个人史】生于安徽，无烟、酒嗜好。月经周期规律，15 5/35天，育有一女，8岁，体健。

【家族史】否认家族遗传病史。

【体格检查】BP 120/80mmHg，神清、语利、精神可。向心性肥胖，皮肤无黄染，皮下无出血，浅表淋巴结未触及。眼睑无水肿，口唇无发绀。颈无抵抗，甲状腺未触及，颈静脉无怒张。胸廓无畸形，胸骨压痛（±），双乳未触及包块，双侧季肋部第10、11、12肋骨压痛明显。双肺呼吸音清，未闻及干、湿啰音。心前区无隆起，无抬举性心尖搏动，叩诊心界不大，HR 102次/分，律齐，各瓣膜听诊区未闻及病理性杂音。腹膨隆，无压痛、反跳痛，肝、脾触诊不满意，肝区无叩痛，肠鸣音2次/分。四肢无红肿、畸形，肛门、生殖器未查。

头颅无畸形，颈不短，发际正常。无强迫头位及痉挛性斜颈，头、面、颈部无血管杂音，脊柱无畸形、侧弯及叩压痛，无弓形足。嗅觉未查，粗查视力、视野正常，视盘边界清楚，无水肿。双瞳孔等大、等圆，直径约3mm，对光反射及辐辏反射灵敏。双侧眼裂等大，无眼球突出和凹陷，双眼球各方向活动充分，无眼震，额纹及鼻唇沟对称，张口无偏斜，伸舌居中。全身肌肉无萎缩及肥大，骨盆带肌、肩胛带肌无压痛。四肢肌力V级，肌张力正常，腱反射对称，腹壁反射存在，双侧Babinski征（－），脑膜刺激征（－）。双侧痛温觉、本体觉、图形觉正常。指鼻、跟膝-胫-试验稳准。

【辅助检查】

1. 血常规、大便常规、凝血四项、肝炎八项、红细胞沉降率、体液免疫、自身免疫、风湿类风湿实验室检查正常。

2. 下肢体感诱发电位正常

3. 甲功能全项示 T_3、T_4 正常，甲状腺球蛋白抗体 55.1IU/L（正常 0～30IU/L），甲状腺微粒体抗体 52.3IU/L（正常 0～30IU/L）。

4. 腰穿：CSF 清亮，压力 165cmH_2O，常规、生化及免疫球蛋白正常，寡克隆区带、24 小时 IgG 鞘内合成率、髓鞘碱性蛋白正常。

5. 肌电图可疑神经源性损害，神经传导速度：双侧骨神经传导腹股沟下段至股内肌运动潜伏期延长，波幅均降低。

6. X 线：肋骨骨质及走行未见异常，心、肺、膈未见明显异常。

7. 核素骨扫描：右髂骨、双侧肋骨呈多发性骨质改变，不除外骨转移癌。

8. 肿瘤标志物：CEA 4.09 ng/ml（正常 0～4 ng/ml），CA19－9 33 U/ml（正常 0～30 U/ml）。

9. M 蛋白鉴定未见异常区带。

10. 骨穿（胸骨）细胞形态检查示：粒系比例偏高，中幼粒 18.5%，嗜酸性粒系易见。

11. 腹部、盆腔 CT：双肾高密度影，考虑建议行静脉肾盂造影，除外海绵肾、肾结石；右肾囊肿、右卵巢囊肿不除外。

12. 盆腔 MRI：左侧股骨头异常信号，性质待定（不除外炎症性病变），双髋关节腔少量积液，双骶骨及髂骨未见明显异常。

13. 血 ACTH、皮质醇正常。

14. 24 小时尿钾 1741.6 mmol/L，（正常 25～100 mmol/L），血钾 4.9 mmol/L。

15. 尿相差：RBC 0～1/HP，WBC 满视野，附菌上皮细胞 5～8/HP。

16. 尿常规：SG1.010，pH 8.0，RBC 1.0/HP，WBC 17.3/HP，EC 3.8/HP，CAST 11.11/HP，BACT 726/HP。

17. 血气分析：pH 7.31，PO_2 187mmHg，PCO_2 36mmHg，HCO_3 18.1mmol/L，BE－7.5mmol/L，SO_2 100%。

18. 2003－12－22 尿液分析钠 1766.1mmol/24h（正常 130～260mmol/24h），钾 746.1mmol/24h（正常 25～100mmol/24h）；氯化物 1862.7mmol/24h（正常 110～250mmol/24h），二氧化碳结合力 315mmol/L。

19. 2003－12－19 立位腹平片：双侧肾髓质内可见多发不规则高密度灶，左侧较密集。双肾大小、形态未见异常，输尿管走行及膀胱区未见明确结石灶。

20. 放射免疫测定结果

项目	测定值	参考值
卧位：肾素活性［ng/（ml·h）］	0.28	0.05～0.79
血管紧张素Ⅱ（pg/ml）	55.8	28.2～52.2
醛固酮（pg/ml）	217.1	48.5～123.5
立位：肾素活性［ng/（ml·h）］	3.8	1.95～3.99
血管紧张素Ⅱ（pg/ml）	68.0	55.3～115.3
醛固酮（pg/ml）	604.0	63～239.6
全甲状旁腺素 TPTH（pg/ml）	15～65	252.50

21. IVP 平片示双侧肾正常大小，双肾区可见多数高密度致密影，呈花束状排列，7－15IVP 造影显示双肾显影良好，双肾外形正常，未见明显占位性疾病。查双肾小管扩张呈束状。

【病例分析】

1. 患者 31 岁，患有低钾 8 年，感冒后加重，服钾、输钾好，双肩、季肋、髋疼痛，不麻木，二便正常，高级神经活动正常，软腭活动好，颅神经（—），上肢肌力Ⅴ级，下肢肌力Ⅴ级，肌张力正常，腱反射偏低，无神经根刺激症状，左肋软骨、下肋骨侧方压痛。下肢无压痛，感觉好，痛觉、位置觉、音叉觉都好。近端肌肉痛、肩膀痛，关节运动不受限，还可考虑多发性肌炎，但患者无压痛，乳酸脱氢酶正常，疼痛无放射性，无感觉障碍。

2. 5－羟色胺水平下降，痛阈降低，疼痛与原发病不相称，本患者曾被误诊为低钾后遗症。

【诊断】躯体形式障碍。

【治疗】

1. 阿米替林 50mg 加 75mg 到 150mg。

2. 给予心理治疗，减轻患者负担，解除不良的负性情绪，纠正错误的认知。

病例 97　躯体转换障碍

【病历摘要】××× 男性，42 岁，已婚，于 2004－04－28 收入神经内科。主诉：发作性双下肢无力 1 个月余，加重 1 周。

【现病史】患者 1 个月前无明显诱因出现行走时感觉双下肢无力，不能继续行走，需立即蹲下。伴视物模糊、不能言语、面色潮红，偶有心慌、胸闷，持续约 2～3 分钟症状完全缓解。当时无意识丧失、牙关紧闭，无口吐白沫、肢体抽搐，无头晕、头痛，无恶心、呕吐，无大小便失禁。此后偶有发作，有时伴轻度头晕。近 1 周发作次数逐渐增多，由几天发作一次到一天发作数次，多时可达十余次，曾于我院门诊就诊，查头颅 CT 未见明显异常，为进一步诊治收入院。患者自起病以来精神可、饮食可，近 1 周来自觉困倦疲乏、睡眠增多。

【既往史】否认肝炎、结核病史，否认原发性高血压、糖尿病史，否认高热惊厥史，否认药物过敏史。有夜间睡眠打鼾呼吸暂停史。

【个人史】吸烟 30 支/日 20 年，饮酒 5 两/日 20 年。否认异地久居史及毒物接触史。

【家族史】父亲患原发性高血压，否认其他家族遗传病史。

【体格检查】BP 130/90mmHg，神清、语利、精神可，肥胖体型，脑神经（－），四肢肌力Ⅴ级，肌张力正常，双侧腱反射正常对称，双侧 Babinski 征（－），左侧 Chaddock 征（＋），脑膜刺激征（－），双侧痛温觉、本体觉、图形觉正常。指鼻试验、跟-膝-胫试验稳准。

【辅助检查】

1. 总胆固醇 255mg/dl，三酰甘油 373mg/dl，高密度脂蛋白胆固醇 34mg/dl。余大致正常。血、尿、便常规未见异常。

2. ECG：窦性心律，逆钟向转位，大致正常心电图。

3. EEG：未见棘尖波。

4. 头 MRI＋MRA："未见明显异常"，右侧上颌窦小囊肿。

5. 腰椎 X 线片：轻度腰椎骨质增生。

6. 颈部血管超声：右侧颈动脉内膜增厚，左侧颈内动脉轻度狭窄。

7. TCD：椎-基底动脉硬化频谱改变。

8. 睡眠呼吸检测：睡眠呼吸暂停综合征（重度），阻塞型。睡眠时有低氧血症（重度）。

【病例分析】

1. 患者发作时四肢无力，来得快，去得快，似乎只能考虑脑血管病。检查 Romberg 征阳性，患者不能走直线，病情反复发作，发作时间有时短有时长，有饮酒史，无梗死灶，椎-基底动脉系统有问题，治疗方面分次用东菱克栓酶 10U、10U、10U，中间用低分子右旋糖酐、阿司匹林。治疗后仍发作。

2. 医生观察十分钟，患者发作两次，一次是在检查完后站立时，一次是外面走了三圈后发作蹲下，约 1～2 分钟，面红，心率 87 次/分。无神经系统体征，这样的发作不支持器质性病变。

【诊断】躯体转换障碍。

【治疗】

1. 心理治疗：给予暗示的同时给予 10％葡萄糖酸钙 10ml 静脉推注，推注后发作减少。

2. 氟哌噻吨美利曲辛 1 片 qd，劳拉西泮 0.5mg qn。

病例 98 社交恐怖症

【病历摘要】×× 18 岁，女，保姆，初中二年级文化。主诉：鼻咽堵、吞咽困难并害怕在顾主家工作 2 个月。

【现病史】患者诉自己 2 年前（16 岁）到北京做保姆，在第一个顾主家工作 1 个月因不适应而换到现顾主家，开始时只有顾主夫妻俩人和她住在别墅里，他们对她很好，很少批评她。一年前他们生了个女孩，女孩的姥姥、月嫂、带女孩的菲律宾保姆都住到了家里，后来一个比她大两岁的年轻司机住到隔壁。他们有时还帮她做家务，每天她们三四个人一起吃饭很有趣，开始时她很高兴有人做伴，但是女顾主生完宝宝后很少再和她聊天。在2个月前因她接连忘事和不小心损坏东西，被女顾主多次批评，其中两次严厉批评是当着一同工作的菲佣和司机的面，当时她恨不能找个地缝钻进去，心怦怦乱跳，鼻子、嗓子发堵喘不上气，双腿发抖，差点摔倒。菲佣和司机在一边看笑话还偷笑，患者感觉从那以后他们俩对她的态度也变了，和顾主一样瞧不起她，对她很冷淡。她越想越烦，晚上常常很晚都睡不着，早上就会起不来，女顾主又会不高兴并批评她。所以她就每天很早起床工作，等其他人起来时她已经快干完了，她这样就可以很少见到其他人，也不会被批评了；别人吃饭她就收拾厨房，别人吃完走了她再吃，一个人感觉舒服些。1个月前，司机跟顾主说她总是在他的房间看电视，顾主让她以后去别的房间看。患者认为其实她很少在他的房间看电视，而且一般都是他不在时。她本来对他的印象挺不错的，真没想到他会这样说她，这让她觉得很丢脸，她想顾主一家也一定认为她不是个好女孩，不再喜欢她了，可能过不了多久全小区的人就都知道了。第二天她一出房间门就感觉紧张害怕、心发慌，不敢见人，她希望她病倒了不再工作。后来她感冒发烧了，顾主让她在房间里休息，吃感冒药，什么都不用干了，她一连休了几天，不烧了，但她嗓子发堵、恶心、全身没劲，什么都吃不下喝不下。女顾主带她在这个医院看病，看了好几个科都说没事，后来说是有点咽炎，因为她那几天不想吃喝，所以顾主让医生给她输液，一输上液她就感觉很舒服，因为她们住郊区，每天输液不方便，就和女顾主一起住在医院旁边，每天女顾主都带她在外面吃好吃的，整天喝可乐，一个星期后医生说她全好了不用再输液了，她回到别墅工作，又开始感到恶心、全身没劲，什么都吃不下喝不下，很不舒服。女顾主带她看病又花了两千多元，医生都说她没病。女顾主还问她跟司机有什么事吗？顾主好像知道她心里想什么，让她觉得很丢人。她现在很怕回别墅见到大家，进小区她都会心跳得厉害，就怕碰到认识她的人。她想回家不干了，但他们给她花了那么多钱，她实在不好意思说；而且她家里也需要钱，她一人一年寄回的钱比爸、妈、爷、奶他们四个人赚得还多。她现在很难受，不知道她该怎么办呢？

【个人史】患者是家中长女，另有一妹一弟在工作。自幼由祖父母看护大，因懂事、勤劳在家深得长辈和顾主喜欢。工作后学习努力，但成绩处于中下等，初二时因在课堂上被老师打了一个耳光而退学，来京打工做保姆。14 岁月经初潮，周期基本稳定，身体健康，未患过重大疾病。父母关系好，对她从小就要求高，父亲怕她年龄小在外上当受骗而经常打电话嘱咐她："做正经女子，不要随便和男子说笑。"她从小性格内向，爱脸红，要求自己严格，希望做个大家都喜欢的女孩。

【家族史】16 岁第一次离家到北京的现顾主家工作至今，父母为甘肃农民，经详细询问、调查，父母无人格障碍和其他神经症性障碍，家族无精神疾病史。

【辅助检查】心理测试结果与分析：

选择测试为 SCL－90、SDS、SAS。

1. SCL－90 测试各因子分如下：

躯体化 2.8，强迫症状 1.6，人际敏感 2.5，抑郁 2.7，焦虑 3.9，敌对 1.4，恐怖 3.1，偏执 1.0，精神病性 1.6，其他 1.6；总分 201；阳性项目数 45 个。躯体化、人际敏感、抑郁、焦虑、恐怖因子分明显高于常模。

2. 抑郁自评量表（SDS）分：粗分 45 分，标准分 56 分，提示有轻度抑郁。

3. 焦虑自评量表（SAS）分：粗分 52 分，标准分 65 分，提示有中度焦虑。

【心理社会因素】

1. 生物学因素

（1）求助者为 18 岁，是处于青春期的女孩，自尊心比较强，心灵容易受到伤害。

（2）医院检查没有器质性病变。

2. 社会原因

（1）求助者在成长过程中一直受到严格的教育，特别是父亲的观点使她形成了“主动喜欢一个男孩就不是正经女孩，别人批评我就是再也不喜欢我了”的错误认知。

（2）求助者经历了对她来说刺激强度较大的负性生活事件，使其自信心严重受挫。

3. 心理原因

（1）个性因素：性格内向，自我要求严格。

（2）错误观念：“主动喜欢一个男孩就不是正经女孩，别人批评我就是再也不喜欢我了”。认为一旦顾主批评自己就受不了，顾主批评她时被别人看到就更感觉糟糕之极。

（3）对现实问题的误解或错误评价：担心自己喜欢司机的事、被批评的事被别人知道，害怕被取笑，怕别人不再喜欢自己。

（4）较持久的负性情绪记忆：被批评的事情一直困扰着自己。

4. 生活背景：在两次受雇主批评时，被一同工作的其他保姆看到并耻笑，特别是被她暗自喜欢的雇主司机看到，让她感到心理上受到极大的伤害，以致于产生了对与人交往的恐怖等一系列症状，并以鼻塞、咽堵、吞咽困难等症状为主诉反复到耳鼻喉科就诊以逃避。

顾主反映：患者性格内向、朴实勤劳，全家人都很喜欢她，她不是那种特聪明伶俐的，但自尊心比较强，接受不了别人的批评，我们平时尽量耐心教育她。几个月前老公的司机也搬到家里住，小伙子虽来自农村，但很聪明长得也很帅。开始保姆和司机关系还融洽，但后来患者好像有点喜欢那男孩，而且整天丢三落四。委婉提醒后还无改变，有两次闯祸比较严重，因为怕其他人犯相同的错误，我就狠狠地批评了她，她当时感到很不自在，事后情绪也低落了一阵，但工作还不错，也经常一个人主动带着我女儿在儿童房玩，很细心负责。前一阵又突然生起病来，总说鼻子、嗓子堵着，胸闷憋气、吞咽困难，老是躺在她自己的房间。后来在两家大医院的耳鼻喉科看了好多次，反复做了好多检查，我花了不少钱，也没全好，医生说她身体没什么事，可能要看一下心理科。她前两天说有点想家，我想可能是想走的意思，找一个好的保姆不容易，我们真希望她能留下来好好工作。

【评估诊断和鉴别诊断】

1. 评估：社交恐惧症倾向

（1）对工作表现出明显和较持续的恐怖，恐怖的程度与实际危险不相称。

（2）发作时伴鼻咽堵塞感，并有显著的自主神经功能障碍，如一想到见顾主和同事就会出现心悸、感觉气不够用等感觉恐怖的症状。

（3）出现社交恐怖有 2 个月的时间，且与创伤事件有关。

（4）对恐怖的处境——顾主的家有回避行为，造成社会功能轻度受损。

（5）自己知道惧怕工作、怕见人过分，且是不合理、不必要的，但无法控制。

（6）有自知力，求医意愿强。

（7）智能正常，能够较好地完成日常工作。

2. 鉴别诊断：

（1）精神分裂症：根据心理正常与异常的三原则，患者的知、情、意是统一的，对自己的心理问题有自知力，有主动求医的意愿，无逻辑思维的混乱，无感知觉异常，无幻觉、妄想等精神病的症状，因此可以排除精神病。

（2）恐怖症：根据许又新神经症评分，患者病程为 1 分，精神痛苦程度 2 分，社会功能 2 分，患者为可疑神经症。

（3）焦虑症：焦虑症和恐怖症都以焦虑为核心症状，但两者不同。形成恐怖症的焦虑是由特定的物体或处境引起的，为了减轻焦虑有回避行为。焦虑症的焦虑是没有明确客观对象和具体观念内容的提心吊胆和恐惧不安的心情。

（4）抑郁症：患者虽有情绪低落，但不是主要症状，也没有兴趣缺乏、自罪、自杀意念等症，因此可排除抑郁症。

【体格检查】衣着整洁、得体，身体和智力均发育正常，讲话声音细而低，情绪低落，意识清楚，接触交谈合作，言语流利，但语速略慢。无幻觉、妄想，无智能障碍，自知力完整，有明确的求助要求。从进入咨询室到叙述完毕，都表现得比较迟疑拘谨，经常低头不敢看人。在谈到回去工作和年轻司机事情时，情绪明显烦恼和焦虑。

【诊断】社交恐怖症。

【治疗】医生与求助者及女雇主商定了阶段性的咨询目标，运用认知疗法帮助其调整认知观念，用系统脱敏法消除了患者的适应不良情绪和行为，解除了其对工作、社交的恐怖，治疗效果明显。

（1）具体目标与近期目标：消除患者对工作、对顾主和同事的惧怕，使她能正常工作。在日常生活中能够进行正常的顾主及同事之间的交往，能够像以前一样工作，并能和大家一起吃饭、聊天。改变其错误认知模式：主动喜欢一个男孩就不是正经女孩，别人批评她就是再也不喜欢她了，一旦顾主批评自己就受不了，受顾主批评时被人看到就更感觉糟糕之极等；运用放松技术或积极的自我对话，以降低焦虑水平，增强其自信心。

（2）最终目标与长期目标：完善求助者的个性，形成正确的自我观念，提高有效处理各种生活挫折的能力；增强其自信和社会适应能力。促进求助者的心理健康和发展，达到人格完善。

治疗方案

第一阶段是心理评估和诊断阶段，建立良好的治疗关系，收集资料，进行心理诊断，确定咨询目标；第二阶段是治疗阶段，首先帮助求助者分析和解决问题，改变其不适合的认知；其次改变其对社交的恐怖行为；第三阶段是巩固与结束阶段，使求助者把在咨询中学到的东西运用于今后的生活中，不断完善人格，提高心理健康水平。

3. 治疗方法：主要方法与适用原理是认知行为治疗。

求助者的心理问题外在表现为害怕工作，以躯体症状为由回避社交，内在却是由于完美主义倾向和缺乏自信等认知因素造成的。焦虑行为的不断重复和强化，反过来又加剧了患者认知和个性的偏离。严格、传统的教养方式和工作生活环境较封闭等不利因素也起到了加重和催化的作用。如果不及时采用操作性、目标性、时效性很强的认知行为治疗方法加以矫正，求助者将陷入恶性循环的怪圈，极易导致焦虑症、恐怖症等神经症的形成。另外，求助者目前典型的心理和行为异常还没有达到严重的程度，再加上其特定的年龄阶段，这些都是比较适于采用如上咨询方法的有利条件。

【效果评估】

1. 具体目标与近期目标：

(1) 求助者症状的改善：在工作中与人交往时不再感到害怕了。

(2) 顾主的评价：能够主动去工作了。

(3) 他人评估：顾主、同事反映，患者能够进行正常的顾主及同事之间的交往，能够像以前一样努力工作，并能和大家一起吃饭、聊天。

(4) 治疗后心理测验的结果：

① SCL-90：躯体化 1.9，强迫症状 1.6，人际敏感 1.7，抑郁 1.7，焦虑 2.0，敌对 1.4，恐怖 1.9，偏执 1.0，精神病性 1.6，其他 1.6；总 149；阳性项目数 36 个，除焦虑外，其他各因子分在常模范围。

② SAS：粗分 40 分，标准分 50，提示没有焦虑。

③ SDS：粗分 36 分，标准分 45，提示没有抑郁。

(5) 医生评估：通过回访和跟踪，发现治疗已基本达到了预期目标：消除了患者的社交恐怖，改变了其错误的认知模式，增强了自信心和适应社会的能力，咨询过程较完整、有条理。

2. 最终目标与长期目标：由于经济和时间原因，患者不能在今后遇到心理问题时就来咨询，但她说为了以后能更好地工作和生活，她要把这次学到的东西用在以后的问题中，以健康的心理状态面对未来的工作和生活。即：完善自己的个性，形成正确的自我观念，提高有效处理各种生活挫折的能力；增强自信和社会适应能力。促进个人的心理健康和发展，达到人格完善。

【点评】这是同仁医院一位临床博士生收集的案例，她初涉足心身领域，选择了过敏性鼻炎与心理精神关系的研究。通过此案例医生与患者建立了良好的医患关系，较全面地掌握了患者的情况，取得了患者及顾主的信任，因此在治疗中得到患者及其顾主很好的配合。患者的智力水平以及求治愿望也是治疗取得成效的重要基础。医生针对求助者的成长经历、性格特点以及具体情况，在治疗过程中应用认知疗法协助患者调整认识观念，从而改变了患者的负性情绪。并采用系统脱敏法消除了患者对工作的恐惧情绪和行为，取得了良好的咨询效果。此案例亦说明来求医者不一定必须用药物治疗，有些可以用语言行为治疗。

随着改革开放的进程，大量农民工涌入城市，他们为城市的发展建设作出了巨大贡献，但他（她）们的心理也在陌生的环境里承受着巨大的压力和考验。这一人群数量巨大，且经济条件较差，他（她）们的心理健康问题应引起全社会的关注。

病例 99　惊恐障碍

【病历摘要】×××　男性，37 岁，国家公务员，于心内科住院。

【现病史】主诉“反复发作性心慌、胸闷 3 个月余”。患者由于工作压力较大，经常加班，自觉疲劳、力不从心，逐渐出现发作性心慌、胸闷，心率增快，90～120 次/分，有时有期前收缩，24 小时心电监护发现期前收缩（房早＋室早）。曾经一次发现停搏 4 秒。患者看到报告之后感到异常紧张、恐慌，经常有心率增快、心悸、胸闷、心前区疼痛，要求住院进一步检查。在心电监护病房 2 周内多次发作，伴惊恐、害怕、大汗淋漓、面色苍白、手足冰凉、呼吸困难，必须家人 24 小时不离开，且吸氧气。医生和护士多次给予患者安慰。各种心脏检查均正常。有时发作自服救心丸也能缓解，一般发作 5～10 分钟缓解。心内科医生建议心理科会诊，患者不愿接受，经过反复解释和检查才勉强同意。

【诊断】惊恐障碍。

【治疗】

1. 心理治疗：耐心倾听，给予分析、诊断、解释、鼓励，动员患者出院治疗。

2. 药物治疗：氢溴酸西酞普兰 5mg/d×2 天，加用 10mg/d，约 5 天之后患者偶尔有一次轻微发作，7 天之后患者出院，并接受心理治疗。2 周后随访精神状态明显好转，可轻松交流，面色红润，恢复正常工作。患者 4 个月后随访逐渐减量至 5mg/d，再无发作，能承受繁重工作。

【治疗体会】心内科有部分急诊和住院患者有类似发作，使用氢溴酸西酞普兰既安全又有效，副作用也少。

病例 100 腹主动脉瘤支架术后、抑郁症

【病历摘要】××× 男，52 岁，医生。

【现病史】主诉“情绪低落伴睡眠障碍 2 年”。患者于 2006 年起逐渐感全身乏力、疲劳、精神较差，每天上班疲劳、食欲差、腹胀，便溏 2～3 次/日，有时 2～3 天/次，总感身体有病。多种检查均无异常，如血，肝、肾功能，B 超，各种癌胚抗原检查，胃镜、肠镜，但上述症状并无减轻。为排除隐蔽癌病，做全身 PET 检查，结果发现腹腔后腹膜、脊柱前异常密集阴影。此时患者已吓出一身冷汗，进一步行腹部 CT 断层扫描，发现“腹主动脉瘤”，如鸽蛋大小。患者自知此病如定时炸弹，随时有爆炸危险和危及生命的可能，感到极度恐慌、害怕、紧张、担心，整夜不能入眠。于 2006 年 10 月做腹主动脉瘤支架术，术后 4 天腰痛，又出现低热，37.5～38℃，体重下降 5kg。一直给予抗感染治疗，依然无效。结果支架合并细菌性感染，继发后腹膜脓肿，给予切开引流。经过将近一年治疗，患者总算死里逃生。但是，患者情绪极度低落、兴趣减退，常感觉腹腔内有异物梗塞，感全身乏力、食无味、夜眠更差、消极、无助、无望，再也没有希望上班，生活兴趣明显减退，整天感到悲观失望。于 2008 年 10 月求助于心理医生。

【诊断】

1. 腹主动脉瘤支架术后、抑郁症。

2. 抑郁症。

【治疗】

1. 心理疏导。

2. 药物治疗：基础疾病用药如：降血脂，阿托伐他汀；抗血小板药，双嘧达莫（潘生丁）；抗感染。精神科用药：自 2008 年 10 月

起，予西酞普兰 20mg/d，晚上予盐酸曲唑酮 50mg/d，2 周后改为 30mg/d。约 1 个月后患者情绪明显好转，无消极情绪，夜眠达到 5～7小时，体重增加 10kg，对生活又充满信心，很想工作。

【治疗体会】西酞普兰可合并使用抗生素、降血脂、抗血小板（防血栓）药物治疗，无不良反应。西酞普兰治疗重度抑郁症伴中度焦虑也有很好的疗效。

病例 101　心因性耳聋、转换障碍

【病历摘要】××　女，20 岁，汉族，未婚，学生。

【现病史】患者突发双耳失聪 7 天。2008－04－23 日患者在大学住宿，起床时自己突然感觉听不到任何声音，由老师通知外地的家长后，父母陪同来京求诊，4 月 28 日于耳鼻喉科住院。专科检查：主观听力消失，客观听力正常。

【既往史】否认精神及心理疾病史，否认糖尿病史，否认肝炎、结核等传染病史，否认食物、药物过敏史。

【个人史】生于辽宁，求学于北京。不吸烟、不饮酒。

【家族史】父亲体健，母亲患股骨头坏死 4 年。

【专科检查】检查一般情况尚可，生命体征平稳。双耳郭无畸形，双外耳道宽敞，无异常分泌物。双鼓膜标志清，无穿孔，活动好。双乳突区无压痛。双侧咽鼓管通畅。音叉检查（C256）：WT：未引出，RT 双耳（＋）。外鼻无畸形，鼻腔干净，双下鼻甲无明显肿大，鼻中隔向右侧轻度偏曲。各鼻道未见异常分泌物，双侧上颌窦前壁及额窦底无压痛。咽部黏膜无明显充血，悬雍垂居中，软腭抬举对称，双侧扁桃体无明显肿大，无充血、溢脓。喉外形正常，喉摩擦感存在，间接喉镜检查不能配合。颅脑磁共振（2009－03－7，大连医科大学第二附属医院）未见明显异常。纯音测听（2009－03－12）：双耳感音神经性聋。双耳骨导：未引出；左耳气导：250Hz：100dB，500Hz：105dB，1000Hz：105dB，2000Hz 以上未引出；右耳气导：250Hz：105dB，500Hz：110dB，1000Hz：110dB，2000Hz：110dB，4000Hz 以上未引出。声导抗（2009－03－12）：双侧鼓室曲线：A 型，声反射各频率均可引出。

【病例分析】身体功能发生障碍，比如瘫痪、麻痹、失明、失音、失聪等，但经过细致而认真的检查，这些功能却没有任何生理性或器质性病变。尽管转换障碍的症状几乎可以涵盖所有的身体功能障碍的表现，大部分的症状还是表现出似乎是由于某种神经系统的疾患从而影响了感觉—运动系统。

DSM-IV 诊断标准：

A. 影响自主运动或感觉功能，并提示是一种精神系统或其他一般躯体情况的一种以上症状。

B. 可以判断有心理因素伴随于这些症状或缺陷，因为在症状的发生或恶化之前都有心理冲突或其他应激存在。

C. 这些症状或缺陷都不是有意识地产生或伪装的（如人为障碍或诈病）。

D. 在适当的调查了解后，可以发现这些症状或缺陷不可能用一般躯体情况或某种物质的直接效应来解释，也不像其文化所认可的行为或体验。

E. 这些症状或缺陷产生了临床上明显的痛苦、烦恼，以及社交、职业或其他重要方面的功能缺损，或者要找内外科医生作出评价及保证。

F. 这些症状或缺陷不限于疼痛或性功能失调，可以排除是在躯体化障碍中发生，也不可能归于其他精神障碍。

特点

A. 患者表现出对症状的漠不关心。尽管这曾被认为是极好的证明，但这并不是万无一失的证据，对疾病无动于衷的态度有时也可在真正的身体障碍患者中发现，而有些转换障碍的患者也会变得对疾病相当忧虑。

B. 疾病一般发生在大的应激事件之后，发作比较快，比较突然。而真正的身体障碍一般有逐渐的发展过程。弗洛伊德（1985）提出，12%～93%的转换障碍的病例是发生在明显的应激事件之后（Barlow，1995）。

C. 症状是选择性的。

D. 能够正常行使功能，但他（她）们确确实实不知道自己有这种运动能力或已经接收到了感觉输入。

病因

转换障碍是弗洛伊德解释神经症产生的第一个模型：没有得到满足的本能愿望和没有解决的心理冲突被压抑到无意识中去，这是神经症的心理动力学基础。它有不同的表现形式，在转换障碍中以躯体障碍的形式表现出来。

初级获益：患者实际上是要减轻来自外部或内部的义务或责任，通过疾患获得了益处；通过躯体障碍的表现，使被压抑的本能意愿得到了一定的满足，减少了焦虑。

二级获益：因为有病可以得到所爱的人的关注和同情，并且可以逃避或躲开某些困难的情境或任务，这是弗洛伊德提到的二级获益。

【诊断】心因性耳聋、转换障碍。

【治疗】

1. 药物治疗：奥氮平 5mg qn，氟西汀 40mg qd。

2. 心理治疗：

评估（个体访谈）2 小时。

治疗（个体治疗）2 小时（家庭治疗）4 小时。

第一次访谈：

来访者由母亲陪同进入治疗室：患者表情轻松、略带微笑，不能与治疗师主动交流；时常将目光转向母亲。反复主动请治疗师重复所说过的话："没听见你说什么，不好意思。"当来访者对治疗师的提问有时能作出及时反应时，其母亲认为最近孩子学会了看口语。

单独与母亲访谈：了解来访者的发病经过，来访者在外地大学期间无明确应激事件；母亲强调孩子独立性很强，曾对同学们想家的事情觉得很可笑；在家庭方面，来访者父亲是卫生事业单位的干部，母亲原来是内科医生，但因为患股骨头坏死曾卧床 6 年，现手术后 1 年，生活自理，在病案室工作。

协商治疗目标，签治疗协议。

第二次访谈：上次治疗 1 周后用药 8 天，来访者听力已经完全恢复正常。

印象深刻的梦：来访者在教室上英语课，听不见老师的提问，被叫到讲台上写单词，仍无法听见，自己心里很急，但没有申辩，后来老师用录音机砸向自己……

医生让患者听四段节奏不同的音乐；以绘画的形式表达患者内心的情感体验。在听音乐的过程中，来访者开始站立靠墙，后盘膝坐地。

通过梦的工作，治疗师帮助来访者觉察到，来访者对于内心情感需要采取沉默、不表达的习惯方式。

第三次访谈：（已出院）上次治疗1周后给予家庭治疗（家庭全体成员：父亲、母亲、女儿），通过分享女儿的画，评估家庭目前的主要结构和关系：在母亲卧床的6年中，家庭成员彼此不能真正表达自己情绪或情感的需要；父母对于女儿的成长过程过于关注；父母之间对于情感表达的掩饰行为，使得女儿一方面分别充当父母的倾诉者，一方面又无法学会真正为自己负责。

家庭治疗中强调将当下不相互作用或不接触作为干预的中心；强调个体在家庭中认识他们交互作用关系的重要性。强化自我觉察和接触相结合，注意家庭的相互影响以及个体心理过程，强调自然流畅、安全又符合社会化进程地表达情感和情绪。促进家庭沟通和改善成员结构和相互关系，成员行为则通过角色互换加深理解和自然改变。

采用心理剧、完形等技术手段。

第四次访谈：上次治疗1周后给予家庭治疗（家庭全体成员：父亲、母亲、女儿）。通过对上次治疗的反馈，了解到女儿最近买了一条红裤子。治疗师通过这一变化，与家庭成员进行了讨论，使家庭全体成员意识到女儿的成长，女儿开始逐渐学会为自己的行为负责，而不是掩饰、压抑内心的需要和情感的表达。

第五次访谈：上次治疗1周后进行治疗结束阶段讨论，和家庭共同讨论孩子成长过程中的问题，以及孩子对今后生活的应对方式。

治疗结束。

【预后】随访至今，上述疾病未复发。

病例 102　创伤后应激障碍

【病历摘要】××　男，19 岁，汉族，未婚，运动员。

【现病史】来访者自述，3 个月前因被暴力伤害突然出现失聪，并频繁出现噩梦，重现伤害经历，来访者因此害怕入眠，难以入睡、易激惹、易惊吓、注意力不集中、警觉性增高。其母介绍来访者从小备受家人宠爱，性格开朗，活泼好动。目前好像变了一个人，不说笑，不出门，不见人。查体：来访者表情平淡，不能正常交谈。患者对不能听到声音感到痛苦。

【简要精神检查】

认知方面：来访者认为别人都不相信自己听力丧失。行为方面：经常做噩梦，被伤害经历不断闪回；经常躺在床上发呆，生活懒散；回避被伤害经历和公共场所，不愿意见人。意志方面：无法坚持自己的工作和训练。情感方面：自觉痛苦，同时不知不觉流泪、伤心。

【辅助检查】主观听力全失，客观听力正常。头颅 CT 及其他检查均无异常。

【诊断】创伤后应激障碍。

【病例分析】

1. 暴露于异乎寻常的生活事件，涉及严重伤害。

2. 卷入到威胁自身身体完整性的创伤事件。

3. 主观体验到强烈的害怕、无助或恐惧。

4. 涉及创伤事件的重复出现、侵入性的创伤记忆、梦魇和/或幻觉。

5. 持续性回避与创伤事件有关的刺激。

6. 暴露于提醒创伤事件的事件、地点或人时，有极度的心理痛苦。

7. 惊跳反应增强或过度警觉。

8. 易怒，经常发怒。

9. 注意力集中困难、快感缺失、对人疏远和陌生。

10. 严重影响学习和生活。

11. 身体功能发生障碍，但没有任何生理性或器质性病变。

12. 持续时间 3 个月。

【心理诊断】创伤后应激障碍、转换障碍。

【治疗】

1. 药物治疗：奥氮平 2.5mg qn，氟西汀 20mg qd。

2. 心理治疗：

(1) 治疗目标

报告侵入性记忆、梦魇、闪回和幻觉的终止。

将创伤事件融入生活并正视之。

恢复到创伤事件前的职业、心理和社会活动水平。

精确记住创伤事件而不带有令人痛苦的情感反应。

能够进行日常活动，恢复自尊感并增强个人安全感。

重获自信、情感控制、社交能力和愉快感。

(2) 治疗性干预

通过文字交流，消除患者疑虑，向其提供温暖，与患者建立积极的治疗关系。介绍心理治疗的方法、原则和时间安排，签治疗协议。

对患者进行广泛的心理社会评估，包括创伤前的活动、创伤时社会支持的反映以及创伤对心理应对的影响和抑制。

进行心理测试（如 MMPI、PTSD 症状量表等）以确定严重程度，并排除诈病。

进行家庭治疗，治疗中患者与其家人分享各自的情感并提供情感支持、理解和安慰。

请患者列出创伤事件如何影响自己的生活并和治疗师一起处理这些影响。

帮助患者建立安全岛，学习放松技术。

传授患者号叫、击打充气袋或用枕头泄愤的方法。

请患者绘画、谈论以及思考创伤事件，帮助患者完成未完成的事件，觉察情绪或情感，自然表达情绪或情感，促进其自我成长，使症状减轻或消除。

【预后】总疗程 3 个月，总治疗时数 26 小时。后痊愈。随访 1 年，无复发。

附图：

创伤经历

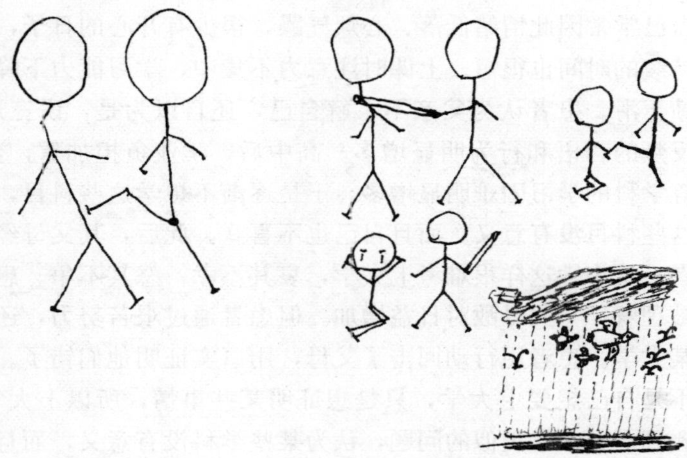

愤怒发泄：

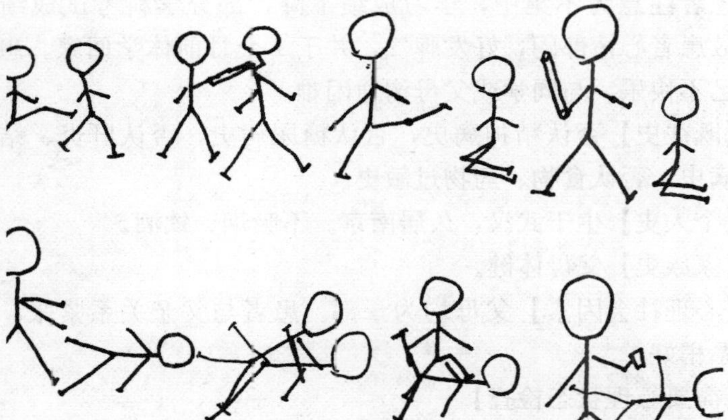

病例 103　恶劣心境为主的适应障碍

【病历摘要】××　女，18 岁，汉族，未婚，学生。

患者自诉初三开始与父亲关系紧张，否认有特殊原因或特殊事件。自己常常因此情绪低落、心烦气躁，很少有开心的日子，即使有，持续的时间也很短。上课时注意力不集中，学习能力下降，学习成绩下滑。患者认为父亲不了解自己，还自以为是，说三道四。自己反叛的言语和行为明显增多。高中后，学业负担加重，数学、物理等学科的学习困难明显增多，于是逐渐不想学这些科目，并坚称学这些科目没有意义，而且自己也不喜欢。此后，其父母经常唠叨患者，认为她这样很难考上大学，哀其不孝，怒其不争。患者自觉不被理解，与父母敌对日益增加。但患者通过艰苦努力，还是考上了某大学。患者用行动回击了父母，用事实证明他们错了。因为她并不是自己想要上大学，只是想证明某些事情，所以上大学后，她又碰到了与中学类似的问题，认为某些学科没有意义，而且自己也不喜欢。于是又逐渐不想学这些科目。与此同时，患者对大学的集体生活也不能很好地适应，认为同学的存在影响了自己的生活节奏，干扰了她的生活质量。使其经常不能入睡，睡眠质量下降。上课时患者注意力不集中，学习成绩下降，部分学科考试成绩不及格。故患者心情郁闷，好发脾气，并于 1 个月前休学回家。患者认为自己不快乐，与同学或父母沟通困难。

【既往史】否认精神病史，否认糖尿病史，否认肝炎、结核等传染病史，否认食物、药物过敏史。

【个人史】生于武汉，久居南京。不吸烟、饮酒。

【家族史】父母体健。

【心理社会因素】父母均为干部。患者与父亲关系紧张，与母亲关系稍好。

【简要心理状态检查】

认知方面：患者认为父母有病，自己的不快乐都是他们或别人造成的。

情感方面：情绪不稳、易怒。不开心的时候多。情绪低落。

行为方面：退学回家，不能与人同住。失眠、学习能力下降。

意志方面：意志减退，意志活动明显减少。

【心理诊断】

DSM-Ⅳ

轴Ⅰ：恶劣心境为主的适应障碍。

轴Ⅱ：无。但在成长过程中人格形成有一定问题。

轴Ⅲ：无。

轴Ⅳ：心理社会功能受损明显，其与父母关系存在问题，与老师、同学关系紧张，多数学科学习困难。

轴Ⅴ：病前一年人际交往局限，社会功能大致正常。

【治疗】

1. 药物治疗：盐酸舍曲林 50mg qd。

2. 心理治疗：

第一次访谈：日期：2006-03-08，时间：55 分钟。

目的：了解一般情况，进行心理评估，建立治疗联盟，确定治疗目标，激发治疗动力。

患者在其父陪同下准时到达，进入诊室时两人表情冷漠，互不搭理，隔位而坐。

访谈过程：患者向医生叙述病情经过。患者认为自己不快乐，也承认与父母或同学沟通困难。在患者作上述陈述过程中，治疗师运用共情、倾听、澄清等技术，引导患者逐步觉察自己开始时的愤怒，以及随之而来的哭泣及伴随的伤感、伤心、怨恨等情绪体验。

心理学评估：同上。

讨论治疗目标：治疗师在与患者讨论治疗目标时，患者一开始并不认为自己有什么问题，经过讨论，患者认为自己有问题、不快乐，也承认与父母沟通困难。患者表示愿意与治疗师就自己的不快乐和家庭相互沟通及讨论。暂定改善症状和促进家庭沟通为目前治疗目标，签署治疗协议及保密协议。

介绍治疗方法和相关理论：治疗方式为个体和家庭治疗相结合，治疗师将运用心理剧、双椅技术和梦的工作等促进患者和患者家庭成员自我觉察，体验循环；在现象学探索过程中，广泛使用悬搁、描述和水平化等促使患者进行新的努力或尝试，从而解决未完成事件和当下的困境。

预约下次治疗时间。

第二次访谈：日期：2006－03－15，时间：55 分钟。

目的：情感觉察与自我表达，家庭沟通模式的再现和调整。

患者在其父陪同下准时到达，治疗按时开始。

治疗过程：治疗师介绍本次治疗目标和治疗程序后，患者迫不及待地开始抱怨父亲不理解自己。治疗师通过澄清、质疑、悬搁、角色扮演等技术促使患者开始对自身情绪和情感觉察，并寻求适当的表达；通过比喻和心理学故事使患者意识到自己在某些方面的行为还是一个没有长大的孩子。患者意识到要想获得自己的需要和满足，就只有尽快学会情感的觉察与表达，学会沟通和理解。治疗师请其父一起参加访谈，迅速再现家庭沟通模式，通过活现、重新赋义、循环提问等技术将家庭中的矛盾焦点展现出来并使家庭成员有所意识。并利用心理剧促进父女沟通模式的改变和调整。

回顾治疗过程，强调情感觉察与自我表达是家庭沟通的重要基础。

预约下次访谈。

第三次访谈：日期：2006－03－22，时间：55 分钟。

目的：分析认知行为模式，促进患者自我觉察和自我成长，激发治疗动力。

1. 患者在其母陪同下提前到达，治疗按时开始。

2. 过去一周的分享：患者自述过去一周与父亲相处情况有所改善，自己的心情也逐渐恢复平静，开始思考自己的一些问题。

3. 行为及认知分析：患者此次前来治疗，是其母亲陪同，但患者不让母亲上楼，让其在楼下大厅等候。治疗师运用心理剧（请助手与患者扮演患者和其母亲在医院大厅）。使患者觉察到自己总是在指责父母不了解自己时，其实是她故意地不想让他们了解自己，想用这种不了解报复他们。治疗中患者的自我觉察逐步成长，对自我存在的问题和困扰有了一定的认识。

4. 治疗安排：患者主动要求针对自己的问题和困扰进一步治疗。治疗师同意重新讨论治疗目标，进入下一阶段的治疗。但因

"非典流行"，下一步治疗安排电话联系。心理治疗暂停期间，患者服用抗抑郁药物"氟西汀"。

第四次访谈：日期：2006-09-22，时间：55分钟。

目的：恢复治疗，评估目前心理状况。确定新的治疗目标。

患者电话预约，要求恢复治疗。到了预定时间，患者提前到达，治疗按时开始。

治疗间隔期经验的分享：患者自述目前一般情况比较好，已经回到学校，开始跟班学习，但学习一段时间后，又再次出现失眠、情绪不稳、学习能力下降等症。症状较既往略轻。同时，患者开始与异性同学有单独交往，并提出相关内容的保密要求。在治疗协议中增加了相应保密条款。

分析和评估：患者正在努力回归自己的生活，但已有的认知行为模式仍然左右着患者的日常生活和学习，因此不可避免地会出现这样或那样的问题。针对患者与异性交往过程中的问题，治疗师与患者进行了相关讨论，并使患者意识到这是她成长过程中一个十分重要的部分，她需要更多地在这一过程中关注自己的内心感受和情绪变化，学会去了解自己，表达自己，学会去了解别人，学习建立健康的亲密关系。经双方协商，决定新的治疗目标以解决自身问题、缓解或消除情绪症状、促进自我成长为主。

预约下次治疗。

第五次访谈：时间：2006-10-13，时间：55分钟。

目的：促进自我觉察，激发成长动力。

到了预定时间，患者提前到达，治疗按时开始。

治疗间隔期经验的分享和评估：患者自述目前一般情况正常，但心情仍感郁闷。患者目前在家休息，没有上学。母亲经常唠叨自己，说自己没这没那。患者自己没有同伴、没有朋友，没有相关的交流。

自我觉察：治疗师利用心理剧的特有形式，与助手和患者共同再现了患者与母亲在家相处时的场景，通过场景的再现，使患者觉察到自己在那个当下的情绪体验，并尝试使用自己没有使用过的方法去表达自己的情绪感受。使患者意识到成长是她自己的愿望和需要，也是她内在力量的必然发展，但成长需要她自己付出努力。

预约下次治疗。邀请其母亲参加下次治疗。

第六次访谈：时间：2006-10-27，时间：55分钟。

目的：再现家庭沟通模式，通过心理剧，促进自我觉察。

患者在其母亲陪同下提前到达，治疗按时开始。其母亲参加。

治疗间隔期经验的分享和评估：患者自诉上次治疗后回家就想和母亲沟通，可是没有几句话，两人就又吵起来了，自己感到很委屈，很受伤。从而又导致情绪低落，入睡困难。患者认为睡眠不好是情绪不好的主要原因。症状的再次出现的确与情绪密切相关，而情绪又是由患者进行努力、尝试沟通所致。治疗师肯定了患者为改变所做的努力和尝试，但对于沟通中所表现的问题有必要进一步分析和整理。治疗师邀请患者和其母亲共同参与心理剧。

心理剧：治疗师根据患者和其母亲的典型冲突情景分别设置了主角、对角、辅角等角色，分别由患者、其母亲及治疗师助手担任。使患者意识到她在面对其母亲的唠叨时，感受到的是情绪或情绪体验，而表达的却是对对方攻击和指责的反攻击和反指责，并不是自己当下的情绪和情绪感受。同时借助这种特殊形式，使患者母亲意识到女儿的特殊行为方式与他们自身行为的相互关系。

因时间关系，关于睡眠问题的讨论下次进行。

预约下次治疗时间。

第七次访谈：日期：2006-11-10，时间：55分钟。

目的：分析睡眠认知与情绪的关系，强化自我成长的内在动力。

患者提前到达，治疗按时开始。

治疗间隔期经验的分享和评估：患者自觉上次治疗后，自己和母亲变化都很大，相互沟通也有了明显改善，睡眠也好了很多。目前已回到学校上学。并坚持认为睡眠好了，情绪就好了。治疗师积极分享了患者已取得的进步和变化，并促使患者意识到，自己需要成长，也能够自我成长。患者虽然已经发生了改变，但部分认知仍然需要进行必要的调整。

认知调整：针对患者认为“睡眠改善了，情绪就好了”的认知进行了分析和讨论，使用以“睡眠”为主角的双椅技术，使患者意识到直接左右了自己的情绪和事件的是患者自身对睡眠的认知，而不是睡眠本身。治疗师并教会患者将这种认知泛化到生活中的其他事件上。

预约下次治疗时间。

第八次访谈：日期：2006－11－24，时间：60分钟。

目的：对回避行为及其内心感受的觉察和分享。

患者提前到达，治疗按时开始。

治疗间隔期经验的分享和评估：患者自述目前症状比上次治疗时又有好转，特别是情绪较为稳定，已恢复上学1个月余，学习情况良好，睡眠也有明显改善，只是月经提前数日，情绪仍有波动，但比治疗前明显减轻。

行为的认识和分析：患者主动告诉治疗师，她刚才在候诊时差点被骗。治疗师邀请患者进入被骗的当下，运用双椅技术再现患者被骗时的内心活动和情绪感受，患者觉察到自己在被骗当下的内在原因时，患者表现出明显的尴尬和防御，并提出暂时退出实验，患者目前还没有面对自己“丢脸”的内心准备。治疗师同意患者退出的同时，运用自我暴露技术与患者分享了治疗师本人经历的“丢脸”这样一种境遇的情绪感受，使患者了解了防御的机制和意义，并进一步意识到这是一个自己需要面对、也可以面对的一个走向成熟和不断完善的机会或过程。

预约下次治疗时间。

第九次访谈日期：2006－12－08，时间：60分钟。

目的：觉察认知行为模式，促进个人成长。

患者提前到达，治疗按时开始。

治疗间隔期经验的分享和评估：患者自述目前症状持续好转，现在到很多不太安静的环境中（如旅馆）也能睡着了，而且情绪比较稳定。并主动提出想继续谈谈上次的话题，因为患者回家后又想起很多类似的经历和事件，她不知道为什么总是这样。患者又开始了一种更深层次的自我觉察。治疗师给予了积极的反馈，并坦承这种觉察和面对对于任何一个人来说都不是一件轻而易举的事。

觉察和领悟：针对患者生活经历中相应事件的不同场景，治疗师运用双椅技术，使患者在过去的当下完成了情绪和情感的自我觉察，发现和认识到自己的认知行为模式，结合患者在性的认知和行为上的表现，使患者意识到自己对不了解的、有可能不确定的未知事物或人物采取了回避接触的方式，所以，自己才会一次又一次地在同样的地方出现困难和麻烦，一次又一次地失去成长和学习的机会。患者还领悟到对自己来说，事件的发生并没有好与不好，重要的是它为什么发生、发生的过程中自己的情绪和感受以及自己对这种觉察的宣泄和表达。

预约下次治疗时间。

第十次访谈：日期：2006-12-22，时间：60分钟。

目的：通过梦的工作，进一步促进自我觉察和表达。

患者提前到达，治疗按时开始。

治疗间隔期经验的分享和评估：患者自认为上次的治疗让自己收获很多，也让自己联想起很多过去的事情。患者过去在与别人发生冲突时，常常会刻意回避冲突，回避内心感受，可是，在事后的睡眠中，自己又常常会被梦中发出的惊叫声吓醒。患者的梦与其过去的当下有着密切的关系。治疗师邀请患者一起进入梦的工作。

患者在治疗师的引导下，进入曾经的梦境。患者作为梦境中重要的人或物觉察自己的感受和欲望，并自由地表达自己作为梦境中重要的人或物的情绪和情感，使患者觉察到自己在那个当下的情绪和情感，并完成这些情绪和情感的表达，而不让这些情绪和情感伴随着未完成事件滞留在自己内心深处伤害自己、影响自己、阻止自己。

预约下次治疗时间。

第十一次访谈：日期：2007-01-05，时间：60分钟。

目的：评估，进入结束治疗准备阶段。处理过去未完成之事件。

患者提前到达，治疗按时开始。

治疗间隔期经验的分享和评估：患者自述症状基本消失，学习功能基本恢复，睡眠情况正常，与父母关系明显改善。针对患者目前状况已基本达到治疗目标，治疗师与患者讨论进入治疗结束准备阶段。

过去的未完成事件：患者回忆起小学一年级时，到舞台上表演，但因为同学们吵闹，设备又出现问题，所以自己突然停了下来，自己非常尴尬，同学们都在嘲笑自己的难堪，自己感到无地自容。通过情绪、情感的觉察，患者联系到治疗前因为父母的唠叨，自己把所有的问题都归结到他们身上这种做法与之前的反应及处理模式是一致的。治疗师提问患者，“似乎应该是别人对你的结果负责，而不是你自己对自己负责?”这一提问患者陷入了沉思。患者的自我觉察和领悟正在逐步发展，她需要更多的时间和空间去饯行自己的觉察和领悟。

进入结束治疗准备，下次访谈时间间隔适当延长。预约下次治疗时间。

第十二次访谈：日期：2007-02-09，时间：60分钟。

目的：梦的工作，治疗结束。

患者提前到达，治疗按时开始。

患者自我感觉良好，情绪稳定，学习正常。但患者最近出现一些重复的梦境。

梦的工作：舞台—同学—简单动作—睡衣。通过梦的工作，患者自我觉察到可能对自己还有点担心，害怕自己还没有完全做好准备。治疗师积极分享了患者的情感和情绪体验，进一步提高患者对终结的觉察，觉察丧失或分离的意义，鼓励患者充分表达丧失或分离的体验，坦诚面对治疗取得的成果和未完成的任务，讨论对未来的计划，为患者重新投入新的关系和新的当下做好准备。治疗师借助整个治疗过程患者所发生的变化说明，患者自我觉察和流畅的情绪情感表达是患者自身拥有的能力，并不是治疗师给的。就像我们现在对未来有些担忧一样，有担忧是正常的，我们不需害怕这种感觉，接受和面对这种情绪体验就是成长的开始。

未来的工作：患者意识到未来还有可能碰到这样和那样的问题，这是不可避免的。但她相信自己可以去面对和感受未来，即使有什么问题还可以继续寻求各种帮助，包括治疗师的帮助。

治疗暂告一段落。

第十三次访谈：日期：2009-04-16，时间：60分钟。

目的：分享过去3年的经历，完成未完成的事件。

患者电话预约治疗，提前到达，治疗按时开始。

治疗间隔期经验的分享和评估：患者即将完成学业，平时学习、生活非常正常。但临近毕业，特别是找工作期间，别人一句非常普通的话“以后我们会告诉你”使患者重新想起了过去经历中最重要的一段往事：父亲被逮捕。

未完成的事件：患者在初二时，父亲因职务犯罪被逮捕。之前，患者一直以父亲为荣，自己也很优秀。突然有一天，父亲没有回来，自己感觉到异样，但谁也不告诉她真相。隐隐约约中患者已经明白了很多。患者努力不让母亲生气，不让老师批评自己，可是仍然会有各种各样的机会让他们伤害自己。母亲当时就是说“以后我们会告诉你”。患者在陈述过程中表情痛苦，泪流满面。

此次治疗目标是自我觉察、情感表达，完成未完成的事件。治疗师运用双椅技术，让患者觉察到自己在曾经的那个当下（父亲被捕的那一天），她的情绪和情感需要，并清晰地表达自己的情绪和情感需要，而不是过去的模式。当时女儿担心母亲难过，母亲担心女儿不懂事，承受不了意外的伤害。治疗结束时，患者自述有一种从来没有的轻松和解脱。并表示回家后会与父母沟通。治疗结束。

治疗总结：

本个案治疗主要采用完形心理治疗（又称格式塔心理治疗）为主、其他心理治疗及技术为辅的治疗策略。全程13次，一般情况下每2周一次（患者家住外地，每次治疗往返均需乘火车10余小时），每次45～60分钟。全程分为三个阶段，第一阶段（第1～2次访谈）：确定初期治疗目标，建立治疗联盟，签署治疗协议，完成心理诊断和评估，利用家庭治疗的形式，明确接触模式和未完成事件。第二阶段（第3～10次访谈）：运用心理剧、双椅技术和梦的工作等促进患者自我觉察，体验循环；在现象学探索过程中，广泛使用悬搁、描述和水平化等促使患者进行新的努力或尝试，从而解决未完成事件和当下的困境，并达成新的治疗目标。第三阶段

(第 11～13 次访谈)：结束阶段。进一步提高患者对终结的觉察，觉察丧失或分离的意义，鼓励患者充分表达丧失或分离的体验，坦诚面对治疗取得的成果和未完成的任务，讨论对未来的计划，为患者重新投入新的关系和新的当下做好准备。

病例 104　焦虑抑郁状态

【病历摘要】男，18 岁，市重点高三应届考生。主诉：考试紧张，成绩下滑，拒绝上学。①注意力不集中：自进入高三以来，课堂上常走神、发愣，对老师的提问答非所问。②思维阻滞：做作业拖拉，作业常写到半夜一两点仍写不完，有时题目读完，不知道题目的意思。③自信心下降、劣等感、自责自罪：患者原本是重点校、重点班中的优等生，是考清华、北大的种子选手，但进入高三之后，考试成绩直线下滑，感到丢面子，见到同学自觉“矮三分”，觉得对不起老师，对不起家长。④缺乏动力：不去上学，又整天为学习着急。24 小时不出书房，总在书桌旁，却一整天做不了一两道题。总之：“心有所动，没有行动，出口不出力”。⑤兴趣下降，失去快乐能力：在校不主动与同学接触，总是独自发呆，没有知心朋友，同学与他联系时他表现很淡漠，患者从不参加课外活动。⑥焦虑情绪：“怎么办?”经常挂在嘴上，心惕惕如人将捕之，惶惶不可终日。⑦考试紧张：考前一周即失眠，考试当天起床即恶心，不能用早餐。考试中出现心慌、喉堵、冒汗、手抖。遇到不会的题目脑子一片空白。进入高三后，考试越发频繁，这种紧张状态由间断发展为持续状态。⑧退缩，拒绝上学：高三以来，常因身体问题休假。主动到医院做各种检查。坚信自己有病，找茬不上学。第一次摸底考试之后他坚决不上学。家长一催促他上学，他便上医院。家长常叫他“看病专业户”。⑨激越、情感暴发：终日板着脸，没有好声气。家长像伺候残废人一样地打理着他的日常生活，小心翼翼地保持着主仆一样的关系。患者仍然不知道为什么小事就生闷气，时常大喊、大叫，摔盆、摔碗大闹一场。每天早餐要换 3～4 个品种。患者仍然隔三差五地会将“馒头扔飞到天花板上”。患者常常在写作业时将卷子撕得粉碎，将书扔得满地都是。⑩疑心：同学在一起说天气，他也会觉得同学是在议论自己，觉得肯定是坏话，但他没有听到具体词句。患者走在街上感觉不自在，觉得别人都在注意自己（没有加害的意思）。所以总躲着同学，不肯出门。

【躯体症状】

——自高三以来经常头痛、背痛、脖子僵硬。

——曾在骨科做各种检查，均阴性。做间断理疗和按摩。

——心慌、气短、心律失常。心电图正常，超声心动正常。

——食欲差、胃胀，大便时干时稀，考前1周有腹泻。

——入睡困难、睡眠浅、早醒、赖床。晨乏，常迟到。

【个人史】自幼听话，学习优秀，行为符合规范，个性内向，在意别人的评价。

嫉妒心强；小学时曾患过神经性呕吐，曾因疑似心肌炎住院。

【家族史】（一）。

【辅助检查】

心理测查：SCL－90。

——躯体化：2.8，强迫：3.0，人际关系敏感：2.9。

——抑郁：3，焦虑：3.2，敌对：2.5。

——恐怖：2，偏执：2.0，精神病性：1.5。

——其他：2.8。

EPQ：P 70，E：25，N：75，L：40。

SDS：75，SAS：70。

【咨询中的表现】患者精神委靡，目光呆滞，面色晦暗，举止懒散，情感淡漠。回答问题勉强。被家长强求来门诊，自知力差，在咨询过程中顶撞家长，且强词夺理，中途夺门而出。

【诊断】焦虑抑郁状态。

【治疗】

1. 药物治疗：氟西汀 20mg qd，奥氮平 2.5mg qn。

2. 心理治疗：每周复诊，4周后症状明显改善，恢复学习。

第十三章 中医治疗心身疾病的案例

抑郁症在中医学中为“郁证”的范畴。“郁证”所包含的范围较大，如：西医的神经官能症、焦虑、抑郁症、癔症、更年期综合征；中医学中的梅核气、奔豚气、脏躁症、百合病、惊恐、火邪、胁痛、癫症等均在此范畴。

郁证的病因病机：郁怒不畅气，肝失调达，郁久化火；血，思虑不解；阴，脾失健运，气滞痰郁；阳，劳累过度；失，心失所养，生化乏源；调，所欲不遂。

抑郁症的中医辨证分型：肝气郁结，肝郁化火，气滞痰郁，心神失宁，心肾失养，阴阳失燮。

病例 105 气阴两虚

男性，张某，50 岁，编辑。反复胸闷、憋气、心悸，曾三次到医院急诊就诊，诊断“心悸待查”、“自主神经功能紊乱”，嘱其回家观察。来诊时心绪不宁，惶恐不安，神疲乏力，寐差，胸闷、心慌，头晕耳鸣，畏寒，食欲缺乏。苔薄质红，脉细数。中医辨证：气阴两虚。

治疗：氟西汀：起始剂量 10mg qd，第五天开始 20mg qd。

中药可减轻胃肠道副反应，可提高用药依从性，故可协用中成药。用中药煎剂：（第一周服用）知母 10g，生地 10g，百合 30g，五味子 6g，合欢花 6g，菖蒲 10g，巴戟天 10g，红枣 10g，每日一剂。（第二周服用）藿香 6g，苏梗 10g，竹茹 6g，广皮 10g，茯苓 10g，广木香 3g，制香附 10g，炒麦芽 10g，每日一剂。

病例 106 心肝阴虚兼脾阳虚

高某，男，22 岁，2008－11－19 初诊。主诉：头胀、发热 4

年，加重2个月。现病史：患者由于学习压力大，于4年前出现头胀发热、头晕耳鸣的症状，近期由于求职的问题性情尤其急躁，头胀、发热加重，进而有心慌、心悸、紧张、焦虑、多汗、失眠、腰以下身凉、易疲乏、四肢无力、食少、便稀。舌红苔滑，脉细数。心理社会背景：患者自幼性情急躁、追求完美，父母对其期望较高，要求严格；患者主要从事脑力劳动，几乎没有体育锻炼。脑电地形图示：脑电波调节功能较差，慢波增多。中医辨证：心肝阴虚兼脾阳虚。西医诊断：心脏神经官能症。治法：滋阴助阳，柔肝养心。处方：白芍10g，丹参30g，炒枣仁30g，柏子仁30g，菊花12g，桑叶10g，薄荷6g，代赭石30g，怀牛膝30g，砂仁6g，鸡内金9g，肉桂3g，炮姜6g，葛根20g，炙甘草3g，煅磁石30g。7剂，水煎分两次饭后服。

嘱：改变认知，学会调整心态，凡事不急于求成，而是脚踏实地；增加有氧运动，做到每日一汗，每日一万步；保证晚上10点到次日早晨6点8小时充足的睡眠。

二诊：服药7剂后，患者头胀、发热明显好转，乏力好转，但仍有心烦、焦虑不安，原药方改白芍为20g，14剂，水煎分两次饭后服。

三诊：服14剂后，患者感觉头部清凉，乏力感已消除，能胜任目前的工作，睡眠明显改善，遇事不烦躁。原方继服14剂，告愈。

按：该患者素体阳刚，性情急躁，复因社会环境的压力，七情过极，肝脏疏泄太过，暗耗阴血，阴虚阳亢，脾阳不足，最终导致上热下寒，出现头胀发热、心悸、失眠、疲乏、食少、便稀等症状，故用柔肝养阴、健脾升阳法，使气血调和，阴阳相济。

病例107　肝郁脾阳虚兼心肾阴虚

牛某，女，45岁，2008-12-5初诊。主诉：头晕1个月。患者2008年11月初出现头晕，伴有情绪低落、抑郁、心烦、心悸、气短、胸闷、胁胀、头有时胀痛、食少、胃胀、周身乏力，手心脚心汗出、怕冷、膝以下尤甚、失眠多梦。晨起口苦口干，便干。舌红苔滑，脉沉细。心理社会背景：患者素来性情温和，其爱人性情急躁，患者做保险工作 15 年，工作压力大，在家和单位经常受委屈，生闷气；主要从事脑力劳动，体育锻炼较少。脑电地形图示：脑电波调节功能较差，慢波增多。中医辨证：肝郁脾阳虚兼心肾阴虚。西医诊断：围绝经期综合征。治法：疏肝健脾，滋阴养心。处方：柴胡 12g，白芍 10g，枳实 12g，香附 10g，青皮 12g，石菖蒲 12g，郁金 10g，山药 20g，茯苓 30g，白术 20g，炒枣仁 50g，柏子仁 50g，珍珠母 30g，炙甘草 3g，川芎 12g，肉桂 3g，炙附子 9g。7 剂，水煎分两次饭后服。

嘱：改变认知，学会调整心态，凡事从积极的一面去考虑，学会与人沟通和交流，适当的时候发泄自己的情绪；增加有氧运动，做到每日一汗，每日一万步；保证晚上 10 点到次日早晨 6 点 8 小时充足的睡眠。

二诊：用药后心烦减轻，头晕好转，仍失眠多梦，原药方加龟板 20g，7 剂，水煎分两次饭后服。

三诊：用药后睡眠有好转，口苦、口干好转，食量增加，但食后腹胀，原药方加小茴香 12g，乌药 10g，大腹皮 10g，7 剂，水煎分两次饭后服。

四诊：用药后觉得周身轻快、心情愉悦，上方继服 28 剂，告愈。

按：该患者素体阴柔、性情温和，复因操心生闷气，七情过度，肝脏疏泄不及，肝郁气滞，肝失疏泄则脾失健运，脾阳不足，阳损及阴则心肾不交，阴虚阳亢，出现前述症状。故用疏肝养阴、健脾养心法，使阴平阳秘。

诊治思路篇

第一章
概　述

一、心身医学是一门整合的医学学科

心身医学的广义概念是研究人类同疾病斗争中一切心身相关现象。涉及医学、生物学、心理学、教育学、社会学等多学科，其含义非常广泛，且是当前国际上令人瞩目的新学科之一。而中医学是东方乃至世界心身医学发展的发源地。

（一）医学并非严格意义上的科学

医学从来就不是一门纯粹的科学技术，这门科学很特别，它是运用医学方法解决人的问题，研究人的健康与疾病及其互相转化的规律。人的两重性决定了医学的两重性。医学必定包含了人类社会各种价值观，其本质上乃是“人学”。“医乃仁术”，是技术和人道的综合体。希波克拉底说：对一个医生来说，了解一个患者，比了解一个患者患什么病更重要。有人说：医学是一门社会科学。美国科学哲学家库恩认为：医学分两部分，一部分是基础——生物科学，尚够得上科学标准；而另一部分是主体——临床医学，却远远够不上科学的标准。医学是研究人类生命过程以及防治疾病的知识体系。医学不是纯粹的自然科学，而是自然科学与社会科学的交叉学科。

循证医学的出现就是因为许多问题仅靠实验室的证据还缺乏力度，也表明临床医学还不是严格意义上的科学。揭示规律是科学的重要特征。迈尔说：“生物学只有一条定律，那就是概括都有例外。”生物科学讲的都是概率、百分比。从这个意义上讲，即使生物学也不能称为严格意义上的科学。恩格尔说：医学不同于兽学，医学乃是人的医学。它不是旨在延长纯生物学生命，它是推迟人的死亡，预防和缓解人的疾病和畸形，治愈人的疾病，扩大人的生物学和心理学能力以及关怀人的痛苦。医学是人的代理者，它代表人来行事。它受到“尊重人的意愿”这一职责的限制，并受到对人行善目标的指导。

马斯洛（1970）提出了人的需要学说：人类及人类社会的生存和发展既有物质上的需要，又有精神上的需要，从低级到高级有以下五个层次：①生理的需要；②安全的需要；③爱和归属的需要；④尊重（荣誉）的需要；⑤自我实现（愿望）的需要。

前两个层次是物质上的需要，是维持人体生命和种族延续的保证，后三个层次是精神上的需要。

（二）西方的心身医学

1. 心身医学的概念

心身医学（psychosomatic medicine）又称心理生理医学（psychophysiological medicine）。心身医学是研究精神和躯体间相互关系的学科，它既是医学心理学的一个组成部分，又是整个医学中的一门跨学科、多交叉学科和边缘学科的一个分支学科，而且是从心身方面出发试图对疾病提供整体性、综合性防治理论的一个独特大分支。它的研究对象是由心理社会因素为主因或重要诱因发生的躯体性疾病，即心身疾病。它研究的内容是医学，采用的理论和方法是心理学和生物学诊断，同时又密切结合社会学。心身医学的特点在于，除了强调心理因素和生理因素之间的相互关系之外，还特别注重这些因素与人所处的社会环境的特殊条件及其变化之间的关系。在中国，目前它是医学心理学的一个组成部分；在美国，它是临床心理学和行为医学的一个组成部分；在日本，它则单独作为一个独立的心身医学部门存在。

狭义的心身医学是指研究心身疾病（心理生理疾病）的病因、病理、诊断、治疗和预防的医学科学。在这类疾病中，心理因素对疾病的发生和发展起着重要作用。广义的心身医学主要研究人类健康与疾病的生物学、心理学和社会因素间相互关系的医学科学。实质是针对整个医学的，它体现的是一种思维方法、一种医学观念、一种诊疗原则，它适合于整个医学。广义的心身医学代表着理想的未来医学。无论预防、临床、康复、社会各医学领域，都存在心身相关的机制。心身关系是哲学争论中永恒的主题，这种争论在心理学及医学领域中也有所体现。基本争论集中于是一元论还是二元论。柏拉图最先提出二元论，他认为心身是两种分离而且不相互作用的实体。

17世纪哲学家、数学家笛卡儿关于精神与脑在行为控制中作用的猜想，为神经生理学、生理心理学的历史开了一个好头。他认为，世界是一个纯粹的机械实体，一旦被上帝所推动，就活动起来。动物是一种机械设备，它们的行为受环境刺激的控制。人的某些运动是自主的和不随意的，如手受烫缩回。这种所谓的“反射”即来自外部的能量通过神经系统反应到肌肉后引起收缩。笛卡儿认定心、身是两种本质不同，但又交互影响、交互作用的实体：心控制身体的运动，而身通过感觉器官提供环境变化的信息。18～20世纪几乎所有的心理学家都是心身平行论者。科学心理学之父Wundt认为，心理活动和脑活动各有独立的因果系列，两者相互平行，没有因果联系。到20世纪上半叶，由于行为主义的崛起，西方心理学基本上是弃“意识”、“心灵”而趋向“行为”。

20世纪中期，人本主义心理学及认知心理学使“意识”研究回归到心理学。对“认知”（脑的高级功能）的研究促使了认知科学与脑科学的形成与发展。当代科学家大多数支持一元论。德国生物学家海格尔主张精神与脑是一体的。中性一元论认为心身是某种中性东西的两个方面（或属性）。唯物主义的一元论主张：“心理是脑的功能”，但对脑与意识关系的解释上仍存有认识的差异，还有二元论的痕迹：

（1）交互作用：20世纪60年代末，Sperry在割裂脑研究的基础上提出脑与意识关系的理论，这个理论有两个假设：①意识是脑活动突现的新特性，它不同于而且多于已经确立的神经-理化诸事件的总和；②意识与脑的生理活动具有相互作用。

（2）行为学习理论：行为主义反对意识的研究，但又要研究行为的脑机制。他们在建立自己的理论体系时，大量利用已有的思想。在自然科学方面他们吸收了巴甫洛夫的条件反射学说，在哲学思想上传承了机能主义理论中隐含的客观主义、工具主义、一元论等思想。所以，有人说，在心身问题上，行为主义正是推进和发展了机能主义一元论思想。

2. 心身医学的发展史

1818 年德国精神科医师 Heinroth 首先提出心身医学，但他未能在当时的欧洲建立专门的心身医学学科。弗洛伊德创立的精神分析理论亦未被当时的欧洲采纳，只在后来传入美国后才发展起来，成为心身医学理论的一大支柱。

1939 年美国精神科医师 F. Dunbar 总结了有关患者的性格与疾病的关系的研究，发表了专著《情绪和身体变化》。其中提出了“某类人格特征特别易患某类疾病”的观点（如“易得心脏病的人格倾向”），主张某些心身疾病常有某些人格特征。同年她创刊了《心身医学杂志》，1944 年创建了美国心身医学会。

1950 年 Weiss 和 1960 年 F. Alexander 先后发表了《心身医学》的经典名著。F. Alexander 强调人格因素对罹患心身疾病的影响，认为被压抑的无意识矛盾和冲突是导致心身疾病的原因，特殊的无意识的矛盾冲突引起患者的焦虑及一系列无意识的防御与退行性的心理反应和相应的自主神经活动变化，最后影响特殊的内脏器官，在某些易感者中产生器质性的病理变化。

Dunbar 和 Alexander 的理论观点实际上是综合了弗洛伊德的精神分析和 Cannoa 的生理学研究产物，他们用弗洛伊德的“象征性”模式来解释心身疾病，认为这类疾病象征性地表现了患者隐藏的情绪需要，是一种象征性的“器官语言”（organ language）。

Selye 研究了人对各种刺激的应激反应，描述了全身性适应综合征（general adaptation syndrome）的过程，提出了应激-适应机制学说，为心身医学的发展提供了心理生理学上的理论支持。

Wolff 是心身医学心理和生理方面的杰出代表，他用实验室和临床观察方法，观察心理应激与胃肠分泌和运动的关联。他通过手术在患者胃内安置塑料窗以观察患者胃的运动与胃液分泌。结果他发现，愤怒、仇恨时血液和胃液分泌活动亢进，抑郁或孤独时则这些活动抑制。他认为这些生理和病理改变是心身疾病结构性改变的前驱，他支持不同的心理刺激能激发全身性应激反应，赞同应激是非特异性反应的理论。

巴甫洛夫、Skinner 提出操作性条件反射理论，Miller 等用动物实验证明内脏反应能进行操作性训练，从而表明心身疾病也是获得性的。

纵观以上发展史，可见心身医学的发展有两大流派：一是以精神动力学为核心的发展流派，此学派的理论发展较早，但缺乏科学根据，所以已不像过去那样盛行；二是心理-生理学派，此学派着眼于心理因素对生理活动的广泛影响，并以客观的实验结果为理论根据，故越来越为广大学者所接受，且不断取得实质性的进展。

3. 心身疾病的概念

心身疾病是指心理社会因素作为重要因素并在病因和病程演变中起主导或重要作用的那些疾病，这些疾病多数是受丘脑和下丘脑影响，与自主神经和内分泌系统功能密切相关。

美国 DSM－Ⅲ对心身疾病的定义为：心身疾病是由情绪因素引起的躯体症状，常累及自主神经系统控制的单一器官或系统。其有三个特点：①以躯体疾病为主要表现。②发病与心理因素密切关系。③累及部位是自主神经控制下的单一器官或系统。

20 世纪 70 年代后某些心身医学家把心身疾病界定为是一类有躯体症状及体征，与遗传因素、人格特征、社会紧张刺激和情绪有关的由社会心理、文化、环境因素参与发病的，有组织和器官病理改变的躯体性疾病。在单纯的生物、理化因素导致的疾病中，也常存在心身问题。

4. 心身疾病的发病机制

（1）心理社会因素

（2）生理中介机制：包括自主神经机制、内分泌机制、免疫机制。

5. 心身疾病的解释性理论

（1）素质脆弱理论：胃蛋白酶原水平高的人在应激条件下易发生溃疡病。与原发性高血压发病有关激素水平高的人在应激条件下易发生高血压。

（2）人格类型理论。

(3) 情绪与自主神经学习理论：Lachman 认为情绪随生理变化，通过条件反射或操作性强化，使情绪伴随的自主神经反应增强，反过来增强了的自主神经反应从而又影响了情绪，这种恶性循环产生了心身疾病。

6. 心身疾病的特征

发病因素与情绪障碍有关；大多与某种特殊的性格类型有关；发病率有明显的性别差异；同一患者可以有几种疾病同时或交替发生；常有相同或类似的家族史；病程往往有缓解和复发的倾向。

(三) 中国的心身医学

1. 中国心身医学的概念

在第十八届世界心身医学大会（日本神户，2005 年）上，世界心身医学会前任主席发言说，心身医学起源于中国的《黄帝内经》和《伤寒杂病论》。

中医界在 20 世纪 80 年代以前没有“心身医学”和“心身疾病”的概念，中医学中虽然没有“医学心理学”、“心身医学”等名词，但是它却有极其丰富的相关内涵，《黄帝内经》的 182 个篇章中，论及医学心理学者占 67.7%。“心身合一”或“形神合一”是中医心身相关思想的核心，是中医学对心理与生理、精神与躯体间关系的最准确、最完整、最精辟的概括。因而心身相关的思想始终贯穿在中医的病因、病机、诊断、治疗、养生等各个方面。中国文化的奠基者早就认识到心身的统一，认为二者结合，不可分离。历代医学对此也极为重视，张仲景有“千般疢难，不越三条”的论述；陈无择据之更将其明确为“三因论”，其中心理因素占各种病因的一半以上。形神合一是心理与生理、精神与躯体和谐关系最准确、最精辟的学说。“三因论”指的是：内伤七情、外感六淫和不内外因，其中尤有见地的是内伤七情。先秦伟大的思想家老聃指出：“吾所以有大患者，为吾有身，及吾无身，我有何患！”荀子明确提出：“形具而神生。”华佗说：“夫形者神之舍也，而精者气之宅也，舍坏则神荡，宅动则气散，神荡则昏，气散则疲。”心身关系即心身平行论、心身同型论、心身交感论、心身统一论。中医在医疗实践中，历来视患者为有机整体，此整体既有其自身心身的变化，又有大自然的影响而发生的变化，故其医学模式两千余年来一直为“时空—社会—心理—生物医学”模式。

中医精华之一的辨证论治说明中医是一门全身性状态医学。中医的形神统一理论、情志致病学说贯穿着极为丰富的心身医学思想。中医并非不顾局部、只讲整体，中医认为牵一发而动全身。中医对人的心理因素与疾病的关系的重视包括：在气质方面，《黄帝内经》根据阴阳五行学说，订立有“五态人”与“五行人”，两者比“言气质者而必称道”的古希腊分型至少早三百多年。

现在所用心理测验的方法自英美引进，中医界应用时也不例外；有的虽做了些修订，但终究来自国外。中医的气质学说不但在时间上早于著名的公元前古希腊、20世纪德国的克瑞其麦利、巴甫洛夫的同类学说，其学理与分型也高一筹。中西医结合泰斗薛崇成老先生领导了“五态人”性格测验方法的研究，该研究从分型、使用价值、理论意义上与当前国际知名的爱森克人格测验相比毫不逊色。“五态人”的分型比巴甫洛夫的神经类型分型早2000多年。“五行人”与著名的德国克瑞其麦利的“人体构造与性格的关系”学说相近，但早于其2000多年。

中医的“天人合一”、“心身合一”形成中医的整体观，其间联系由经络完成。宇宙间事物的属性都由阴阳这对对立而统一的矛盾体统帅，阳包含兴奋，阴包含抑制，“阴平阳秘，精神乃治”。根据阴阳的多少，人分为五种类型，最佳者为阴阳和平型。“阳尽则寐，阴尽则寤，阴阳倒错，变即由生”，是中医对睡眠和神经症机制的认识。

2. 中国心身医学的诊治思想

中国医药学有着悠久的历史，中医学的理论体系是经过长期的临床实践，在古代的唯物论和辩证法思想影响下逐步形成的。它的基本特点是整体观念和辨证论治，其中贯穿着极为丰富的心身医学思想。

《黄帝内经》早就认识到，生理功能和心理活动的相互关系是内在的、有机的、不可分割的：“余知百病生于气也：怒则气上，喜则气缓，悲则气消，恐则气下，寒则气收，炅则气泄，惊则气乱，劳则气耗，思则气结。”“夫五运阴阳者，天地之道也，万物之纲纪，变化之父母，生杀之本始，神明之府也。治病必求于本。”旨在说明人身机体是一个矛盾对立统一的整体，人体结构是自然界的一部分，自然界发展变化的一般原则也是人体发展变化的一般原则；物质不但是人类生命的根源，还是精神意志活动的根源，因此治疗疾病时，首先辨阴阳，从根本上解决问题。“阴阳和调，则血气淖则滑利。”“阴平阳秘，精神乃至；阴阳离决，精气乃绝。”只有内环境协调统一机体才能健康。内外环境也要平衡统一才能保持身体健康：“五脏十二节，皆通乎天气……故圣人传精神，服天气，而通神明。失之则内闭九窍，外壅肌肉，卫气解散，此谓自伤，气之削也。”外感六淫、内伤七情、痰饮瘀血、饮食劳倦及房事不节等均能引起人阴阳、气血、脏腑功能的失常，而出现各种情致变化，其中七情内伤最重要，其中以“郁”的地位尤为重要，许多情致疾病都归纳在“郁症”范畴中。

中国人认为身心应统一和谐，心理问题与生理问题起因相同，即阴阳不和谐。中国的心理治疗强调整体性，以“和”为核心，具体表现在：“天合（人与天气、气候等和谐统一）、地合（与地理环境包括植被、动物、地貌等各种地理条件和谐统一）、人合（与他人和睦相处）、己合（与自己各部分包括心身、自己的过去、现在和未来等和谐统一）。”

（1）形神统一理论：我国现存最早的古典医学巨著《黄帝内经》中就已提出“形与神俱”的理论。狭义的形神关系是指形体与精神意识思维活动之间的关系。根据唯物辩证观，中医学首先认为世界是物质的，人是物质世界的一部分，故曰：“人生于地，悬命于天，天地合气，命之曰人。”（《素问·保命全形论》）“血气已知，营卫已通，五脏已成，神气舍心，魂魄毕俱，乃成为人。”（《灵枢·天年》）。在人之形体与精神活动之间的关系问题上，认为形与神具有共同的物质基础，即气血。所以说：“血气者，人之神。”（《素问·八正神明论》）“五脏安定，血脉和利，精神乃居，故神者，水谷之精气也。”（《灵枢·平人绝谷》）同时，人体脏腑组织的功能活动以及气血的营行，又要受到神的主宰。故健康之人，形神二者相互依附，不可分割，形乃神之宅，神乃形之主，“故能形与神俱，而尽终其天年。”（《素问·上古天真论》）这种形神统一的整体观是数千年来指导中医临床诊治疾病、养生防病的重要理论根据之一。

（2）七情治病学说：在病因方面，中医有“三因学说”，即外因、内因和不内不外因。中医学认为天人合一、形神一体，故把外在自然气候的反常变化和内在情志的超常刺激作为两个重要的致病因素。七情学说将心理因素概括为喜、怒、忧、思、悲、恐、惊七种情志，认为人体情志活动的超常变化是造成内伤疾病的主要因素之一，故又称“内伤七情”。中医学通过长期的医疗实践认识到，精神活动和生理活动之间有着内在的联系。人的精神情志与意识思维活动属于大脑的生理功能。但在以五脏为中心的藏象学说中，认为人的精神情志与意识思维活动与五脏的生理活动密切相关。《素问·阴阳应象大论》说：“人有五脏化五气，以生喜怒悲忧恐。”说明情志活动的正常有赖于五脏精气的物质基础及五脏生理功能的平衡协调。五脏功能活动的异常势必影响大脑的生理功能；反之，精神情志和意识思维活动的失常也必然会影响五脏的生理功能。故七情学说指出，七情致病的特点为直接伤及内脏，如《灵枢·百病始生》指出：“喜怒不节则伤脏，脏伤则病起于阴也。”同时七情学说认为不同的精神刺激对内脏及脏腑气机产生不同的影响。七情学说对情志致病的病因病机进行了系统的阐述，揭示了情志等心理因素在疾病的发生、发展过程中的重要作用，是中医学中涉及心身医学内容的集中理论。

（3）整体审查诊断：中医诊断疾病是从整体出发，通过四诊的方法收集患者信息，运用辨证的方法识别病证。中医认为，人体是一个有机的整体，当人体内外环境的协调统一遭到破坏，便会产生疾病。因此，在诊断疾病时，既要诊察局部，也要诊察整体；既要诊察生理活动，也要诊察精神活动；既要诊察患者的身体，也要诊察患者所处的外界环境。正如《素问·疏五过论》所说：“凡欲诊病者，必问饮食居处，暴乐暴苦，始乐后苦，皆伤精气，精气竭绝，形体毁沮。”“凡诊者，必知始终……离绝菀结，惊恐喜怒。”中医四诊中的望诊也是要求观察患者的神、色、形、态。其中望神，就包括观察人体的精神活动。内外结合整体审察，是中医诊断学的基本原则。从中不难看出，古代中医学在诊断疾病时，不仅重视躯体因素，而且重视心理和社会因素。

（4）注重心理治疗：中医学十分重视心理治疗的作用。《素问·汤液醪醴论》中指出：用针药治疗情志疾病而不见功效，是因“精神不进，志意不治，故病不可愈。”形神一体的整体观念，决定了中医在治疗上要采用心身并治的方法，这种整体调理包括使用药物、针灸、推拿、气功、心理等多种治疗手段。就心理治疗而言，古代中医虽没有将其单独予以系统记载，但从各家医籍的散在记述中仍可略见一斑。如情志相胜治疗法。在《素问·阴阳应象大论》中可见“悲胜怒”、“恐胜喜”、“怒胜思”、“喜胜忧”、“思胜恐”的治疗法则，这是根据五行理论，利用情志之间存在着的相互制约关系达到治疗目的的心理治疗方法。根据古代医案记载，医家运用这一理论在临床实践中治愈了多种疾病。再如，言语开导治疗法是指通过语言的积极引导作用而取得疗效的心理治疗方法，《素问·移情变气论》所说：“闭户塞，系之病者，数问其情，以从其意。”《黄帝内经》所说：“告知以其败，语之以其善，导之以其所便，开之以其所苦。”即属于这一治法。此外尚有激情刺激疗法、暗示疗法、气功吐纳等多种治疗方法。这些疗法在中医心身疾病的治疗中发挥了重要作用。

《黄帝内经》再三强调重视心理因素。医者在接触患者时不仅要知道他的年龄、遗传、饮食起居，还必须要了解他的社会处境、遭遇、智慧、心境、情绪、能力与性格等。针灸治疗也不例外，关于针灸治疗有“古之善用针艾者，视人五态乃治之”的记载，若不是这样，即为过失。

中医创建的心理疗法，如“正言开导”、“脱敏”、“厌恶”等多种方法，发明于公元前至清代者，与近年引进的心理学的相关疗法基本相同。在《伤寒论集注》与王叔和的《脉经》中都提到“诈病”的诊断和治疗，这些都是我们祖先在心理学科中的重要贡献。至于“移精变气”、“情志相胜”疗法，更具特点。中医更是在两千多年前便将卒中、心绞痛、肿瘤等纳入心身疾病。

中国心理治疗的基本理念：①心病仍需心药医：心理平衡是治疗心身疾病的关键。如“……精神不进，志意不治，故病不可愈。”指以神为本；“失神者死，得神者生”指调神、养神、守神；“抱神以静”；培养信心；恰当疏导；淡薄明净，以平常心对待胜负、荣辱、得失。②“一把钥匙开一把锁”即治无定法；综合环境、时间、个人身心状况等各种因素，坚持整体观与相互联系观合理治疗。③解铃还需系铃人：由引起问题的人解决问题。

中国心理治疗方法的特点是：①心理与生理调适并举。心理与生理治疗、养形和养神并重，其目的是以养神和调神来养形，使心与神相互促进和提高。②利用和谐的人际关系进行心理治疗。“和为贵”、“和则利，离则损”。③疗养修一体，《黄帝内经》所说：“是故刺法有全神养真之旨，亦法有修真之道，非治疾也，故要修养和神也。”重视人的整体功能的恢复与提升。即强调治未病，注重调养，注重个人的修身养性。中国这种传统的心理治疗思想体现出对当今西方的消极心理学和积极心理学的整合，既关注消极心理疾病的矫正，又强调积极心理品质的培养，既强调治疗，更重视预防，并认为治疗与预防的关键来自于对人内部积极潜力的塑造或唤醒。④道德提升与心理治疗统一。“善者不可得见，恶者可见”，即修德可以强化心理平衡；“不做亏心事，不怕鬼敲门”，“仁者不忧”；修德可以为自己营造和谐健康的心理氛围：不嫉妒、不争功、不显山不露水、不争名、不逐利、不求回报、谦虚谨慎。⑤利用环境因素进行心理调适与治疗。人与自然和谐相处，以静制躁、顺应自然、无为而治。《黄帝内经》所说：“夫四时阴阳者，万物之根本也。所以圣人春夏养阳，秋冬养阴，以从其根，故与万物沉浮于生长之门……故阴阳四时者，万物之始终也，死生之本也，逆之则灾害生，从之则苛疾不起，是谓得道。”传统中医学主张通过与自然的顺应与和谐来养形调神：与自然保持一致，模仿自然，顺其自然。不“逆天行事”，不把自己凌驾于自然万物之上。随心所欲、为所欲则会害自然、害人、害己，应合理利用自然，调理自己身心，不与自然过不去。

（5）调神养生之道：中医学历来重视预防疾病，早在《黄帝内经》中就提出了未病先防的“治未病”的预防思想。中医认为“正气存内，邪不可干”。治未病就是要增强体质，提高抗病能力。在增强体质方面，中医强调锻炼身体、注意饮食起居、适当药物预防等方法，同时更加注重调摄精神的养生之道。根据形神统一理论，人体的精神情志活动与生理病理活动息息相关，突然强烈的精神刺激或反复持续的精神刺激可使人体气机逆乱，脏腑功能失调，气血阴阳失衡，故情志刺激可致正气内虚，从而招致病从内生或外邪侵袭。因此中医将调摄精神作为养生保健、防御疾病的重要内容之一，正如《素问·上古天真论》所说：“上古圣人之教下也，皆谓之虚邪贼风，避之有时。恬淡虚无，真气从之，精神内守，病安从来。”充分体现了中医预防医学中的心身医学思想。

二、现代“心”与“身”的概念

一方面，辩证唯物主义认为，没有物质基础的疾病是不存在的。对于有组织、细胞甚至亚细胞结构不可逆的、可被检测到的形态学改变的器质性疾病，人们易于理解其功能变化的物质基础。但心理精神疾病不能狭义地认为只有形态学变化才是疾病的物质基础。结构决定功能，机体的生理、生化或心理功能的变化是由于生物体内分子结构的改变、酶活性的变化、微量物质浓度的变化、电子的位移等物质运动变化的结果。另一方面，躯体疾病与心理精神疾病并非截然对立的概念，两者的区分是相对的和有条件的。正如健康、亚（次）健康和疾病是一个无法分开的连续体一样，躯体和心理精神疾病中的病理变化由轻到重也构成了一个相互移行的连续谱。Spiro（1974）认为功能性消化不良、十二指肠炎、黏膜糜烂和十二指肠溃疡构成了一个病变逐渐加重的连续谱。因医学技术、观察方法和疾病进程的不同，躯体疾病与心理精神疾病的分界线并不是一成不变的。

心理精神疾病与躯体疾病同样是器质性疾病。心理与躯体共病现象逐年增多，继发于躯体疾病的抑郁症可能是躯体疾病的心理反应，或是躯体疾病引发大脑某种病理改变的结果。躯体疾病伴发情绪障碍或心理反应，而精神障碍也同时呈现不少躯体症状和体征。

而心理对健康的影响在于：一是生存的精神支柱，二是心理应激。随着医学技术的进步和人们认识水平的提高，一些原来被认为是心理精神疾病（许多是病因未明的疾病）已找到明确的病因和病理变化，而被确定为器质性疾病。同样，有些器质性疾病也可追溯到心理、精神方面的因素。“一朝被蛇咬，十年怕井绳”，怕蛇的恐惧症可能源于被蛇咬伤；某人曾因食物中毒引起胃肠炎，后来他可能患上神经性呕吐。即患者的症状原先有躯体疾病病因或形态学变化，而后来同样的症状已无这些变化，这样躯体疾病就变成了心理精神疾病。

现代的主要心身医学理论认为，由大脑的机制所实现的信号活动影响着机体的一切过程。各种有意识和无意识的心理活动过程构成一整套影响体内平衡、人体健康和适应活动的因素，人的信号活动主要是由大脑的结构和功能来实现的。而大脑功能直接受外界和体内环境刺激的影响。所谓信号加工过程是指机体对于来自外界环境、身体内部和信号活动本身这三个方面的信息作出反应，而社会情境和事件具有最大的信息量，是给予人的最重要的信息源泉。人们有意识或无意识地对信息作出带有主观意义的评价，这就是激起情绪的条件，反过来，情绪又伴有某些生理、生化的变化并引起一定的认识和行为活动。

躯体器官的障碍和精神活动的异常往往是紧密联系的。严重的躯体障碍常常会在精神上留下痕迹；而严重的精神异常也会在躯体上留下痕迹。换句话说，身体器官的病变常常会是某种精神异常的表现。这是现代心身医学理论的基本出发点。

第二章
心身疾病的神经生理机制

一、自主神经系统的解剖、生理及其功能

（一）概念

自主神经系统指支配和调节机体内脏功能的中枢和周围神经成分。

（二）自主神经系统的分布特征和分类

1. 与躯体运动神经的区别

（1）躯体运动神经支配骨骼肌；内脏运动神经支配心肌、平滑肌和腺体。

（2）躯体运动神经自脑干和脊髓的中枢发出后直达骨骼肌，不换元；而自主运动神经自脑干和脊髓的中枢发出后，要在周围的内脏神经节换元，再由该节发出纤维至效应器。

（3）躯体运动神经受意志支配；而内脏运动神经则不直接受意志支配。

（4）躯体运动神经只有一种纤维成分；自主运动神经则含有两种纤维成分，即交感神经纤维和副交感神经纤维。

2. 交感神经

中枢部：（低级中枢）位于脊髓胸1至腰3节段的侧角内。周围部：交感干（椎旁神经节＋节间支）椎前神经节及其纤维和交感神经丛。

（1）交感神经节前神经元和节后神经元的位置：节前神经元（低级中枢）位于脊髓胸1至腰3节段的侧角内。节后神经元位于交感神经节（椎旁神经节及椎前神经节）。

（2）交感干的位置、组成及分布：

位置：脊柱两侧，自颅底至尾骨。

组成：由交感干神经节（椎旁神经节）及节间支相连而成。

分布：颈部：在颈血管鞘后方，颈椎横突的前方，每一侧有颈上、颈中、颈下 3 个神经节。胸部：在肋骨小头的前方，每一侧有 10～12 个节。腰部：在腰大肌内侧缘，每一侧有 4～5 个节。骶部：在骶前孔内侧，每一侧有 2～3 个节。尾部：两侧合并为奇神经节，位于尾骨前面。

（3）椎前神经节的名称及位置：椎前神经节位于脊柱前方，包括腹腔神经节、肠系膜上神经节、主动脉肾神经节、肠系膜下神经节，它们分别位于同名动脉的根部。

（4）交感干与脊神经间的联系：交感干与脊神经之间有灰、白交通支相连。白交通支为自胸 1 至腰 3 的脊神经前支→交感干（节前纤维）；灰交通支为由交感干神经节→全部脊神经（节后纤维）。

（5）交感神经节前纤维的去向：白交通支→交感干，有三种去向，即：终止于相应的椎旁神经节交换元；在交感干内上升或下降，止于上方或下方的椎旁神经节并换元；穿出椎旁神经节→椎前神经节换元。

（6）交感神经节后纤维的去向：灰交通支→脊神经→躯干和四肢的血管、汗腺及立毛肌。在动脉外膜形成丛并随动脉到达所支配的器官。直接发支到脏器。

（7）内脏大、小神经的性质、起止及分布：

内脏大神经——由穿过（未换元）第 5～9 胸椎旁神经节的节前纤维合成→膈脚→腹腔神经节换元。

内脏小神经——由穿过（未换元）第 10～12 胸椎旁神经节的节前纤维合成→膈脚→主动脉肾神经节或肠系膜上神经节换元。

分布至肝、脾、肾及结肠左曲以上的消化管。

（8）交感神经节前、节后神经纤维的分布：

①来自脊髓胸 1～5 节段侧角的节前纤维，换元后其节后纤维分布于头、颈、胸腔脏器和上肢。

②来自脊髓胸 5～12 节段侧角的节前纤维，换元后其节后纤维分布于肝、脾、肾及结肠左曲以上的消化管。

③来自脊髓腰 1～3 节段侧角的节前纤维，换元后其节后纤维分布于结肠左曲以下的消化管、盆腔脏器和下肢。

3. 副交感神经　中枢部：位于脑干、骶髓（2～4 节段）副交感核。周围部：副交感神经节（器官旁神经节和散在的器官壁内神经节）及节前、节后纤维。

（1）副交感神经节前神经元和节后神经元的位置：节前神经元（低级中枢）位于颅部脑干的副交感神经核和脊髓骶部第 2～4 骶副交感核。节后神经元位于睫状神经节、翼腭神经节、下颌下神经节、耳神经节等器官旁神经节和散在的器官壁内神经节。

（2）颅部副交感神经节节前、节后纤维的分布：

①随动眼神经→睫状神经节换元→节后纤维支配睫状肌、瞳孔括约肌。

②随面神经→翼腭神经节换元→节后纤维支配泪腺、鼻腔和腭部黏液→下颌下神经节换元→节后纤维支配下颌下腺、舌下腺。

（3）盆部副交感神经节节前、节后神经纤维的分布：盆部副交感神经的节前纤维构成盆腔内脏神经参与盆丛→所支配脏器旁或壁内的副交感神经节换元→节后纤维支配结肠左曲以下的消化管、盆腔脏器及外阴。

（4）内脏神经丛：

①心丛：来源：交感干的颈上、中、下节和胸 1～4 节发出的心支以及迷走神经的心支。位置：主动脉弓下方（浅丛）及主动脉弓和气管杈之间（深丛）。分布：心肌。

②肺丛：来源：迷走神经的气管支和交感干的胸 2～5 节的分支。位置：肺根的前、后方。分布：肺。

③腹腔丛：来源：内脏大、小神经和迷走神经后干的腹腔支。位置：围绕腹腔干和肠系统膜上动脉根部。分布：腹腔器官。

④腹主动脉丛：来源：腹腔丛的延续部分及交感干腰 1～2 节的分支。位置：腹主动脉表面。分布：结肠左曲→直肠上段。

⑤上腹下丛：来源：腹主动脉丛的延续部分及交感干腰 3～4 节的分支。位置：第 5 腰椎体前面。分布：盆腔器官。

⑥下腹下丛（盆丛）：来源：上腹下丛的延续部分及交感干骶节及第 2～4 骶神经的副交感神经纤维。位置：直肠两侧。分布：盆腔器官。

(三) 自主神经系统的受体

1. 胆碱能纤维受体

M：毒蕈碱型胆碱能受体，N：烟碱型胆碱能受体（N_1、N_2）。

2. 肾上腺素能纤维受体

α受体（α_1、α_2），β受体（β_1、β_2）。

3. 内脏感觉神经（传入神经）

（1）胞体：位于脑神经节和脊神经节内，为假单极神经元。

（2）脑神经节：周围突：随同舌咽、迷走、交感和盆内脏神经等分布于内脏器官发生和血管。中枢突：随同舌咽、迷走神经进入脑干，止于孤束核。

（3）脊神经节：中枢突：随同交感神经和盆内脏神经经后根进入髓，终止于灰质后角。

4. 牵涉性痛

某些内脏器官发生病变时，常在体表的一定区域产生感觉过敏或疼痛感，这种现象称为牵涉性痛。临床上称这一体表过敏区域为海德带（Head's zones）。如胃溃疡时出现腹上部皮肤有疼痛；肝、胆疾患时，常在右肩部感到疼痛；心绞痛时则常在胸前区及左上臂内侧皮肤感到疼痛。

5. 中枢性神经递质与神经肽对内脏活动的调节作用

（1）乙酰胆碱（ACh）分布：迷走神经背核、背侧中缝复合体、脚间核、蓝斑、外侧网状结构。作用：ACh增加时可引起血压升高、心率增加，其阻断剂可引起相反的生理作用。

（2）单胺类：去甲肾上腺素（NE）、肾上腺素（E）。

①肾上腺素：分布：迷走神经背核、孤束核、连合核、下丘脑、杏仁、海马、隔区和中脑网状结构等。作用：肾上腺素增加时可引起血压升高、心率增加，其阻断剂可引起相反的生理作用。

②去甲肾上腺素：分布：迷走神经背核、背侧中缝复合体、脚间核、蓝斑、下丘脑、外侧网状结构。作用：刺激蓝斑和下丘脑β受体出现交感神经兴奋，而刺激视前区、孤束核、脊髓α受体出现交感神经抑制。

③组胺：分布：下丘脑、丘脑、纹状体、脑干等。受体：H_1

和 H_2 受体。作用：与 H_1 受体结合引起交感神经兴奋，与 H_2 受体结合抑制交感神经。

（3）氨基酸类递质：甘氨酸、γ-氨基丁酸（GABA）。

（4）内源性阿片肽（EOP）：分布：下丘脑前部、视上核、中缝背核、孤束核等。受体：μ、δ、κ 三类受体。作用：抑制交感神经兴奋性。

二、自主神经系统的中枢调节

人是由大脑统帅的、具有生物性和社会性双重特性的极其完善的有机整体。高度发展和有无限创造性的精神活动是人类最基本的生物学特征。高级神经活动整合下的神经系统和内分泌系统是人体实现心身统一和保持内外环境平衡的最重要的调节机制。神经系统调节机制的特点是迅速而准确，内分泌系统调节作用的特点是缓慢而广泛。

人类的感知活动与大脑的感觉区、边缘系统和丘脑的活动密切相关。机体的内脏活动是以反射形式进行的。除器官反射外，内脏感受器发出的神经冲动经传入纤维在大脑皮质和边缘系统高级中枢进行整合，通过较高级中枢——间脑实现对低级中枢脑干和脊髓各节段以及周围部分自主神经（即交感神经和副交感神经）的调节。

自主神经系统支配内脏器官（心血管、消化、呼吸、泌尿道）平滑肌的活动和内分泌腺体及汗腺的分泌。它的活动是在无意识情况下不随意进行的，故称自主神经系统。自主的概念是有限的，它在大脑皮质和下丘脑支配下活动。“不随意”也是相对的，生物回馈技术表明，自主神经在一定条件下，能够进行随意活动，这是生物反馈治疗的理论根据。

自主神经分交感神经和副交感神经。两者相互拮抗，并达到统一调节和平衡。它们主要分布在内脏和血管上，负责这些组织的营养调节、腺体分泌和平滑肌的舒缩功能。外界刺激通过进入颅内的交感神经网络，传入下丘脑自主神经中枢，并产生优势灶。这种优势灶的兴奋再沿着交感神经或副交感神经向下传到内脏的血管。心脏的交感神经兴奋使心脏收缩力增强，传导加快；反之，迷走神经兴奋使心脏抑制。交感神经兴奋时，胃肠分泌和蠕动受到抑制，出现口干舌燥、不思饮食、腹胀不适、打嗝嗳气、上腹隐痛，甚至恶心、呕吐等一系列症状；副交感神经兴奋性增高时，会出现食欲增强、胃灼热感、反酸嗳气、饥饿时疼痛、进食后缓解等类似溃疡病的症状。平静状态下，副交感神经起主导作用。当情绪波动或在应激情况下，交感神经则起到必不可少的加强作用。紧张的情绪导致交感神经功能亢进，致使心率加快、血压升高、唾液分泌减少、呼吸加快及尿频现象（表2-2-1）。

表2-2-1　内脏自主神经的生理功能

器官组织	交感神经	副交感神经
循环系统	心跳加速，冠状动脉扩张	心跳减慢，减弱冠状动脉收缩
腹腔内脏、皮肤、肌肉等血管	收缩	扩张
支气管平滑肌	舒张	收缩
胃肠和胆囊活动	抑制	增加
泌尿系统	逼尿肌扩张，括约肌收缩	逼尿肌收缩，括约肌扩张
生殖系统	怀孕子宫收缩，未怀孕子宫扩张	对子宫无影响
眼	瞳孔扩大，睫状肌松弛	瞳孔缩小，睫状肌收缩
代谢	糖原分解，肾上腺素分泌增加	胰岛素分泌增加

自主神经系统在不受意识支配情况下能“自主”地调节内脏活动、平滑肌收缩和腺体分泌等功能，但实际上，自主神经系统的正常功能是在中枢神经系统的调控下完成的。大部分内脏接受交感与副交感神经纤维的双重支配，但也有一些结构，如汗腺、皮肤及肌肉内血管、立毛肌、肾上腺髓质和肾等仅接受交感神经支配。

（一）大脑皮质

大脑皮质运动区和运动前区有许多自主神经中枢，能调节内脏器官的功能活动、躯体出汗和血压水平。刺激皮质运动区前穿质及额叶眶面、扣带回前部和岛叶等，可引起人体血压改变。刺激岛叶皮质可引起血压下降、呼吸抑制和胃肠运动减弱等。岛叶后部有调节心脏功能的交感和副交感神经中枢，兴奋时出现心动过缓及其他心律失常。岛叶皮质自主神经中枢刺激性或破坏性病损均可导致严重的心律失常，甚至猝死，被称为脑-心综合征。刺激一个或多个额叶区、颞叶前部和杏仁核复合体能导致膀胱功能变化及出汗；刺激 6 区上部及海马沟，影响呼吸及脉搏；刺激旁中央小叶，影响膀胱及直肠功能；刺激额极及颞极，影响内脏功能；刺激扣带回，影响呼吸、脉搏、血管舒缩、瞳孔大小、立毛肌及肌张力等。切断锥体束后不影响上述反应。

（二）边缘系统

边缘系统包括皮质边缘系统和皮质下边缘系统。皮质边缘系统为位于大脑半球内侧的一圈带状皮质，前自额叶眶回向上；向后为扣带回，从胼胝体上沿到后方再向下到颞叶腹内侧的海马。皮质下边缘系统以下丘脑为中心，前有隔区和视交叉前区，上有伏隔核、丘脑前核和上丘脑，后有缰核、一部分基底节和海马，下有杏仁核等。内侧前脑束自隔区和额叶眶回经下丘脑到脑干网状结构。大脑皮质的信息常通过皮质边缘系统传到皮质下边缘系统。

情感变化与神经系统特定部位的边缘系统有关，边缘系统是中枢神经系统中最复杂的部分，也是人们对大脑了解得最少的部分。法国神经外科医生 Broca 描述的边缘系统是围绕胼胝体及脑干上部的灰质环（主要由扣带回、海马旁回、海马下回、胼胝体下回和嗅旁区组成）。与边缘系统周围的新皮质具有特征性 6 层结构明显不同，边缘系统内部（海马）含杂乱无章的神经细胞，又分为 3 层的趋势，为古或原皮质。扣带回构成边缘叶外缘，属新皮质与原皮质间过渡，即中皮质或近原皮质。海马具有记忆功能，结构极特殊，包括两条相互交错的 C 形皮质带、齿状回与海马结构，后者经大脑脚通路延伸至海马旁回。海马结构的主要成分是一束锥体细胞，其中 CAI 区成分特别易受缺氧损害。来自大量皮质细胞的信息汇集于齿状回颗粒细胞，再到 CA（阿蒙角）锥体细胞。海马结构信息输出主要经 CAI 区和大脑下脚锥体细胞。作为边缘叶皮质下核团的杏仁体也有独特结构，包括与其他边缘结构具有特殊联系的数个孤立核团。

眶额新皮质与边缘叶间、边缘叶与下丘脑及中脑间的联系反映了一些未知功能。此系统核心部分是前脑内侧束，它含上升和下降纤维，向上联系眶-正中-额皮质、中隔核、杏仁核及丘脑，向下联系中脑、脑桥中某些核团，此系统的中心为下丘脑。

边缘系统各部分还有许多其他联系，如 Papez 环发自海马，经穹窿至乳头体、中隔和视前区，后者连于丘脑前核，该核投射于扣带回并经扣带回延伸至海马。扣带回连接边缘叶各部分，并投射至纹状体及脑干核。扣带回还接受来自下顶叶及颞叶纤维，它们是整合视、听和触觉的复合感觉中心。扣带回经胼胝体与对侧扣带回相连。

在 20 世纪 30—40 年代，边缘系统的功能特点初为人知，根据脑刺激及部分切除研究，Cannoa 和 Bard 等证实下丘脑包含自主神经高级成分，含交感和副交感神经成分。后来解剖学家发现支配节段性交感神经、副交感神经反射是从下丘脑至效应神经元的传出通路。Bard 定位了下丘脑中调节情感、呼吸、觉醒及性行为的区域，人们又发现下丘脑的神经内分泌细胞控制垂体分泌，并含有调节饥饿、口渴、体温和电解质的感受体。之后，关于下丘脑-垂体-自主神经的概念逐渐形成，它是机体内环境平衡及应激反应的基础。边缘系统的生理功能主要包括：

1. 维持机体自身保存及种族保存

自身保存即获取食物及进食行为功能，主要结构是从前脑内侧上行至杏仁核及边缘皮质额颞区。刺激该区组织可引起舐、嗅和咀嚼等自动进食反应；刺激该部位邻近区域可引起寻找、发怒或自卫行为，这些均与觅食及生存斗争有关。种族保存即生殖繁衍后代的功能，主要结构起自前脑内侧束及隔区，再由隔区及扣带回与海马发生连接的一些结构，刺激隔区、扣带回前部和海马等部位可引起愉快反应和性欲亢进等表现。

2. 边缘系统是情绪感受中心

Papez 认为，各种感觉均可到达海马，由海马组成一个共同区域执行情绪性反应，如惊喜、发怒、爱抚、拒绝和性欲等。他特别强调海马及扣带回在情绪感觉中有重要意义。近年来人们认为杏仁核等部位亦是情绪感觉的重要区域，事实上边缘系统也是情绪行为的调节中枢。

尽管情感刺激与任何非情感刺激的感知机制相同，但特殊情感反应与原始内脏活动有极大的差别。显然前者涉及神经系统的特定部位。Bard（1928）切除猫大脑半球，仅余下丘脑和脑干，首次制成了“假怒”动物模型，此时动物对所有刺激均表现暴怒及过度运动。Bard 和 Mountcastle 后来发现只有切除双侧杏仁核才能制成此模型，切除新皮质保留边缘结构则导致动物安静。恒河猴是一种有攻击性的顽皮动物，切除双侧杏仁核可明显减少恐惧与愤怒。在此基础上，Papez 通过解剖观察推测，脑边缘系统（常指 Papez 环）具有中枢性情感功能，并参与情感表达。边缘系统的中心结构可使兴奋由新皮质经其外侧传导至下丘脑，经其内侧传导至中脑。

3. 边缘系统是内脏活动及行为反应的调节中枢

刺激下丘脑或低级脑干中枢特定部位可引起交感及副交感神经反应，进而导致躯体运动，是一种较恒定的整合反应。但由大脑边缘系统诱发的反应不恒定，如某些部位可引起血压升高，亦可引起血压下降，既可使胃肠蠕动加强，也可使胃肠蠕动减弱。故 Gloor 认为边缘系统（特别是大脑边缘系统）是脑干整合行为反应形式的调解者，边缘系统本身不是该行为反应形式的直接组织者，仅起促进或抑制性影响。调节是根据动机加强机制及记忆痕迹选择行为，最后通过脑干活动在效应器官反映出来。近年来，Scoville 和 Milner 等观察了颞叶中下部切片及其梗死与缺氧病变，发现海马对记忆和学习十分重要。

然而，扣带回调节人和动物行为的作用引起广泛争论，据认为刺激扣带回可引起类似自主神经情感反应效应，如心率增快、血压增高、瞳孔散大、竖毛、呼吸抑制或骤停等。神经外科学者报道了更复杂的反应如恐惧、焦虑或愉快，但大家的结果不一致。精神病及神经病患者如被切除双侧扣带回则导致情感反应降低。一些学者认为扣带回参与记忆过程、探索行为和对视觉刺激的注意。人类扣带回在非优势半球作用更显著，有作者认为扣带回具有认识和情感反应双重功能。

4. 边缘系统的犒赏中枢和厌恶中枢

犒赏中枢位于隔区，内侧前脑束，下丘脑外侧核和腹内侧核。训练放置脑深部电极的大鼠按杠杆的同时刺激其犒赏中枢，动物就会乐此不疲。厌恶中枢主要位于大脑导水管周围的中央灰质及延伸向前到下丘脑和脑室旁的灰质结构。刺激厌恶中枢，可使实验动物产生痛苦、恐惧、挣扎、回避等。

5. 杏仁核

杏仁核为颞叶前端内侧面皮质下神经核群。杏仁核的内侧核群与嗅觉有关，外侧核群与行为反应有关。杏仁核接受来自颞、顶、枕叶皮质的神经冲动，特别是来自各感觉联络区和皮质边缘系统的冲动。杏仁核也有纤维通过上述大脑皮质、海马、隔区、丘脑及下丘脑等部位。刺激杏仁核可引起与刺激下丘脑类似的自主神经反应，还可以引起咀嚼。

6. 海马

大脑皮质接到感知信息后会立即引起海马兴奋，并传到其他边缘系统。刺激海马可引起狂怒、性欲亢进等反应。海马癫痫发作时可出现复杂的幻觉。双侧海马切除可出现顺行性遗忘，但病前的长时记忆信息可保留。海马下托与皮质联络区有双向联系。由乳头体-前丘脑-海马下托构成的 Papez 回路与情绪和行为有关。

神经递质研究阐明了边缘系统的另一功能，去甲肾上腺素浓度在下丘脑最高，其次边缘系统内部，至少70%的去甲肾上腺素聚集于延髓和脑桥上端蓝斑的轴突末梢。其他上行纤维轴突，特别是起自中脑网状结构终止于杏仁核、中缝核及边缘叶外侧部的纤维富含5-羟色胺。上行于前脑内侧束及黑质纹状体通路的中脑腹侧被盖部神经元轴突含大量多巴胺。边缘系统的锌浓度为神经系统各部位之首，但其意义不明。由于边缘系统各部位与新皮质及中枢核团联系，以及神经递质和作用均不同，故认为边缘系统各结构及联系构成统一的功能系统是错误的，“边缘系统”一词也不恰当。

（三）下丘脑

下丘脑是自主神经系统内脏活动重要的皮质下中枢。在大脑皮质驱动下调节延髓与脊髓内的低级中枢和机体的各种代谢活动，并与垂体-内分泌系统有直接或间接关系，对维持机体内环境稳定性，如体温调节、水及电解质平衡有重要作用。下丘脑通过两种途径调节自主神经系统：首先，下丘脑投射纤维至脑干和脊髓的有关核团，该核团作用于控制体温、心率、血压及呼吸的自主神经节节前神经元，如孤束核就是参与调节心血管和呼吸功能的脑干核团之一；其次，下丘脑作用于内分泌系统释放激素，从而影响自主神经功能。

1. 体温

体温的恒定有赖于体内产热与散热过程的平衡。在下丘脑存在散热和产热中枢，下丘脑前部视前区内有密集的热敏感神经元及少数冷敏感神经元，当体温升高时热敏感神经元兴奋引起呼吸加快、皮肤血管扩张、出汗增多和散热加强等；体温降低时冷敏感神经元兴奋引起寒战、血管收缩、出汗减少或无汗、肌肉产热增加等。下丘脑后部对温度变化敏感性低，是体温调节的主要整合中枢，对下丘脑前部视前区及外周传入冲动进行整合，或它仅为产热和寒战反应的执行机构。下丘脑对体温调节的临界点为36.8℃。

2. 摄食行为

在下丘脑外侧区神经核中有摄食中枢，腹内侧核中有饱食中枢。在正常情况下，这两个中枢的功能相互拮抗和相互协调，对血糖水平的变化敏感，维持正常的摄食功能。在病理状态下，由于摄食和饱食中枢平衡失调，就会出现中枢性食欲亢进或拒食现象。动物实验研究发现，下丘脑腹外侧区和内侧区被破坏后，摄食功能紊乱经过一段时间后又可恢复，提示脑的其他部位也与摄食行为的调节有关。

3. 水平衡

下丘脑有维持机体水平衡的功能，下丘脑外侧区（摄食中枢附近）存在渴中枢，此区受刺激常出现饮水增多。下丘脑视上核和室旁核内存在血浆渗透压感受区，当血浆渗透压升高时此区神经元发生兴奋，抗利尿激素分泌增加，使肾远曲小管和集合管对水的吸收增加，尿液浓缩，排出减少，反之亦然。血容量过多或血浆渗透压降低时左心房容量感受器受刺激，冲动经迷走神经传入中枢，抑制下丘脑-神经垂体系统，抑制释放抗利尿激素，同时动脉血压增高刺激颈动脉窦压力感受器，亦可反射性引起下丘脑抗利尿激素分泌减少。此外，血管紧张素Ⅱ亦可参与下丘脑的渴饮调节。

4. 睡眠与觉醒

下丘脑是上行网状激活系统的组成部分，上行网状激活系统的完整性对维持机体觉醒状态有重要作用。下丘脑-垂体分泌的生长素、ACTH 和泌乳素等参与睡眠调节。下丘脑损伤可出现持久的睡眠或觉醒状态或睡眠-觉醒周期紊乱。

5. 性功能

下丘脑中部核群与垂体的纤维联系可影响促性激素分泌，调节性腺功能。下丘脑中部核群损害可引起性腺萎缩和肥胖（肥胖性生殖无能症）或性腺功能亢进（性早熟）。下丘脑视前区内侧受刺激可使动物出现性行为，破坏此区可出现性冷淡或性行为丧失。

（四）脑干

在延髓和脑桥的网状结构中有许多调节内脏活动的中枢，调节呼吸、心率、血管运动和胃肠活动功能等。中枢多个部位参与对交感神经元活动的调控。交感缩血管神经元的紧张性活动维持血管的张力和正常的动脉血压水平。交感神经元的紧张性活动起源于延髓。在延髓闩部横断脑干，即可使动脉血压降低到很低水平。中枢有多个部位发出下行纤维支配脊髓的中间外侧核，下行纤维支配脊髓，调节脊髓自主神经功能。①延髓前外侧网状结构有升血压中枢。②延髓腹内侧有降血压中枢。③延髓网状结构背外侧有呕吐中枢。④迷走神经背核附近有吞咽中枢。⑤延髓闩部周围网状结构有呼吸中枢，故称延髓为生命中枢。⑥延髓前端有呼吸调整中枢。位置接近孤束核的背侧呼吸组是节律性驱动对侧膈肌运动神经元的发源处。由疑核神经元组成的上腹组支配同侧辅助呼吸肌，疑核后核（下腹组）是节律性吸气及呼气性肋间肌运动的起源。⑦脑桥内有两个影响呼吸运动的区域，长吸气中枢位于脑桥中下部网状结构内，呼吸调整中枢位于脑桥上部网状结构背外侧，参与调整延髓的呼吸节律。⑧中脑有调节直肠平滑肌紧张性反射中枢及瞳孔对光反射中枢。

（五）脊髓

脊髓是调节内脏活动的初级中枢，由胸1至腰2～4节段和骶2～4节段脊髓前角细胞发出交感神经纤维和副交感神经纤维支配内脏活动。当切断脊髓与高级神经部位的联系后机体仍可维持各种反射如血管运动反射、发汗反射、排尿反射、排便反射和勃起反射等，但由于失去高级神经控制，脊髓对这些反射调节较差，不能很好地适应生理需要。

三、呼吸系统的神经生理

中枢神经系统是呼吸的重要组成部分，呼吸肌不像心肌一样自主收缩，而是受大脑的控制。每次呼吸都均由大脑发出冲动，经脊髓束传递至呼吸肌，使呼吸肌产生收缩，完成一次呼吸动作。

交感神经和副交感神经对呼吸系统的作用见前所述。

1. 传入呼吸影响　机体内存在多种感受器，接收信号刺激后能反射性地调节呼吸活动，影响呼吸频率和深度变化。颈动脉体和主动脉体感受器是两个最重要的外周化学感受器。当动脉血 PO_2 下降、PCO_2 或 H^+ 浓度升高时可发生兴奋，前者的神经冲动沿着窦神经、舌咽神经传至孤束核，引起呼吸活动变化；后者的冲动沿着主动脉神经和迷走神经传至延髓并兴奋呼吸中枢，中枢化学感受器主要分布在延髓腹侧。支气管和细支气管平滑肌细胞间的肺牵张感受器在肺扩张或缩小时兴奋，冲动沿迷走神经传至孤束核，引起呼吸频率和深度的变化。肺上皮细胞间也有感受器，可接受肺间质液中组胺和烟尘等物质刺激，调节呼吸变化。

2. 发生呼吸困难时患者感到呼吸费力或喘不过气来，并出现相应的呼吸频率、幅度、吸气与呼气时间比的变化，严重者可出现鼻翼扇动、发绀和端坐呼吸等症状。呼吸中枢位于大脑皮质、间脑、脑桥和脊髓等部位，呼吸肌运动受颈髓3～5和上胸段胸髓前角细胞支配，延髓孤束核腹外侧部和疑核、后疑核及包氏复合体有控制节律的中枢，脑桥上部有呼吸调节中枢，中下部有吸气中枢，下丘脑和边缘系统也影响呼吸活动。多种病变如炎症、血管性疾病、肿瘤和外伤等直接或间接累及与呼吸功能有关的中枢结构，如脑干和下丘脑，均可影响呼吸功能的调节，出现呼吸困难。

动物实验表明，刺激被切断的迷走神经外周端可引起支气管收缩，这个反应可被乙酰胆碱加强，被阿托品抑制，因此证明迷走神经是通过气道平滑肌的节后纤维释放乙酰胆碱而引起支气管收缩的。在正常静息状态下，动物和人的气道保持一定张力，这也是迷走神经活动的结果，因为它可以通过阻断迷走神经或用阿托品来解除张力。

某些躯体疾病合并人为因素造成的自发换气过度而形成过度换气综合征，又名碳酸缺乏或呼吸性碱中毒综合征。患者总感到通气不畅，因而连续深呼吸；或者因某些神经肌肉疾病，本身对呼吸深度或血液交换没有明显影响，但患者自感呼吸不够而用力深呼吸，连续过快呼吸导致出现中枢神经及自主神经功能失调的表现。患者有精神紧张、恐惧，及交感神经兴奋现象，如血压增高、心率加快、手足出汗、瞳孔较平时扩大、颜面发红等。由于体内二氧化碳排出过多，导致呼吸性碱中毒，血气中 pH 升高，二氧化碳分压下降，造成血红蛋白解离及交换氧气的能力下降，甚至可出现一定意识改变。因体内碱中毒，使细胞内钙离子丧失，引起周围神经肌肉兴奋性增强而出现手足搐搦或肌肉痉挛，患者意识清醒时也会诉面部及肢体麻木和感觉异常。

当交感神经功能兴奋时，气管、支气管平滑肌舒张，气道扩张，同时黏膜液体分泌受抑制；而当副交感神经兴奋时，表现相反，气管、支气管收缩，腺体分泌增加。哮喘是呼吸系统常见病症，其发生机制比较复杂，主要是在胆碱能神经功能亢进时，呼吸道内的感受器处于敏感状态，容易对各种刺激，如感染、烟尘、刺激性气体或精神因素等作出强烈反应，迷走神经兴奋，气管、支气管平滑肌痉挛，腺体分泌增加，以至呼吸不畅，出现哮喘。另外，肾上腺素 β 受体功能低下时，不能使细胞内三磷腺苷转化为环磷酸腺苷（cAMP），从而使气道平滑肌不能舒张，反而使乙酰胆碱释放增加，使细胞内三磷酸鸟苷（GTP）形成环磷酸鸟苷（cGMP），引起气管、支气管收缩。哮喘发作时，呼吸困难伴有明显的哮鸣音，尚有其他自主神经障碍的表现，如多汗、发冷、心动过速、多尿及胃肠道功能受影响所致消化不良等。除此以外，因呼吸困难，患者常难以平卧，影响休息，也会进一步造成自主神经功能紊乱。

发生脑疾病后可影响到自主神经功能而致肺毛细血管通透性改变造成液体漏出而形成的肺水肿。患者呼吸困难，并有大量泡沫样痰排出，有时为粉红色泡沫痰，痰多时可不断涌出。双肺布满大小湿啰音。血气分析示血氧分压下降、血二氧化碳分压升高，表明血气交换障碍。患者体内儿茶酚胺增加，心率快，血压增高，呼吸用力，全身大汗，由于增加氧耗量，呼吸更加困难，甚至因缺氧而出现心律失常、休克、意识障碍及心力衰竭。

位于肺尖部和纵隔部位的占位性病变有时可影响椎骨旁的交感神经或交感神经链以及喉返神经，临床上除有胸腔出口综合征表现外，有时可见霍纳综合征或喉返神经麻痹的表现。

3. 支气管高反应发生机制

（1）气道的基础口径减小。

（2）气道平滑肌和气道炎症。

（3）自主神经调节异常：自主神经通过释放递质作用于相应的受体来调节平滑肌和心肌的收缩、腺体的分泌等。作用于气道的副交感神经是通过迷走神经到位于气道壁的副交感神经节，再由节后纤维到气道平滑肌。动物实验表明，刺激被切断的迷走神经外周端可引起支气管收缩，这个反应可被乙酰胆碱加强，被阿托品控制，因此证明迷走神经是通过位于气道平滑肌的节后纤维释放乙酰胆碱而引起支气管收缩的。在正常静息的情况下，动物或人的气道保持一定的张力，也是迷走神经活动的结果，因为它可以通过阻断迷走神经或阿托品来解除张力。部分哮喘患者可被精神刺激因素诱发哮喘，有资料表明，胆碱拮抗剂可抑制支气管收缩的发生。Simonsson 等人的实验显示，阿托品可抑制气管炎和哮喘患者对吸入枸橼酸、组胺、冷空气所产生气道反应性的增加。这些临床资料提示副交感神经系统在气道高反应的发生机制中具有一定作用。这些不同的刺激因素又是通过什么机制使迷走神经的活动增强呢？动物实验提示它们作用于气道壁的感受体。如果这个机制成立的话，我们就有理由认为，气道内皮的损伤是引起气道高反应性的原因之一。内皮损伤使受体暴露，更易遭受外界因素的影响，通过迷走神经反射使气道反应性增高，这或许能解释上呼吸道病毒感染后，部分患者出现一过性的气道高反应。临床研究资料也显示，与正常人相比，上呼吸道感染患者吸入组胺雾化液后，出现明显的支气管收缩，几周后气道反应性恢复正常。

（4）气道内皮损伤：哮喘患者的内皮受损、呼吸道病毒感染或吸入，可引起气道内皮损伤，因此气道内皮损伤在持续或短暂的气道高反应性发病机制中具有重要作用。Widdicombe 观察到迷走神经的末梢位于气道内皮细胞紧密连接的下面，当这些紧密连接受损后，使迷走神经的受体暴露，使其变得更敏感，导致高反应性。此外内皮损伤还可导致气道的通透性增加，当吸入激发物时，到达靶细胞（感觉神经和平滑肌细胞）的药物浓度较高，引起支气管收缩。

支气管药物激发试验：

①激发物：直接激发物：乙酰胆碱、醋甲胆碱、碳酰胆碱、组胺、前列腺素 D_2、白三烯 $C_4/D_4/E_4$。间接激发物：腺苷、速激肽（P 物质、神经激肽 A）、偏亚硫酸氢盐、普萘洛尔、运动、高张/低张液雾化等二氧化碳过度通气。

②禁忌证：绝对禁忌证：严重气流受限（FEVI＜预计值的 50%或＜1.0L）；近 3 个月内有心脏病发作或休克；未控制的高血压，收缩压＞200mmHg 或舒张压＞100mmHg；已知的动脉瘤。相对禁忌证：中度气流受限（FEVI＜预计值的 60%或＜1.5L）；不能进行质量满意的肺量计测定；妊娠、哺乳期、目前应用胆碱酯酶抑制药物（重症肌无力）、试验前 6 周有上下呼吸道感染；前 1 周内接触特异抗原；前 1 周内曾暴露于严重的大气污染；无法停用影响气道反应性的药物，包括 12 小时内用过 β_2 肾上腺素能受体兴奋剂，12 小时内用过抗胆碱能气雾剂，8 小时内用过色苷酸钠，12 小时内口服过 B_2 受体兴奋剂，48 小时内用过氨茶碱，72～96 小时内用过 H_1 受体拮抗剂，使用过 β 受体阻滞剂（可能提高反应性），摄入含咖啡因、可可碱的物质，如 Colas、咖啡等。

③临床应用：本试验对诊断支气管哮喘是敏感的，但缺乏特异性。因为其他因素也可引起气道高反应性。临床根据药物激发浓度诊断试验前哮喘的可能性，当这种可能性在 30%～70%时，支气管

激发试验最有用，如<1mg/ml，强烈支持支气管哮喘。对51名疑似哮喘者进行该试验，有20名患者（39%）的诊断不一致：13名怀疑诊为哮喘的患者实验正常，而7名临床排除哮喘的患者出现异常的气道高反应。

表2-2-2　增加支气管反应的因素

因素	产生效应的时间
接触环境抗原	1～3周
职业过敏原	数月
呼吸道感染	1周
空气污染	1周
吸烟	不确定
化学刺激剂	数天至数月

表2-2-3　与支气管高反应有关的疾病

支气管哮喘	充血性心力衰竭
慢性阻塞性肺疾病	结节病
囊性纤维化	异物吸入
支气管炎	
上呼吸道感染	
花粉症	

四、循环系统的神经生理

心脏及血管受自主神经及体液的调节。当交感神经兴奋性增高时可使心率加快，心肌收缩力增强，同时周围血管壁内平滑肌张力增加，故血压增高。而迷走神经功能兴奋时心率缓慢传导抑制，心肌收缩力减弱，外周血管平滑肌舒张，从而使血压降低。从另一个角度来说，由于主动脉弓及颈动脉窦有压力感受器和化学感受器，可通过自主神经反射以调节心脏和血管的活动，所以，自主神经系统与心血管系统各自有功能障碍时均可对另一方的功能产生影响。

（一）自主神经系统对血压的调节

脑干中缝核的5-HT神经元、脑桥臂旁核和A5区（上橄榄核的背外侧部）的去甲肾上腺素（NA）神经元等，都参与血压的调节。下丘脑的室旁核加压素（AVP）神经元在血压调整中亦起着非常重要的作用。交感缩血管紧张性支配起源于脑，即延髓腹外侧血管运动中枢。体内大多数器官（包括腹腔内脏、骨骼肌和皮肤等）的阻力血管在平时都受交感神经的紧张支配。血管平滑肌的紧张性收缩对维持血压至关重要。血压的稳定是由自主神经控制的负反馈机制维持的。颈动脉窦、主动脉弓及其他大血管均含压力感受器。电刺激压力感受器的有髓鞘传入纤维，可抑制支配骨骼肌的血管和心脏的交感纤维，使心迷走纤维兴奋，这些变化可导致骨骼肌血管舒张和心输出量减少。电刺激压力感受器的无髓鞘传入纤维，则主要引起肾交感神经放电抑制和迷走纤维放电增加，血压明显下降。心房、心室及肺的大血管均分布有感受器。正常情况下，心、肺感受器的传入冲动对心血管中枢起紧张抑制作用。骨骼肌有一些感受器的传入冲动能引起反射性血管收缩，使心率加快和血压升高。

当内外环境突然改变时，如躯体创伤、感染、手术后，特别是在精神心理遭受较严重刺激或打击后，出现脑功能失调，从而导致自主神经功能紊乱。而自主神经又是心脏血管活动的主导者，故当自主神经功能紊乱时，心脏血管活动也会发生异常，主要是功能紊乱。

正常心率的维持受三种因素影响：①支配心脏的自主神经交感神经和副交感神经；②体液调节因素；③心脏自身起搏功能。交感神经兴奋可加快心率，副交感神经兴奋可减慢心率。正常情况下，两者处于动态平衡状态。维持平衡的机制较复杂。人平卧时副交感神经活动占优势，轻微活动时，副交感神经活动受抑制而使心率加快，活动剧烈时交感神经活动增强，心率进一步加快。清醒状态下，交感神经和副交感神经均活动，而在睡眠状态下除快动眼睡眠有交感神经活动外只有副交感神经活动。快速型心律失常发生的原因主要是心脏多离子通道功能和心脏自主神经功能紊乱；缓慢型心律失常发生的原因主要是心脏的起搏电流、心脏传导功能以及心脏自主神经出了问题。

当各种原因引起休克时，由于主动脉弓、颈动脉窦压力感受器作用可使交感神经功能增强，以增强心肌收缩力，加快心率以增加心排出量，同时可以使外周血管收缩以纠正低血压。这时周围毛细血管床内血流缓慢，肢体发凉，皮肤苍白，也可因血管床内淤血而表现青紫，皮肤白色划痕试验明显增强，瞳孔扩大，呼吸深快。如患者持续处于低血压状态，脑、心、肾等特殊器官将发生缺血，因供血不足患者可出现意识恍惚、尿少、心肌缺血表现，周围微循环障碍时间较长后，血液淤滞于毛细血管床内可形成弥散性血管内凝血，脑可因缺血而出现不规则灶性坏死。休克过程起始时为交感神经功能增强，以后将有反射性副交感神经功能兴奋，两者可相互交错，最后以交感神经功能衰竭而告终。

（二）自主神经对心脏的调节

心脏接受自主神经的支配。自主神经包括交感神经与副交感神经系统。交感神经兴奋时，加快窦性心率，缩短房室结传导时间，缩短心房不应期和心室不应期。迷走神经兴奋时，窦性心率减慢，房室结传导时间延长，心房不应期缩短，心室不应期延长。交感神经兴奋时，心电图 ST 段出现压低或 T 波倒置。临床上多见于中青年女性，心电图患者表现为 ST－T 波改变。可常常伴有心慌、胸闷、胸憋、叹气症状。普萘洛尔试验阳性、平板运动试验阴性，可与冠心病区别。脑卒中患者的心电图常有巨大的倒置 T 波或 T 波电交替，为中枢交感神经异常兴奋和自主神经调节功能不稳定所致。迷走神经兴奋时，主要表现为窦性心动过缓和房室传导阻滞，训练有素的运动员夜间常见窦性心动过缓和房室传导阻滞。部分患者心电图 ST 段出现上斜型抬高，但在运动时心率加快则 ST 段恢复正常，临床上多见于正常青年和中年男性及从事体力劳动者，常无器质性心脏病，称早期复极综合征。迷走神经在阵发性房颤的发生与维持中起着重要作用，其机制可能与迷走神经分布异常或迷走神经兴奋所致的心房不应期的缩短、不应期的离散度的增加、传导速度的不均一性改变及波长指数降低有关。

临床和实验数据表明在男女之间确实存在心电生理特性的不同。这些不同使人们意识到心律失常有性别差异。其机制为：①性激素对离子通道的功能、表达的影响；②自主神经张力的差异。这两种机制可以联合起作用。两者联合在男性能导致交感神经活性增加、压力反射降低，而女性能导致副交感神经或迷走神经活性增加。女性同男性相比，其平均静息心率快，QT 间期延长，QRS 波群时间短，QRS 电压低。女性有更高的病态窦房结综合征、不适当性窦性心动过速、房室结折返性心动过速、右室特发性室性心动过速（室速）和长 QT 间期综合征引起的心律失常事件的发生率。男性房室传导阻滞、颈动脉窦综合征、心室颤动（室颤）、猝死、Brugada 综合征和触发型室速的发生率高。

（三）心血管病变交感神经兴奋时的主要表现

1. 心室电风暴

又称室速风暴、交感风暴、儿茶酚胺风暴、ICD 电风暴、电风暴。2006 年 ACC/AHA/ESC《室性心律失常的诊疗和 SCD 预防指南》定义的心室电风暴是指 24 小时内自发的 2 次或 2 次以上的室速/室颤，并需要紧急治疗的临床症候群。

心室电风暴发生的可能机制为：交感神经过度激活。常见于急性心肌梗死、不稳定性心绞痛、激烈的比赛、心力衰竭发作、情绪波动时及冠脉旁路移植术、瓣膜置换术的围术期等。患者有疼痛、担心、紧张、害怕，导致交感神经过度激活，释放大量儿茶酚胺进入血液，改变了心肌细胞膜离子通道的构型，使大量钠、钙离子内流，钾离子外流，引起心肌兴奋性增高，室颤阈降低，引起各种心律失常，特别是恶性室性心律失常，如室速、室颤。室速、室颤的电击治疗进一步加重了患者的紧张、恐惧，导致中枢性交感神经兴奋，强烈的交感神经兴奋又容易诱发室速、室颤，形成恶性循环，使电风暴反复持久，不易平息。

电风暴的治疗：首选 β 受体阻滞剂，次选胺碘酮，并予以适当镇静。β 受体阻滞剂的作用机制：①β 受体阻滞剂能逆转心室电风暴时的多种离子通道的异常；②中枢性抗心律失常作用：能作用于交感神经中枢，抑制交感神经过度激活，降低心率，使室颤阈值升高；③β 受体阻滞剂具有治疗基础心脏病的作用：如减慢心率，减弱心肌收缩力，降低心肌耗氧量，预防心肌缺血。镇静的目的在于减少交感神经的激活。

现列举两例电风暴患者的治疗：

例1，患者　男，49岁，冠心病，不稳定性心绞痛，PCI术后，次日晨拔除鞘管时，诱发室速、室颤。电复律后患者异常紧张，加之家属着急、紧张，致患者室颤反复发作，先后反复除颤18次，给予胺碘酮反复注射、地西泮镇静，并保持病室安静，减少光线刺激，患者逐渐稳定，未再发作室速、室颤。

例2，患者　男，55岁，急性心肌梗死，PCI术后，住监护室，出现室速、室颤，先后反复除颤8次，给予利多卡因、胺碘酮无效，后来给予艾司洛尔静脉注射，才控制住室速、室颤。

2. 房颤电风暴

房颤电风暴是近年新出现的一个名词，通常是指房颤射频消融术后每日发作2次或2次以上的阵发性房颤。原因可能与患者紧张、担心、害怕，及交感神经激活、心房肌损伤等有关。此外，临床上可以见到食管癌术后容易发生房颤，可能与迷走神经损伤过多，交感神经明显占优势及兴奋有关。

3. 急性左心室衰竭早期

心力衰竭时，交感神经激活，神经内分泌系统激活，尤其是急性左心室衰竭早期，交感神经极度兴奋。患者表现为端坐呼吸，血压升高，呼吸频率快，大汗。患者有一种濒死感，极度紧张、恐惧。治疗措施之一是给予吗啡，吗啡治疗的目的是使患者镇静，减少紧张，减少交感神经的过度兴奋。

4. 高血压危象

高血压患者在紧张、疲劳、寒冷、停止服用降压药物等诱因下，交感神经系统被过度激活，引起全身小动脉痉挛，导致血压显著、急剧地升高，影响重要脏器血液供应而产生危急症状。此时患者出现头痛、烦躁、眩晕、恶心、出汗、呼吸加快、心率加快等严重症状，患者有明显的紧张、恐惧感。

5. 白大衣高血压

患者在医院诊所测量血压高于正常，回家测量血压则正常。这样一类患者可能有焦虑，来医院时有紧张、担心、害怕，交感神经兴奋，导致血压升高。而在自己家中，患者则比较放松，血压则回到正常。

（四）心血管病变迷走神经兴奋时的主要表现

反射介导的晕厥：晕厥是一种短暂的意识丧失，伴有体位改变，能够自行恢复。其中反射介导的晕厥约占晕厥的70%以上。反射介导的晕厥的形成机制是迷走冲动传出增强和外周交感神经传出减少，从而导致了心动过缓、血管舒张，最后形成低血压、晕厥前兆、晕厥。

常见的晕厥有：①疼痛性晕厥：急剧的疼痛刺激或恐怖情景刺激反射地引起血管舒缩中枢的抑制，周围血管张力突然消失而扩张血流量广泛减少而发生晕厥。②血管迷走性晕厥：尤其在中青年女性多见。常常在闷热、拥挤的环境中患者突然出现心慌、头晕、出汗、恶心等晕厥先兆或晕厥。临床上常见的一些血管迷走性晕厥常与一些介入操作有关，如对介入患者拔除鞘管、血管穿刺、气管插管时等。③排尿性晕厥、排便性晕厥、吞咽性晕厥、咳嗽性晕厥：一些生理行为动作引起的晕厥。④颈动脉窦高敏性晕厥：部分患者颈动脉窦过分敏感，稍稍受到触压或其他压力刺激就诱发晕厥。

血管迷走性晕厥发生时表现为三种类型：①心脏抑制型：特征为显著的窦性心动过缓，窦性停搏，甚至房室传导阻滞。②血管抑制型：特征为在没有心动过缓的情况下，收缩压下降 50mmHg；③混合型：同时出现心脏抑制型和血管抑制型的特征。

血管迷走性晕厥的发生机制：当静脉回心血量减少，心室前负荷减少，心脏每搏输出量减少，引起血压下降。当动脉血压下降被动脉压力感受器感知到，冲动传至中枢，就会增加交感神经的兴奋，增加儿茶酚胺释放，加强心室收缩射血。这种情况持续加强，尤其是左心室内血容量很少，而心室强烈收缩时，存在于心室的机械感受器受到激活、兴奋，通过无髓鞘的C类神经纤维传向中枢，报告给中枢一个强烈的信号：心脏过度兴奋。通过中枢整合，使外周交感神经活动降低，迷走神经活动传出增强，结果引起血管扩张、血压下降和严重心动过缓，导致晕厥前兆和晕厥。

当然，并不是所有神经介导的晕厥都来自心脏机械感受器的激活。众所周知，有些人看到血液时，出现过激的情绪就能够触发晕厥。这些情况表明：在血管迷走性晕厥的病理生理过程中，高级的神经中枢也参与了其活动。排尿性晕厥来自膀胱里机械感受器的激活；排便性晕厥来自肠壁紧张性感受器的兴奋；吞咽性晕厥来自十二指肠上部的传入神经兴奋等。拔除鞘管、穿刺等严重疼痛刺激可诱发晕厥。颈动脉窦过敏所诱发的晕厥来自颈动脉窦压力感受器的刺激。尽管刺激原不一样，但通过中枢整合后，都使外周交感神经活动降低，迷走神经活动传出增强，结果引起血管扩张、血压下降和严重的心动过缓，导致晕厥。

五、消化系统的神经生理

（一）胃肠神经功能特点

大脑皮质功能连续过分紧张、疲劳、休息不足或发生巨大心理精神刺激及惊恐后，由于大脑皮质对下丘脑的控制管理能力减弱，造成交感及副交感功能失调，引起某一方面功能相对旺盛或减弱，出现胃肠道功能失调的表现，如睡眠障碍、焦虑、抑郁、头痛、头昏、记忆力下降、全身乏力、心悸、多汗等症状，还可见神经性厌食、神经性呕吐、神经性嗳气。

由于交感神经或迷走神经功能紊乱导致的胃肠道及其分泌腺体功能失常表现为胃肠道鸣响、腹痛、腹泻、便秘或黏液样便，还可能有贲门或幽门括约肌痉挛等各种各样胃肠道运动或腺体分泌异常的症状。还可有原因不明的贲门痉挛症，系因胆碱能神经控制能力下降，导致食管活动减弱，以致食物淤滞于食管中，患者表现为吞咽困难，甚至呕吐，有时有胸骨后发闷。胃肠道检查可见食管扩张，食物不能通过贲门，食管内镜检查显示并非食管或贲门部有肿物，而仅是贲门部括约肌不能松弛。

很多原因可影响到下丘脑而引起胃肠道的溃疡及出血。在视丘下部视前区及灰结节部位有支配胃肠活动的副交感神经中枢，当该部位受激惹时，易使胃肠道小血管壁通透性发生变化，甚至破裂出血。这在脑出血是常见的。有的出血是在胃肠道黏膜溃疡或糜烂基础上发生，有的出血发生在胃肠黏膜下。

在受到严重外伤、手术、大量失血、休克、严重感染、大面积烧伤或冻伤时，患者处于应激状态，下丘脑-垂体-肾上腺轴功能强烈兴奋，可致胃肠道小动脉痉挛，胃肠黏膜缺血、坏死而出血，或因肾上腺皮质激素增多，降低黏液细胞分泌，黏膜因而缺少保护，再加上胃蛋白酶及其他水解酶的作用，使胃肠道黏膜自我消化，而出现溃疡出血。患者的紧张会进一步加重自主神经功能紊乱，特别是交感神经系统功能兴奋，形成恶性循环，造成严重后果。

（二）胆道系统神经功能特点

胆道系统受交感神经及副交感神经双重支配。交感神经兴奋时，胆囊胆管舒张、括约肌收缩，而副交感神经功能兴奋时胆囊胆管收缩、括约肌松弛。因此，在自主神经功能紊乱时均可出现胆道系统功能紊乱。其有两种原因：一种是炎症、结石、肿瘤等原因引起副交感神经张力增高，胆囊胆管收缩，伴有胃肠蠕动加快，造成恶心、呕吐等，后期则有反常的交感神经功能亢进。另一种原因是因心理精神刺激的影响，使大脑-下丘脑功能紊乱，胆囊、胆管括约肌运动张力亢进或低下，其中交感神经兴奋和（或）副交感神经功能低下者，胆囊、胆道括约肌收缩，如副交感神经功能相对亢进则胆道收缩，胃肠蠕动加快，造成恶心、呕吐等。两者均可导致胆汁排出不利，反射性引起一系列自主神经障碍症状，如右背痛、胸闷、憋气、心悸、心动过速或过缓甚或出现冠状动脉痉挛、心肌缺血的症状及心电图改变，即“胆心综合征”。

神经源性肠道功能障碍是指与排便有关的神经损伤后，由于排便中枢与高级中枢的联系中断，缺乏胃—结肠反射，使肠蠕动减慢，肠内容物水分吸收过多，最后导致排便障碍。一般单侧性神经损伤较少出现神经源性肠道障碍，多见于双侧性损害，在脊髓损害时较多见。在脊髓损伤稳定后，肠道功能障碍可能导致患者出现一系列问题：独立排便障碍、便秘、腹胀、大便失禁、排便耗时延长、饮食受限、户外活动受限、精神压力，甚至影响寿命等。

（三）肠道神经功能特点

1. 结肠的解剖结构

结肠是具有顺应性的带状结构，主要功能是吸收营养物质和水分。整体结肠呈“门”字形结构，排空过程需克服重力影响。结肠运动有蠕动和集团收缩两种形式。蠕动可反复进行，使肠道内的物质充分吸收。集团收缩是排便的基本动力，促使升结肠和横结肠内的物质迅速排入降结肠，结肠壁由两层平滑肌构成。内层呈环形，在直肠末端增厚形成肛门括约肌。外层有三束纵行平滑肌，在肛门内侧形成肛门外括约肌复合体。排便就是由肛门内括约肌/肛门外括约肌、盆底肌静息张力和反射性收缩来调节的。肛门内括约肌是保持持续性肛门控制的关键，静息状态下肛门内括约肌有助于控制大便；在咳嗽或做 Valsalva 动作时，肛内外括约肌和耻骨直肠收缩可防止大便失禁。

2. 肠道的神经系统支配

胃肠道接受中枢神经系统、自主神经系统和肠神经系统支配。其中肠神经系统主要控制肠道收缩运动，中枢神经系统和自主神经系统主要起调整作用。肠道内有两组神经丛节，即肌间神经丛和黏膜下神经丛。神经元内含有乙酰胆碱、去甲肾上腺素、P 物质、血管活性肠肽、5 -羟色胺、生长激素释放抑制因子等神经肽，调节胃肠活动和腺体分泌。IAS 接受腰骶段交感神经支配，具有兴奋作用，张力性放电维持 IAS 关闭状态。直肠扩张或手指刺激可能激活肠壁内抑制性非肾上腺素能和非胆碱能神经元，使 IAS 舒张。EAS 由骶髓发出的阴部神经支配。刺激阴部神经分支中的外尿道括约肌传入纤维可激活支配 EAS 的运动神经元。EAS 属横纹肌，受大脑的意识控制。

3. 排便机制

正常排便过程可分为肠的反射性活动或大脑的意愿性控制两个阶段。肠的反射性活动阶段包括：①强力的结肠收缩将粪便推进至直肠；②粪便使直肠腔扩张，牵拉耻骨直肠肌，引起 IAS 的反射性松弛，即直肠肛管抑制反射，并引起上段结肠的反射性推进蠕动，经内脏传入神经使大脑产生便意；③肛管上段接触粪便，刺激肛管内壁的机械和化学感受器，激发 EAS 和耻骨直肠肌的反射性收缩，同时大脑的意识警觉可促使 EAS 主动收缩，防止内容物益出。大脑的意愿性控制阶段包括：①发出指令使 EAS 和耻骨直肠肌松弛；②肛提肌收缩，肛管口径扩大；③腹肌、膈肌收缩，腹内压升高，协助将粪便排出体外。当环境不允许时，大脑皮质加强交感神经及阴部神经的抑制性冲动，使大便不能排出。

4. 神经源性肠道功能障碍的临床分类和特征

（1）便秘　①IAS 和 EAS 痉挛；②肠道反射抑制，交感神经过度兴奋或副交感神经兴奋性降低，肠道运动减弱，特别是升结肠运动减弱，卧位时升结肠和横结肠内的粪便难以克服重力向降结肠运动；③粪便过于干燥，可能与饮食结构有关，粪便在结肠内时间过长也会导致粪团干燥。

（2）大便失禁　①IAS 和 EAS 松弛：可能与骶丛失神经支配或脊髓排便中枢控制能力降低及盆底肌肉无力有关；②肠道吸收障碍：多与肠道炎症、血液循环障碍、结肠排空动力增强、粪便在结肠内停留时间过短、水分吸收时间过短有关。

临床上根据骶髓排便反射是否存在，将排便障碍分为上运动神经源性损伤和下运动神经源性损伤。

①上运动神经源性损伤：多发生于骶 2～4 节段以上的脊髓损伤，脊髓上传至大脑皮质的径路中断，不产生便意，但脊髓的排便反射存在，当直肠充盈时会发生反射性排便，肛门—结肠反射消失，适应性的调节反射减弱；胃—结肠反射减弱，十二指肠—结肠反射减弱；结肠呈痉挛性蠕动，收缩频率和幅度下降，顺应性下降，餐后运动和肌电活动不增加，排空时间延长＞72 小时；直肠顺应性降低，痉挛狭窄，容量减少。

②下运动神经源性损伤：发生于骶 2～4 节段以下的脊髓损伤，由于传导通路中断，冲动不能传达到脊髓，既没便意，也无排便反射，肛门结肠反射消失，适应性调节反应也消失。胃结肠反射减弱，十二指肠结肠反射减弱；结肠呈弛缓性蠕动，收缩频率、幅度下降，顺应性下降，餐后运动和肌电活动不增加，排空时间显著延长；直肠顺应性升高，弛缓扩张，容量增加。

六、泌尿系统的神经、生理

排尿是一个复杂的反射活动。膀胱反射的最高中枢位于旁中央小叶和邻近的扣带回，该处发出调节底部膀胱中枢的纤维紧靠锥体束。由于炎症、肿瘤、脱髓鞘、血管病及脊髓高位损伤恢复期，临床表现为尿频、尿急，常不能抑制，每次尿量少，膀胱膨胀感存在。

膀胱反射的脊髓中枢位于骶2～4（脊髓圆锥），从此发出副交感神经，行走于盆神经中，提供胆碱能兴奋性传出至膀胱神经节细胞。这些细胞又通过释放乙酰胆碱及非胆碱能递质（最可能为三磷腺苷）兴奋膀胱平滑肌，提供兴奋性传出至颈及尿道平滑肌，提供抑制性传出至膀胱逼尿肌和膀胱的副交感神经节。盆底及尿道周围横纹肌形成尿道外括约肌，由骶2～4运动神经元发出纤维经阴部神经所支配。在排尿过程中，副交感神经起主导作用。膀胱反射的传入活动经副交感神经和交感神经传入中枢神经系统，副交感神经由盆神经传入至骶2～4，感知膀胱的膨胀觉和主要引发排尿反射。机械感受性及伤害性传入纤维存在于交感神经中，但在启动排尿反射中不起作用。

七、神经系统的心理、生理

①神经系统在体内起着管理、支配和调控其他系统的功能，以统一调整全身活动，适应客观环境的变化。神经系统可分为中枢神经系统和周围神经系统两大部分，前者又是人的精神活动产生的主要器官，主要负责分析、综合、归纳等。神经系统是心身相关得以发生的主要载体，神经系统的心身病症十分常见。神经系统对各系统的功能起统帅作用。

②众所周知，精神创伤、应激状态、消极情绪、个性特征和心理素质均是触发脑血管病的主要高危因素。脑血管病患者的心理改变，乃至变态心理、幻觉、妄想、智能减退、人格障碍等也颇多见，表明在脑血管病中心身关系错综复杂。

③神经心理学是研究脑和心理或行为之间相互关系的科学。可以通过不同途径去研究脑和心理或行为之间的关系。如通过刺激或损毁动物脑的某一部位，观察动物行为有哪些改变来推测脑和行为之间的关系；通过某部位有脑病变患者的心理功能或行为的改变来推测脑和行为之间的关系。我们往往需用各种心理测验或量表来测

定脑病变患者的心理或行为的改变，对患者的心理、行为障碍的性质进行量化性的评定：a. 对患者异常的心理活动或偏离正常的行为进行质的分析，以推测脑不同部位与哪些心理活动或行为有关。它的特点是只对行为做质的分析，而不对行为改变做量的评定。b. 疗效评定：神经心理学测验可较敏感地测出脑损害患者心理功能的变化，故可以为药物或外科手术治疗提供疗效评定。c. 通过康复训练，促进功能再造，而使功能恢复。因此，只有准确把握患者心理功能受损的性质和程度，才可能有的放矢地制订康复程序，采取康复措施以提高疗效。d. 预测预后：反复的神经心理检查有助于预测心理功能可能改善的程度和质量。e. 研究：在脑与行为或心理功能关系的研究中神经心理学评定是必不可少的。

额叶前部，特别是前额背外侧部出现大部分病变时，患者表现为对环境缺乏或没有兴趣。与病前比患者参加社会活动少了，缺乏自发活动，对环境的觉察力下降，对应该关心的事情的反应减少。心理操作的时间和复杂性越大，注意缺陷就越明显。前额皮质内任何部位的损伤均可能引起执行障碍。

心理测验或威斯康星卡片分类测验（WCST）可观察到这种行为。这可能与行为的冲动性和对抑制的控制有关。

左额下回后部的病变又称运动性失语症，本症在前额背外侧面或内侧病变时出现。表现为低觉醒、缺乏主动性和少动，情感或情绪反应普遍性迟钝。

前额发生病变时患者可出现抑郁，左额比右额引起的可能性更大。有的患者的抑郁症状是继发性的。应注意与原发性的情绪障碍鉴别。

前额眶部皮质发生病变时出现心境异常高涨。除了欣快、激动和幼稚外，还有注意和主动性障碍，即分心和多动。有的学者曾用眶额皮质白质切断术治疗抑郁和木僵。眶额部出现病变时患者通常表现为欣快，本能的驱力可能被释放或加剧。可表现为过量地吃，性欲旺盛。由于不能抑制本能驱力，使他们丧失了传统道德的约束，失去了与他人交往的行为规范，故对社会行为的冲击最大。

颞叶的病变可致感觉性失语、遗忘性失语或命名性失语症、失音乐症、视野缺损、面容失认。

小脑发生病变时患者表现为运动功能平衡失调，如摇晃不稳，甚至跌倒，影响姿势反射，引起步态蹒跚、肌张力低下、共济失调及意向性震颤等。

小脑在词的提取策略上有特定的作用，故小脑发生病变时该功能也会受到影响。小脑认知情感障碍综合征表现为：

（1）执行功能障碍：包括计划能力差、定势转移差、抽象推理差及词语流畅性差。

（2）视空间组织及视空间记忆能力差。

（3）个性的改变：表现为情感淡漠或迟钝、自控差、行为不适当或“轻率”。

（4）逻辑思维困难。

（5）语调障碍、轻度命名不能及语法错误。

目前认为小脑与大脑相关区域和边缘叶有广泛的纤维联系，因此功能上也联系密切。当一侧额叶发生病变时，近半数患者可出现对侧小脑代谢减低，这种现象称交叉性小脑神经功能联系不能。近年来人们也发现，有些小脑病变患者出现对侧额叶血流量及代谢降低，并出现相应额叶的功能障碍。目前普遍认为功能障碍主要与继发的低代谢区有关，而原发的病变区的作用较小。总之，大脑与小脑的功能不能截然分开，它们有可能在认知及语言功能中均起一定的作用。小脑对认知功能的调节可能像其对运动功能调节一样，参与调节认知活动的速度、协调性及准确性，其具体机制仍不清楚，有待进一步探讨。

④神经系统心身疾病指一类已明确了躯体病变基础的器质性疾病，在它们的发生、发展过程中，心理和情绪因素起着十分重要的地位。

⑤神经系统心身疾病可分两类：一类是以不自主运动为特征的心身障碍，如面肌痉挛、痉挛性斜颈、书写痉挛、儿童多动症、癫痫、失立症、失行症等；另一类是与自主神经系统病变密切相关的病症，如神经性厌食、神经性呕吐、红斑性肢痛症等。

⑥神经系统常见的心身问题首先是疼痛问题。痛觉是一种与实

际或潜在的机体损伤相联系的痛苦感觉。从神经学观点看，痛觉是感受装置受到强烈或过度刺激的结果。从心理学观点看，痛觉是一种不良的情绪体验。疼痛具有生理和心理的双重属性。痛觉从神经反射过程看，包括感受成分和反应成分两部分，即痛感觉和痛反应。这两个成分在不同的情境中，所受影响和作用不同。痛反应受注意、暗示、经验、认知等心理因素的影响较明显。痛反应的表现形式有声调的、表情的、动作的以及各种生理反应，如呼吸加快、血压升高、出汗、脉搏加快、血管容积改变、肌肉收缩等。这些反应表明痛觉的存在。头痛是一种主观自觉症状，尚无客观指标加以评价，尤其是心理因素引起的头痛。有调查发现人口中约70%的人在某一时期曾有过头痛。各类头痛中都有心理因素的参与和激惹。

第三章
心身疾病的病因

有关心理和生理障碍导致疾病研究的创始人当属奥地利的精神分析学家弗洛伊德，他和同事们在20世纪初论述癔症患者的转换症状时，首次强调了心理因素对躯体的影响。其后美国精神分析学家Dunbar于1935年出版了有关情绪与躯体变化的专著，1939年创办了世界上第一本心身医学杂志，并于1944年成立了美国心身学会。Halliday于1943年提出“心身疾病”这一术语，后来由心理动力学研究的代表人物Alexander在1950年提倡使用。Alexander对于心身疾病的经典理论是：特殊的心理应激可唤醒特定的潜意识的心理冲突，从而导致特定的躯体疾病，典型的代表疾病有支气管哮喘、消化道溃疡病、溃疡性结肠炎、原发性高血压、甲状腺功能亢进症、神经性皮炎和风湿性关节炎。

一、心理因素

个体特性和行为方式导致其易患某些精神、心理和躯体疾病。

（一）体质因素

特指个体的健康水平和对疾病的抵抗能力，机体在生长和发育的不同年龄阶段，因内分泌系统的变化，导致各个系统的生理功能对环境变化的适应能力不同，对各种生物致病因子的易感性不同，均可使某些个体在某个时期易患精神、躯体和心身疾病。

1. 儿童时期　出现各种精神发育迟滞、行为异常和病态人格。

2. 青春期　易患精神分裂症、抑郁症。

3. 女性患者　患者经前期紧张综合征、妊娠期和哺乳期抑郁，围绝经期出现心理和躯体症状。

4. 中青年男性　家庭和社会压力所致原发性高血压、冠心病、溃疡病、抑郁症或焦虑症。

5. 老年期　老年性抑郁症、老年性痴呆所致的精神和行为异常。

(二) 个性因素

个性代表一个人的全部心理特征，其中最重要的组成部分是性格，而情感过程和意志行为是性格的表达方式。敏感、脆弱和极端内向的性格在同样的外界有害因素刺激下，比性格稳定、坚强和外向者更容易患精神和情感疾病。

心理学家认为下述三种人格类型易患心身疾病：

1. 应激易感人格　精力旺盛、争强好胜、容易激惹、过度敌意，又称为A型行为性格，易患冠心病。

2. 非理性不合逻辑人格　对环境和人际关系的歪曲认知，人为地造成应激，需求值过高，属于一种自扰状态，易患神经症。

3. 焦虑反应人格　对应激高度敏感并且长期保持应激反应，易患广泛性焦虑或疑病症。

(三) 遗传因素

1. 精神疾病　通过对患者的家系调查发现，如果双亲均患有精神分裂症，其子女患病的风险率可达36.6%；双亲一方患精神分裂症，其子女的患病风险为9.4%。以孪生子的调查为例，其精神分裂症的患病一致率在在单卵孪生子为27%～69%，在双卵孪生子为19%；情感性精神病的患病一致率在单卵孪生子为25%～93%，在双卵孪生子为38%。焦虑症患病一致率在单卵孪生子为65%，在双卵孪生子为13%，明显高于一般人群中的同胞兄弟姐妹。

2. 头痛　有阳性家族史的患者占50%～80%，父母双方均无偏头痛病史的患病率为28.7%，父母一方有病史者患病率为45.1%，父母双方均有偏头痛者患病率高达74.4%。

(四) 生活事件因素

生活事件因素包括患者个人经历中的不幸事件、家庭和社会关系的意外变化、学习和工作压力、与同事和上级的人际关系紧张，有过被监禁、迫害或虐待经历者。各种生活事件均可对患者产生不同强度的精神和心理应激，导致精神和躯体疾病，其中以应激性精神病反应最为常见。

二、社会和环境因素

（一）自然和环境因素

在各种自然灾害发生的过程中，因地震、洪水、火山爆发、泥石流、台风和海啸等导致的人员伤亡和财产损失，均可使受害者的心理承受能力降低，出现短暂性或持久性的精神障碍。长期在噪声环境中工作、居住或工作环境受有害气体污染、处于幽闭的环境中、长年从事某种单调的劳动等，可使某些具有易感因素的人群发生精神疾病。

（二）社会因素

在重大的社会变迁时代，经历过战争、空难、海难、车祸者，可因对突发变化的不适应，出现一过性精神障碍。因宗教信仰和文化背景的不同，可在某个时期或某一地域出现特殊类型的精神症状和躯体不适的暴发流行，导致群体发病；邪教蛊惑可导致集体自杀或自焚等。

三、躯体疾病

（一）脑器质性损伤

开放或闭合性颅脑外伤、颅内原发性或转移性肿瘤最容易导致精神和行为异常。长期发作的症状性癫痫、急性或反复发作的脑血管疾病等，在脑组织发生了器质性损伤后即刻或相当长时间以后，患者可在原有临床症状和体征的基础上，出现程度不等的抑郁，可同时伴有明显的智能减退和脑高级功能障碍，如失语、失算、失用等。如各种细菌、真菌、病毒、螺旋体、朊蛋白和寄生虫感染中枢神经，当脑膜和脑实质受到病原体侵害之后，根据受累部位和程度的不同患者可发生谵妄、智能减退、癫痫发作、肢体活动障碍以及意识障碍等。临床最常见的导致精神和行为异常的中枢神经系统感染是：单纯疱疹性脑炎、乙型脑炎、克-雅病（Creutzfeldt-Jacob disease，CJD）、进行性多灶性白质脑病和HIV 脑病，患者在疾病的某个阶段可合并出现抑郁和焦虑症状。

（二）神经系统遗传病和变性病

在儿童和学龄期出现痴呆和精神症状的常见疾病有结节性硬化、肝豆状核变性、肾上腺-脑白质营养不良、肌阵挛-共济失调-痴呆综合征、家族性黑矇性痴呆等。在成年期出现痴呆和智能减退的有舞蹈病、家族遗传的阿尔茨海默病和肌萎缩侧索硬化-帕金森-痴呆综合征。以痴呆、抑郁和精神症状起病的神经系统变性病有老年性痴呆中的阿尔茨海默病、皮克病和弥散性路易小体痴呆，在神经系统其他部位受累症状的基础上继发痴呆和抑郁的疾病包括：帕金森病、进行性核上性麻痹和多系统变性。

（三）各种原因所致的躯体疾病

躯体疾病在影响了脑功能和代谢后，均可使患者出现急性和慢性脑病综合征，表现为谵妄、躁狂、意识障碍和认知功能减退，临床常见的有肝性脑病、肺性脑病、尿毒症性脑病、透析性脑病和胰性脑病等。这些患者在发生脑病之前或之后均可出现抑郁或焦虑的临床表现。躯体疾病中比较容易合并心理障碍的疾病主要有：甲状腺功能亢进症或减退症所致焦虑和抑郁；急性心肌梗死、原发性高血压、冠心病患者可合并抑郁；经前期紧张综合征、妊娠和分娩可致的心理障碍、计划生育手术后综合征；恶性肿瘤可合并抑郁；重症监护病房或血液病层流病房患者可合并抑郁等。

（四）药物和毒物

临床常见的导致患者出现生理和心理依赖的精神活性药物包括滥用具有中枢镇痛作用的阿片类药物、有中枢抑制作用的苯二氮䓬类药物、有中枢兴奋作用的苯丙胺和可卡因类药物、具有致幻作用的大麻类药物，以及滥用酒精和有机挥发油类物质。滥用精神活性物质可使患者产生依赖性、中毒和戒断综合征，导致精神障碍、行为异常和人格障碍。在过量使用某些药物、误食有毒的植物或动物、一氧化碳中毒、有机化合物或重金属中毒的情况下，因有毒物质作用于中枢神经系统，使患者出现精神和行为异常的临床表现，临床常用的药物中比较容易导致精神症状的有：肾上腺皮质激素、阿托品类、异烟肼类、苯海索等，比较容易导致抑郁的有含有利舍平成分的降压药物。

四、与心身疾病有关的病理生理学

（一）应激学说

1. 心理应激

（1）应激的概念：机体“察觉”内外环境因素刺激（即应激原，可分为躯体性、心理性、社会性、文化性）的一种非特异性全身性反应。是应激原持续作用于机体，对生理、心理和社会系统过重负担时的整体现象，所引起的反应可以是适应或适应不良的。

人们对应激认识的四个类型为：刺激、反应、处理、整体想象。

（2）应激的因素：形成致病的应激因素必不可少的条件：外部条件，生活中存在个体不能耐受的、具有严重意义的客观事件；内部条件，患者本人存在某些易患素质（主要是性格缺陷）。

个人生活方面：①学业、考前焦虑、考后落第、休学留级；②就业困难、失败；③失恋、未婚先孕、婚外恋、婚姻挫折（分居、离异、性生活不和谐、家庭负担重）；④子女教育冲突；⑤人际关系不适应，被人歧视或误会，有不公正待遇；⑥学习、工作、生活负担过重；⑦特殊职业、失职、犯错误或受处分、犯罪判刑；⑧自闭孤独、人生观空虚、生活缺少乐趣；⑨不良生活习惯或嗜好，如吸烟、酗酒、赌博；⑩个人思想矛盾冲突、遭受挫折；⑪亲友亡故等。

疾病心理反应方面：①疑病（怀疑有病、诊断正确性）；②担心疾病迁延不愈、疗效不佳；③顾虑药物反应和检查、害怕医疗措施（打针、手术、介入支架等）；④有个人隐私不敢向医生倾诉；⑤担心疾病导致自己学业、工作、家庭前途和经济收入、待遇下降；⑥渴望家庭、亲友、同事和邻居的关心；⑦个人体质差，听到他人病重、病故时易产生不良心理反应；⑧易受舆论、书刊、社会宣传的影响等。

（3）应激反应：机体器官对外界刺激的过度反应称为应激状态。应激可导致下列心理和生理反应：视、听对人体的刺激，不仅产生睡眠障碍，而且产生感觉过度负荷，如辨认障碍、错觉、幻觉、时间感觉障碍、身影倾斜、妄想等。感觉负荷比感觉隔离更糟，也可导致遗忘。心理应激还可降低人体的抵抗力，增加呼吸道疾病的感染率。

①情绪与应激：机体对于外界各种刺激所做出的反应过程中，首先表现出来并且比较明显或激烈的是情绪反应，祖国传统医学统称为喜、怒、哀、乐、忧、恐、惊的七情，但相同程度的刺激可因人群中不同的性格表现出截然不同的反应。

②器官与应激：机体进入紧急戒备状态，肾上腺髓质大量分泌并导致心率加快、血压增高、瞳孔扩大、肝成倍地转换糖原、胃肠蠕动减慢、肌肉快速有力地收缩，准备冲锋、搏斗、逃避或焦急的等待。

③慢性应激：长时间低水平的反复刺激可导致内分泌系统、心血管系统、消化系统、免疫系统、神经系统的功能失调，患者出现肥胖、消瘦、性功能障碍、血压增高、腹泻、便秘、慢性疲劳、头痛、入睡困难、全身不适、焦虑、抑郁和惊恐发作等。

应激反应引起的主要神经内分泌改变包括：交感-肾上腺髓质系统、下丘脑-垂体-肾上腺皮质轴、下丘脑-垂体-内分泌腺轴、下丘脑-垂体-性腺轴。交感-肾上腺髓质系统主要引起血浆肾上腺素和去甲肾上腺素水平急剧升高，引起一系列代谢及功能改变，如心率加快、心输出量增加、血压增高、糖原分解加速、支气管扩张、胰高血糖素及甲状腺素分泌增加等，有利于机体对应激进行防御和代偿；下丘脑-垂体-肾上腺皮质轴主要引起血浆皮质醇和 ACTH 水平急剧增加。机体发生应激反应时，应激蛋白、β-内啡肽水平增高，肾素-血管紧张素-醛固酮系统激活，醛固酮、抗利尿激素、生长激素和泌乳素等分泌增加，这些变化对机体抵抗有害刺激有重要作用。

中枢神经系统是应激反应的调节中枢，但又受到应激反应的影响。在不同应激原的作用下，机体常出现欣快、焦虑、恐惧和敌意等一系列情绪反应，边缘系统是情绪反应的结构基础。应激反应与许多精神障碍和躯体疾病的发病有关，如应激性溃疡、原发性高血压、支气管哮喘等为应激相关性疾病。

抑郁症的主要病理表现为中枢神经系统中枢单胺类物质去甲肾上腺素和5-羟色胺的传递功能降低，其次出现内分泌异常，如下丘脑-垂体-肾上腺轴功能亢进和下丘脑-垂体-甲状腺功能不足。

2. 应对的概念

应对是个体为了处理被自己评价为超出自己能力范围的特定内外环境要求，而做出的不断变化的认知和行为努力。

3. 应激的中介机制

（1）神经系统的作用：人是由大脑统帅的、具有生物性和社会性双重特性极其完善的有机整体。高度发展和无限创造性的精神活动是人类最基本的生物学特征。高级神经活动整合下的神经系统和内分泌系统，是人体实现心身统一和保持内外环境平衡的最重要的调节机制。神经系统调节作用的特点是迅速而准确，内分泌系统调节作用的特点是缓慢而广泛。

（2）自主神经分交感神经和副交感神经（又叫迷走神经），两者基本上是起相互拮抗作用，并达到统一调节和平衡。自主神经主要分布在内脏和血管上，负责这些组织的营养调节、腺体分泌和平滑肌的舒缩功能。外界刺激通过进入颅内的交感神经网络，传入下丘脑自主神经中枢，并产生优势灶。这种优势灶的兴奋再沿着交感神经或副交感神经向下传到内脏的血管，心脏的交感神经兴奋，使心脏收缩力增强，传导加快。反之，迷走神经兴奋使心脏抑制。胃可出现两种不同的症状：交感神经兴奋时，胃肠分泌和蠕动受到抑制，出现口干舌燥、不思饮食、腹胀不适、打嗝嗳气、上腹隐痛甚至恶心、呕吐等一系列症状、副交感神经兴奋性增高时，会出现食欲增强、胃灼热感、反酸嗳气，饥饿时疼痛、进食后缓解等类似溃疡病的症状。实际上，交感神经活动不过是起加强作用。平静环境下，副交感神经起主导作用。当生活波动、应激时，交感神经起必不可少的加强作用。紧张的情绪导致交感神经功能亢进，致使心率加快、血压升高、唾液分泌减少、呼吸加快、尿频。

4. 应激与神经递质

包括：①儿茶酚胺，急性应激刺激时浓度减少，②乙酰胆碱，③γ-氨基丁酸，④P物质，⑤阿片，⑥促甲状腺素释放激素

(TRH)。

(1) 多巴胺(DA)与思维和精神活动

①DA对精神活动的调控:中脑-边缘叶的DA通路可以调节人类的情绪活动;中脑-额叶和扣带回的DA通路主要调节认知功能。

②药理学研究结果:临床使用的抗精神病药物酚噻嗪类和丁酰苯类属于DA受体阻滞剂,通过抑制DA能神经通路的活动而消除精神分裂症患者的阳性症状,有学者提出中脑-边缘叶的DA过度活动,可导致患者出现阳性症状的假说。同样,具有中枢兴奋作用的药物安非他明(苯丙胺)的作用机制是抑制突触间隙DA的再摄取,使受体部位的DA含量明显增高,当过量或长期服用时可产生幻觉、妄想和成瘾,临床表现类似精神分裂症。

(2) 5-羟色胺(5-HT)与心境和抑郁

①5-HT对情感活动的调节:5-HT参与情感有关的各种内心活动,具有调节情绪、情感和镇痛的作用。5-HT含量增高可能出现焦虑或躁狂的表现;5-HT含量减少可使患者出现食欲减退、失眠、活动减少、性功能障碍和痛阈下降等抑郁症表现。

②神经药理学研究结果:三环类抗抑郁剂具有抑制单胺类神经末梢对5-HT及其他神经递质再摄取的作用,通过增加突触间隙5-HT的含量发挥抗抑郁作用。新型的抗抑郁药物5-HT再摄取抑制剂(SSIR)具有选择性抑制5-HT再摄取的作用,不影响其他递质的含量,可逐渐缓解抑郁症患者因情绪低落所致的各种临床症状。因对其他神经递质不产生影响,无三环类抗抑郁药物常见的不良反应。

(3) 去甲肾上腺素(NE)与情绪和焦虑

①NE对情绪活动的调节:中枢NE能神经通路过度兴奋时可出现情绪激动表现,并出现心率增快、血压升高和瞳孔扩大等应激反应。焦虑症患者表现出的恐惧不安、震颤和自主神经功能障碍与NE的浓度增高有关。

②精神药理学研究结果:目前临床使用最广泛的抗焦虑药物是苯二氮䓬类。具有抗焦虑作用的药物还包括三环类抗抑郁药物、5-HT再摄取抑制剂、单胺氧化酶抑制剂和β受体阻滞剂。抗焦虑药

物具有解除焦虑不安、肌肉松弛和镇静催眠作用，除苯二氮䓬类药物通过中枢苯二氮䓬受体影响抑制性氨基酸的代谢外，其他药物都是通过抑制中枢单胺类神经递质的代谢而发挥抗焦虑和抗抑郁作用的。

（4）乙酰胆碱（ACh）与认知功能和痴呆

①ACh 对认知活动的调节：在 Meynert 核、前脑、海马和大脑皮质中的 ACh 能神经通路对人类的认知功能、学习与记忆功能有着重要的调节作用，在老年性痴呆患者上述部位的 ACh 神经元数量明显减少，神经元减少的程度与认知功能损害的严重程度呈正相关。

②神经药理学研究结果：目前已应用于临床的具有预防和治疗老年性痴呆患者认知功能减退的药物中，最具代表性的是可逆性胆碱酯酶抑制剂，随机、双盲、安慰剂对照的多中心临床试验结果证实，轻、中度认知功能减退的老年性痴呆患者连续用药 1～2 年以后，可使 60%～80%患者的认知功能减退和全脑症状得到改善，精神量表评分明显高于对照组。

5. 下丘脑-垂体-靶腺轴与心理应激

（1）下丘脑促肾上腺皮质激素释放激素（CRH）-垂体促肾上腺皮质激素（ACTH）-肾上腺皮质激素：参与调节情绪和行为。肾上腺皮质激素水平增高可致患者出现躁狂和其他精神异常；水平降低致患者出现疲乏无力和抑郁。

（2）脑促性腺激素释放激素（GnRH）-垂体促性腺激素（LH，FSH）-性腺激素：与青春期精神和行为异常有关。该轴功能障碍与女性经前期紧张综合征、痛经和厌食有关。

（3）下丘脑促甲状腺素释放激素（TRH）-垂体促甲状腺素（TSH）-甲状腺素（T_3、T_4）：甲状腺功能亢进可致患者出现焦虑不安、易激惹；甲状腺功能减退可致患者出现抑郁和认知功能损害。

（4）下丘脑催乳素释放抑制激素（PRIH）、催乳素释放激素（PRH）与催乳素（PRL）：在运动、正常睡眠、妊娠和哺乳期间 PRL 水平增高，在急性应激过程中，如发生急性心肌梗死和严重高血压时，PRL水平可明显增高。

6. 神经-免疫-内分泌网络与心身疾病

(1) 神经-免疫-内分泌网络的组成

①免疫组织和器官的神经支配：胸腺组织具有胆碱能、肾上腺能和肽类神经纤维的支配；淋巴结被膜下有胆碱能阳性纤维分布；儿茶酚胺和肽类神经纤维在淋巴结、血管周围形成丛状；儿茶酚胺阳性纤维在脾内与肽类神经元共存；胆碱能阳性纤维分布在骨髓内。

②免疫细胞分泌神经肽和激素：T淋巴细胞可以分泌ACTH、TSH、GH、PRL，以及胰岛素样生长因子（IGF-Ⅰ）；B淋巴细胞和巨噬细胞也可分泌ACTH、GH和IGF-Ⅰ；胸腺细胞可分泌多种肽类神经递质。

③免疫细胞具有神经递质、神经肽和激素受体：在免疫细胞膜上存在着肾上腺素、乙酰胆碱、多巴胺和组胺的受体；胸腺和淋巴结细胞均存在GH受体；在免疫细胞的胞核上存在着肾上腺糖皮质激素和阿片样受体。

④神经元和内分泌细胞产生多种细胞因子：脑内星形胶质细胞、小胶质细胞和室管膜细胞可合成和释放白介素（IL-1、IL-2、IL-6和IL-8）以及肿瘤坏死因子（TNF-α）等多种细胞因子。

⑤神经元和胶质细胞上存在多种细胞因子的受体：在海马齿状回颗粒细胞和锥体细胞上均有IL-1受体的表达；脉络膜丛和垂体细胞也可高度表达IL-1受体。

(2) 神经-免疫-内分泌网络的相互作用

①应激对免疫和内分泌的影响：剥夺睡眠、丧偶和各种引起应激反应的刺激可导致机体免疫功能下降。

②精神或情绪波动对内分泌和免疫功能的影响：孤独、抑郁、焦虑和愤怒等情绪变化可诱导具有毒性作用的细胞因子产生，激活下丘脑-垂体-肾上腺轴，使糖皮质激素过度释放，产生免疫抑制作用。

传统观念认为神经内分泌系统和免疫系统是两个独立作用的系统。现在研究表明神经内分泌系统和免疫系统之间存在着复杂的关系。心理变量一方面可通过中枢神经系统或通过内分泌通道作用于免疫系统，另一方面，与人格特征和行为变化联系在一起的面临应激事件时作出的适应和应对反应也可能会影响免疫系统，从而影响疾病的易感性。反之，当某些病理性或毒性生理应激因素作用于机体免疫系统时，同样可以通过内分泌及周围神经系统来影响中枢神经系统而导致机体出现一些心理的改变。心理免疫学对心身相互作用机制的研究是解开身心之谜的关键。

内分泌系统包括人体内分泌腺及某些脏器中内分泌组织所形成的一个体液调节系统。目前比较肯定的下丘脑-垂体-靶腺轴有三类，即下丘脑-垂体-肾上腺轴、下丘脑-垂体-甲状腺轴、下丘脑-垂体-性腺轴。这三类之间存在着复杂的关系，它们相互影响、相互作用、相互调节。通过腺体分泌与中枢神经系统的正反馈和负反馈的机制，调节激素的抑制或兴奋作用。

应激引起的神经内分泌变化除了与应激的种类、强度有关外，还与应激的急性或慢性相关。在急性应激时，多出现双相反应。如在急性应激状态时，先是出现交感神经系统警觉反应，随之产生副交感神经的回跳反应。慢性应激状态时，可以先出现交感系统的警觉反应，也可以先出现副交感系统反应，以后交感或副交感系统的反应交替反复出现。哪种反应先产生，除取决于刺激强度外，还与机体的基本状态有关。

免疫系统的作用：人类免疫功能分非特异性与特异性免疫两类。非特异性免疫是指先天性或天然免疫，受遗传因素的控制，具有相对稳定性；特异性免疫又分为体液免疫和细胞介导免疫。在慢性应激状态下，心理感受痛苦越强，免疫功能受抑制越强。

免疫系统不是单独地发挥其功能，它和神经系统之间主要通过由大脑调节的激素和与免疫细胞相关的神经纤维这两种方式作用。最新观点称之为心理-神经-免疫网络。神经内分泌系统与免疫系统在分子水平上的内在联系由神经内分泌激素、神经肽或其他影响免疫反应的介质完成。一方面神经肽促使免疫细胞移动；另一方面，免疫细胞分泌神经肽。此外，神经细胞能产生免疫相关的细胞因子。急性心理压力可以改变免疫力，相反，免疫的改变也影响心理状态。心理压力是呼吸道感染、急性疾病的高危因素之一。例如，肿瘤细胞可以影响 T 和 B 淋巴细胞的功能。在焦虑、抑郁、失望、悲观等状态下淋巴细胞增殖减少，自然杀伤细胞活性降低，血液循环中白细胞和抗体的数量改变。压力持续的时间越长，悲观程度越重，特殊类型的淋巴细胞减少得就越多。心理压力激活下丘脑-垂体-肾上腺素轴和交感神经系统可引起血液中激素水平增高，尤其是皮质醇、肾上腺素和去甲肾上腺素，这些激素的水平和免疫功能密切相关。

（二）情绪学说

情绪与情感是人对客观事物和对象所持的态度经验。

1. 情绪、情感在心理学中的地位

情绪、情感和认识过程有着密切的联系。认识过程是产生情绪、情感的前提和基础。有了对事物本身属性的认识，才能有主客体之间需求关系的反映，从而产生情绪和情感。

2. 情绪的外周表现

有明显的机体变化和鲜明的生理唤醒状态。外部表情的变化：面部、身体动作、言语、表情的变化；内脏器官的变化：肌肉、血管、内脏活动随情绪变化而变化；皮肤反应：汗腺分泌旺盛或减少。

3. 情绪的中间机制

（1）情绪与内分泌及自主神经的关系：焦虑、愤怒可使心动过速、呼吸频快、瞳孔扩大、血糖升高、胃肠抑制和痉挛、红细胞增加、红细胞沉降率加快、血压升高、脑血管和冠状动脉痉挛，以致在惊恐、暴怒、激动、焦虑下可使有潜在素质的患者当场发生卒中、心肌梗死、心律失常甚至猝死。

（2）情绪与免疫的关系：涉及情绪与自身的防御能力或改变机体的防御能力而增加感染的机会。

4. 情绪的中枢机制

情绪调节是一种复杂的神经生理功能，是大脑各种功能区相互作用、相互影响的结果。下丘脑和脑干网状结构是完成情绪调节的初级中枢。大脑皮质，尤其额叶联系区是情感活动最高整合中枢。情感活动的初级中枢与自主神经系统中枢在下丘脑的解剖与功能的相关性和一致性，是心身疾病发病机制和心理治疗的重要物质基础。

5. 情绪与心身疾病

一种观点认为从生物学上讲，情绪提供着能量以便使我们生存。然而在今天，社会上并不赞成剧烈的身体反应，因而，我们虽然从生理变化上体会到能量，却没有机会从行为上发泄这种能量，结果产生病理现象。另一种观点认为，当情绪中的生理反应太小或太大时，就产生心身疾病。

人体具有生物性和心理性两大防御体系，前者指人体的生物免疫系统，后者指人的良性情绪功能等心理作用。人体皆有先天获得和后天陶冶取得心身健康的能力，即良性情绪力量。建立良性情绪和自信心是心理治疗成败的关键。

（三）性格缺陷理论

人生活于复杂多变的社会中，必然要经历各种生活事件。每个人每时每刻都处于一定的心理刺激和应激中，并伴发相应的情绪变化，只有在一定易患素质基础上才能罹患心身疾病。心理社会因素是外部条件，性格缺陷等易患素质是内部基础。内外因素相结合才能产生心身疾病。

患者的性格特点既可以作为许多疾病的发病基础，又可以改变许多疾病的病理过程。患者的性格特征往往比引起此病的病因更能决定疾病的临床表现。患者常常依据其性格特征来体验疾病，并建立一定的应激、反应形式。尤其在慢性疾病的患者中，性格类型表现得特别明显。

1. 思维上的刻板倾向

僵化刻板、富有原则性、过度认真、过度拘谨、勤劳节俭、谨小慎微、机械教条、委曲求全和泾渭分明；划定不能涉足的禁区，恪守计划规则，吹毛求疵，过于苛求；内心现实构筑在臆测、假设、推断、幻想之上并确信无疑，以想象代替现实和实际行动，并在想象中得到满足。

2. 评价上的缺陷倾向

人们在评价上有两种大相径庭的模式：一则评价主体以认可、

接纳、欣赏的态度，对评价客体作出积极、阳性和肯定的评价，属“资源取向”；二则相反，评价主体以对立、排斥和拒绝的态度，对评价客体作出消极的、阴性的和否定的评价，属“缺陷取向”。第二种模式较少发自内心的愉快、赞赏和感动，有较多疑虑、不满、敌意、恐惧与担忧，充满怀疑、戒备，内省很深，对人、对己、对人生和周围世界有独特和异乎寻常的理解。有敏锐的感受力，善于发现问题，预警能力强，忽略完整信息的积极成分，对消极成分情有独钟，看到的都是遗憾、缺陷、美中不足，习惯纠正、补充或否定。把对外界的否定看法隐藏，掩饰自己的真实观点，避免说不，给人躲躲闪闪、吞吞吐吐、畏首畏尾的感觉。心里羡慕虚怀若谷、坦坦荡荡的人，但自己做不到。缺陷取向模式与内心深处积藏的不安全感有关，对有威胁的变化十分敏感，不断加深自己与自己、自己与周围的裂痕，使自己陷入更深的矛盾冲突之中。

3. 情绪上的焦虑倾向

焦虑就是恐惧感。害怕某种事物或环境条件的倾向可以是遗传，也可以后天习得。对黑暗的恐惧是遗传和经验相结合的产物。遗传使人对恐惧敏感，经验使敏感成为现实。精神分析理论认为，人一生中的所有的恐惧和焦虑都与早年的创伤性经历有关。焦虑是不愉快的体验，并不一定导致不良后果。现实刺激引发焦虑反应，意味着适应刺激的内在机制已经启动，从某种意义上说，焦虑是个体心理成熟的催化剂。

焦虑与现实情境相联系即现实焦虑。根源在外部世界，是一种由外部事物不确定性、威胁性所激发的恐惧反应。处于现实焦虑中的个体能意识到焦虑的根源，倾向采取有效的行动包括调整自己的认知结构、价值观念等来消除焦虑。

除现实焦虑外，更多是因为对一些内在冲动可能导致的危险后果产生焦虑。焦虑的根源在个体内部，往往与本能、违禁冲动、良心、面子、责任感、道德感、内罚、内疚感、羞耻感相联系。该人对自己为什么感到焦虑、紧张或恐惧不清楚。看上去，紧张、焦虑似乎缺乏现实对象和具体事物，好像是无本之木、无水之源，没什么道理可言，是自寻烦恼、自讨苦吃。人是在体验而不是采取有效行动消除焦虑。高远的志向、沉重的角色负担、众多的清规戒律，给自己留的空间相对较小，对于缓解自己的焦虑缺乏灵活性，一旦出现，则难以排解，人会活得很累、很辛苦。

4. 行为上的逃避倾向

成熟的人遇到困难能正视现实、直面挑战，根据自己的需要与所拥有的资源，结合外部条件，审时度势，不论成功或失败，都以平常心接受。不成熟的人倾向于用逃避的方式来应付生活中的困难与挑战。他们认为牺牲自己的欲望和需要，牺牲自己的见解与主张去服从他人是避免与他人发生冲突的最佳或最安全的办法。因此总是逃避自己内心的冲突、欲望和要求。也有的人逃避现实，与外界接触时表现为畏缩、紧张、呆板、胆怯、害怕受伤、行为生硬、怕引灾祸。还没行动就忧心忡忡、顾虑重重，唯恐失败引起他人不快；开始行动后谨小慎微、瞻前顾后、摇摆不定。逃避来源于不安全感和无能为力。这可能是体验者一生的危机。逃避的直接后果是失去及时解决危机的机会，从而失去了成长、成熟的机会。危机并没有解决，只是由于逃避，解决的时间被后移。

这些人似乎是生来就是背负重担、艰苦跋涉的苦行僧，有难以调和的心理冲突，还有易于引起冲突、主动“寻求”冲突的倾向，继而陷入激烈的矛盾中，处于多重束缚，前怕狼、后怕虎，左悬崖、右雷阵，深陷其中，难有作为。激烈的双趋冲突（鱼和熊掌想兼得）、双避冲突（前怕狼、后怕虎）或趋避冲突（火中取栗）使患者总是生活在患得患失中而犹疑不定、裹足不前，缺乏实际和有效的行动。

引发冲突的不单有外在的社会生活环境，更重要的还有内在的心理欲求。不少冲突是患者自编、自导、自演的剧目。评判事物往往是理性的、理想的、道德的、社会的或传统的，常忽略并压抑自己，置自己的喜好、需求、现实环境于不顾。从纵向看，是与现实、历史、未来的冲突。从横向看，是周围人和环境（文化、传统、道德、规则等）与自己的欲望需求的冲突。这样的人难以与周围人和环境、与自己协调。对自己的表现和成就不满，不接纳他人、环境和自身，生活在遗憾中，难以体验快乐。

以上四种习以成性的人格倾向常常导致个人生活与社会生活呈现出一种具有冲突倾向的关系模式。冲突是人如影随形的伴侣。冲突并不见得是坏事，因为有冲突，人生才会绚丽多彩，社会才会多姿多态。人在冲突中逐渐成熟，社会在冲突中不断进步。但严重持久的冲突可能带来不良的后果。普通人以经济方式维持心理平衡，凭直觉经验防范冲突，动员习得的应付手段化解冲突，摸索、总结成功经验。

（四）生理中介

1. 中枢神经递质系统

人体的神经系统由中枢神经系统和周围神经系统两大部分组成。中枢神经系统由端脑（大脑半球）、间脑、中脑、小脑、脑桥、延髓和脊髓等部分组成。周围神经系统分躯体神经和内脏（自主）神经系统两大类。

（1）大脑有运动区和感觉区，还有占整个皮质 4/5 的联系区。大脑一般可分为额叶、颞叶、顶枕颞叶联系区三大部分。联系区是人类大脑高度发展的综合区域，与创造性思维活动和行为有关。人类高度发达的心理活动，如智能、意志、情感活动由中央沟后半部分的两个联系区所控制，而高级情感与意志行为是由中央沟前面的额叶联系区所支配。人类大脑是一个极为复杂的功能体系。

（2）下丘脑-边缘系统：是神经反馈功能的物质基础。

①边缘系统：边缘系统主要与内脏功能、情绪行为反应、本能活动和记忆相关。边缘系统的情绪、内脏功能、本能活动等皆通过下丘脑来实现。

边缘系统有“乐趣”中枢和“苦痛”中枢。刺激“苦痛”中枢可使动物表现为犹如大难临头，表现恐惧、痛苦、逃遁、挣扎、反抗、狂怒等反应。刺激“苦痛”中枢持续 24 小时以上，可导致动物衰竭甚至死亡。“乐趣”与“痛苦”中枢不仅对决定生物的行为和动机有重要性，也对学习和记忆影响极大。

刺激边缘系统杏仁核可引起呼吸频率、节律及幅度的变化，动脉压的增高或下降，心率的增减，胃肠蠕动和内分泌的增减，排便和排尿，瞳孔大小变化，立毛，及某些腺垂体（垂体前叶）激素分泌。还可以引起不同类型的不随意运动，包括头部仅两眼转向刺激侧，咀嚼、舔舌和吞咽摸索等复杂的活动。也可以引起“苦痛”或“乐趣”反应。该区损毁后可使动物失去恐惧，攻击性降低，明显减少发怒，变得温顺驯服，改变饮食习性，性欲亢进。

刺激海马可以引起动物狂怒、不抵抗和性欲亢进。微弱的刺激可以引起癫痫发作，及嗅、视、听、幻觉等精神运动性效应。海马结构参与情绪反应和情绪控制，调节某些内脏活动，对脑干网状结构的上行激动系统有影响。切除双侧海马可产生严重的“新近记忆”紊乱。

②下丘脑：下丘脑只占脑的0.5%，却控制着机体的多种重要功能活动，比如调节内脏活动。下丘脑是内分泌与情绪行为之间维持平衡的中枢。其结构特点有二：一是神经细胞不多但联系广泛、复杂。二是除了普通神经元外，还含有特殊神经元，称为内分泌神经元。内分泌神经元既具有一般神经元的特点，又具有内分泌细胞合成激素的功能，其轴突不仅传导神经冲动，而且输送激素，激素由其轴突的末梢释放出来，再经血液循环送至靶器官。因此，下丘脑既是一个神经中枢，又是一个内分泌器官，可被视为神经系统控制内分泌系统的枢纽。

下丘脑与心身相关的生理功能是：a. 下丘脑自主神经功能：下丘脑（促肾上腺皮质激素）——血压上升、瞳孔扩大、寒战；穹窿周核——饥饿、血压上升、发怒；腹内侧核、乳头体——厌食；下丘脑外侧区——饥饿；背内侧核——接受大量内脏性冲动，可能和躯体及内脏的整合功能有关。旁室核——缩宫、水潴留；内侧视交叉前区——膀胱收缩、心率下降、血压下降；视交叉前区部下丘脑前部——体温调节、汗腺分泌、促甲状腺素抑制、心率变化；视交叉上核——水储存。b. 下丘脑内分泌系统的调节功能：下丘脑通过神经纤维和垂体门脉系统的体液联系，使垂体产生多种重要内分泌激素——生长激素、促肾上腺皮质激素、促甲状腺素、催乳素、抗利尿激素（加压素），对全身内分泌系统和靶器官进行内分泌激素的中枢性调节。c. 下丘脑的情绪行为反应：外侧核——兴奋、发怒、好斗等；内侧核旁脑室区以及中脑中央灰质——恐惧和自惩行为；内侧下丘脑的靠外侧部——性欲亢进、渴饮、贪食；双侧下丘脑外侧部——畏食；双侧下丘脑腹内侧区破坏——纵欲、贪食、躁动、狂怒。

（3）脑干网状结构和激活系统的功能：①对躯体运动的影响；②对自主神经和内分泌活动的影响；③对感觉冲动中枢传导的影响；④对睡眠、觉醒和意识的影响。

（4）自主神经系统的特征：①在一定程度上不受意识的直接控制；②自主神经支配的效应器在功能上有显著的相对节律性，去神经后可导致瘫痪和萎缩；③大多数脏器都受交感、副交感神经的双重支配，以保证脏器活动的节律性与平衡；环境急剧变化时，还可保证机体发生一系列应激性的内脏活动；④自主神经末梢的化学递质乙酰胆碱和去甲肾上腺素通常引起抑制和兴奋反应。自主神经的功能通过一系列内脏反射活动，管理和调整人体的重要生命活动。自主神经的活动是在皮质下中枢的调节下进行的。

（5）神经递质的分类：①胆碱类：乙酰胆碱；②单胺类：吲哚胺、5-羟色胺、儿茶酚胺、多巴胺、去甲肾上腺素；③组胺；④氨基酸类：γ-氨基丁酸、甘氨酸、谷氨酸、天冬氨酸；⑤肽类：P物质、前列腺素等。

2. 神经免疫系统

高等动物和人体内存在一个复杂的免疫系统。免疫是从研究人体抗感染及抗病原微生物的抵抗力开始的，目前免疫远远超过了单纯抗感染的狭隘范畴。免疫的概念是机体识别和排除抗原性异物的功能，及集体区分“自己”与“非己”成分，并能破坏和排斥“非己”成分，而对“自己”的成分则能形成免疫耐受，不发生排斥反应以维持机体的自身免疫稳定。

3. 神经内分泌系统和心身疾病

皮质醇释放激素抑制迷走神经传出功能，减少胃酸分泌，抑制胃蠕动，扩张胃容量并部分提高碳酸氢盐的分泌，有保护胃黏膜的作用，预防胃糜烂，减少胃溃疡发生的作用；而促甲状腺素释放激素则刺激胃酸分泌，增加胃溃疡的发生。

4. 神经免疫内分泌系统在心身疾病中的作用

心身疾病中介机制为四个方面：自主神经系统、神经递质系统、内分泌系统和免疫系统。这四个方面是相互联系和相互影响的，但最为重要的是免疫系统受其他三个方面的影响或制约：①很多免疫组织或器官由自主神经支配。主要为肾上腺素能和胆碱能神经，它们促进淋巴细胞的生长与释放，进入血液循环。②神经内分泌系统的三轴系统的多种激素对免疫系统有抑制效应，而神经内分泌系统对紧张刺激反应明显。③神经递质也对免疫系统施加影响，而且淋巴细胞膜上有β肾上腺素受体，所以神经递质通过一系列内转机制影响淋巴细胞的功能。这说明免疫系统是不少心身疾病发生机制的“最后通道”。

（1）抑郁症的神经内分泌免疫发生机制

抑郁症可能伴随 IL-1、IL-6、TNF 增加（在人类和实验性动物）。IL-1 在海马中的分布支持其对人的神经和精神表现的影响。向鼠脑注入 IL-1 可产生抑郁症或慢性应激所见的一些改变，包括：发热、睡眠障碍、体重减轻、食欲减退、快感缺失、认知和记忆损害、性欲缺乏以及下丘脑-垂体-肾上腺轴兴奋的一些改变，如精神动力的迟滞、衰弱、疲乏、倦怠、社交孤立、痛觉过敏，以及注意力不集中等。细胞因子可影响单胺神经递质代谢。抑郁症患者中趋炎细胞因子包括 IL-6 和快反应蛋白（如触珠蛋白、C 反应蛋白）的升高可导致 L-色氨酸含量下降，致使脑中 5-HT 水平下降。体外研究发现增加 IL-6 可降低色氨酸的含量，进而影响 5-HT 的合成。被认为是抑郁症起因的生物胺功能的紊乱可能是继发于这些细胞因子的改变。

细胞因子对 HPA 轴的作用：IL-1 通过下丘脑神经上调 HPA 轴激素，导致 HPA 轴激活、CRH 释放、交感神经系统兴奋。抑郁症患者的血浆中高 IL-6 含量与可的松水平的相关性提示 IL-6 对 HPA 轴的激活作用。IL-1 可通过直接抑制糖皮质激素受体表达及其功能而阻断糖皮质激素对效应组织的作用，因而通过损害其负反馈调节功能而使 HPA 轴功能亢进。

HPA 轴功能亢进与抑郁症的关系：海马是皮质醇在中枢的主要靶器官，并对 HPA 轴有负反馈作用。动物研究发现，过量的皮质醇可引起可逆的和不可逆的海马结构的改变（包括神经可塑性抑制和树突的萎缩及细胞凋亡，如齿状回颗粒细胞再生能力下降和CA3锥体细胞树突顶端萎缩）。人类研究发现抑郁症、双相障碍和库欣病以及接受大量皮质醇的个体都有海马功能失调所致的认知障碍。抑郁发作时的认知功能损伤在缓解期会有所改善，但一些抑郁或双相障碍患者在缓解期仍有持续的认知障碍。大量研究发现有HPA轴异常的患者更易产生认知障碍。

神经系统的可塑性：基础成熟的神经系统具有产生新的突起的能力和形成新的突触联系的能力。突起和突触细微结构一直处于可修饰状态并产生新的神经元。这种能力构成了神经系统可塑性的物质基础：可塑性、可变性、可修饰性。神经系统具有因应环境变化改变其结构与功能的能力。神经系统的可塑性就是指各种因素和条件经过一定的时间作用后所引起的神经系统结构与功能的变化。最新的观点认为，慢性应激伴随的持续性肾上腺皮质激素水平增高能引起海马等部位的神经结构改变，并导致抑郁症；而抗抑郁剂治疗能修复和逆转这些变化，并促进新的突触联系的建立（Reid等，2002)。抑郁症患者的前额叶、海马、纹状体等脑区明显异常，有效的药物及心理治疗能消除这些异常（Abou-Saleh，2002)。

（2）心理社会紧张刺激与中枢神经-内分泌-免疫系统相互作用致病的关系可用图3-1概括说明。

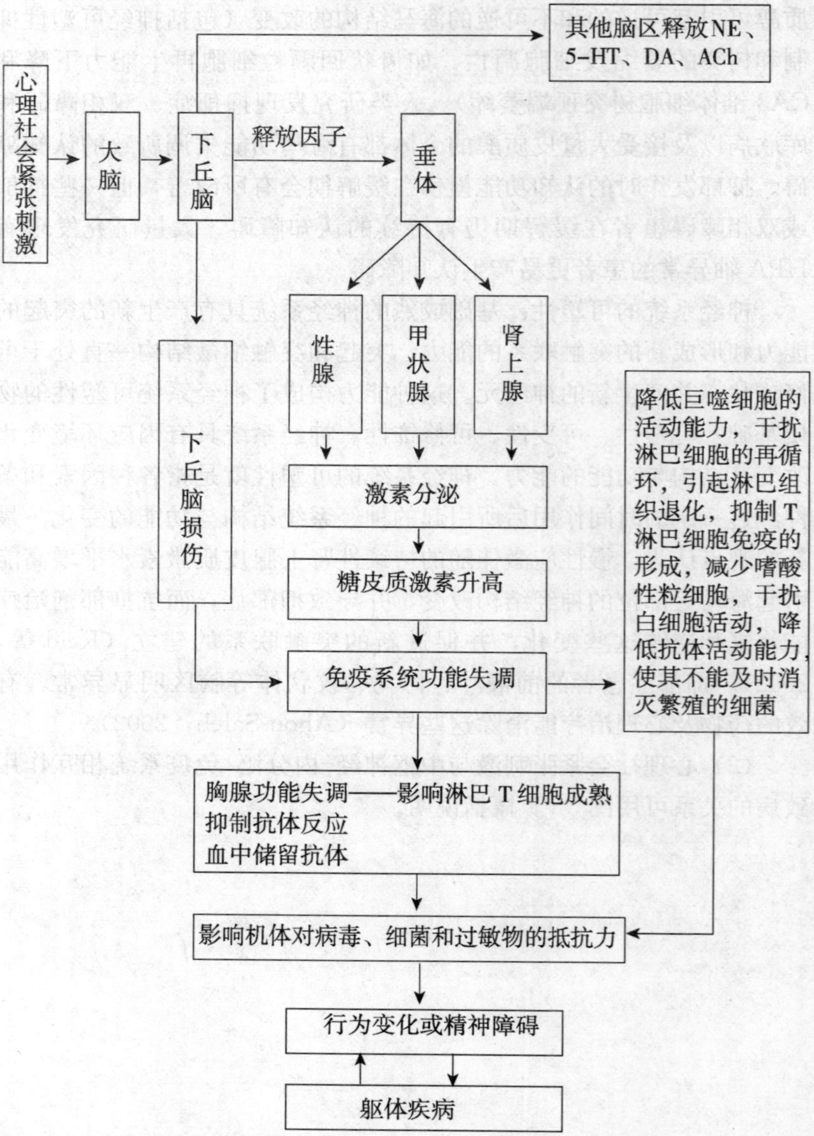

图3-1　心理社会因素与中枢神经-内分泌-免疫系统的相互作用致病关系图

第四章
心身疾病的分类及转归

一、中国的心身疾病分类

1. 心血管系统

冠心病、原发性高血压、急性心肌梗死、心源性猝死、二尖瓣脱垂症、雷诺病；

心绞痛、β受体高敏症、情绪性心律失常、神经性低血压、原发性循环动力过疲症、心脏性偏头痛、早期复极综合征；

血管神经症、功能性期前收缩、阵发性室性及室上性心动过速。

2. 消化系统

溃疡病、慢性胃炎、溃疡性结肠炎、慢性胰腺炎；

急性胃扩张、胃下垂、过敏性结肠炎、胃肠神经症、肠道激惹综合征、弥漫性食管痉挛、神经性呕吐、神经性厌食、神经性嗳气、癔球症、胆道功能障碍；

胃黏膜脱垂、慢性肝炎、肝硬化、胆石症与胆囊炎、慢性阑尾炎。

3. 呼吸系统

支气管哮喘；

过度通气综合征、神经性咳嗽。

4. 内分泌系统

糖尿病、甲状腺功能亢进症；

单纯性肥胖、心因性多饮、心因性多尿、多汗症；

库欣综合征、艾迪生病、单纯性甲状腺肿、甲状腺功能减退症、甲状腺结节。

5. 神经系统

偏头痛；

自主神经功能紊乱、眩晕症、紧张性头痛、脑血管功能障碍、面肌痉挛、书写痉挛、精神性头痛；坐骨神经痛、面神经麻痹。

癫痫、失神发作。

6. 内科其他系统

类风湿性关节炎、慢性风湿性关节炎、系统性红斑狼疮、痛风、过敏性紫癜、慢性感染和慢性炎症、慢性疼痛、慢性疲劳、非病理性虚弱现象、各种过敏、心因性反应、神经症。

7. 性与生殖

功能性不孕与不育、无菌性前列腺炎；

阳痿、性欲亢进、遗精、早泄、阴茎持续性勃起、性交疼痛、射精痛、不射精、阴缩症、性神经症、性精神病、性交失语；

性冷淡、性高潮缺乏、性厌恶、性病恐惧症、淫荡综合征、酒精性性功能损害、习惯性流产。

8. 妇产科

功能性子宫出血、月经失调、经前期紧张、心因性不孕、乳腺小叶增生；

原发性痛经、分娩痛、产后疼痛及产后综合征、闭经、无排卵周期症、外阴瘙痒症、妊娠呕吐、妊娠高血压综合征、心因性流产和早产、心因性胎儿窘迫、宫缩乏力、更年期综合征；

产后泌乳障碍、宫缩不良性产后大出血、急性外阴溃疡、绝经后综合征、绝育术后综合征。

9. 儿科

哮喘、儿童溃疡病、溃疡性结肠炎、儿童肥胖、神经性厌食；

神经性呕吐、遗尿、日间尿频、心因性发热、心因性呼吸困难、肠道功能紊乱；

小儿癫痫、口吃、夜惊、小儿神经症、多动症、嫌乳症、假性贫血、吸指癖、复发性脐疝痛。

10. 骨伤及外科

骨科及外科疼痛、肋软骨炎、骨质疏松、乳房病、肩手综合征、胆道系统疾病、多手术症、疑病症；

赔偿综合征、术后腹部神经症、术后肠粘连、术后精神障碍、全麻后心身障碍、假肢及器官移植后心身障碍。

全身恶性肿瘤，特别是胃癌、原发性肝癌、乳腺癌、食管癌和肺癌。

11. 皮肤科

神经性皮炎、银屑病、荨麻疹、精神性紫癜；

瘙痒症、多汗症、汗疱疹、扁平苔藓、人工皮炎、舌灼痛、拔毛癖、寄生虫妄想、皮痛症、痉挛性瘙痒症、梅毒恐惧症、神经性表皮剥蚀；

湿疹、斑秃、白癜风、结节性痒疹、渗出性盘状苔藓样皮病。

12. 眼科

原发性青光眼、中心性浆液性视网膜脉络膜炎；

眼肌疲劳症、眼睑痉挛、低眼压综合征；

白内障、眼睑下垂、视网膜剥离、癔症性失明。

13. 耳鼻喉科

梅尼埃病、常年性变应性鼻炎、慢性鼻窦炎；

突发性耳聋、神经性耳鸣、咽喉异感症、慢性咽炎、慢性喉炎；

慢性鼻出血、重听症、复发性口腔溃疡、慢性弥漫性外耳道炎、嗅觉异常、口吃、神经性失语、口腔扁平苔藓、慢性扁桃体炎。

14. 口腔科

口腔黏膜溃疡、复发性粘连性及更年期口腔炎、心因性牙痛、口腔神经痛、颚关节痛；

牙科术中和术后心身问题、牙周组织慢性炎症、慢性牙痛、口腔及齿龈异物感。

15. 神经症及部分精神病所表现出的心身障碍

神经症的躯体化；

部分精神病：反应性精神病、青春期精神病、更年期精神病。

16. 职业中毒性心身障碍

慢性重金属中毒、有机磷中毒，汽油、乙醇、甲醇中毒。

17. 与生活相关的心身障碍

工作心身病症：办公室自动化综合征、慢性疲劳综合征、办公室厌恶症、伏案综合征、职业坐姿病、信息过剩综合征、星期一反应症、周末反应症、过劳死；

生活心身病症：现代居室综合征、居室螨污染症、家具综合征、高楼综合征、都市化综合征、家用电器综合征、家庭主妇综合征、应酬反应。

18. 躯体疾病的身心障碍

各种躯体疾病通常可能出现的心理障碍。在临床中还要考虑的是患者的病理心理状态。

二、心身疾病的转归

一方面，辩证唯物主义认为，没有物质基础的疾病是不存在的。有组织、细胞甚至亚细胞结构不可逆的、可被检测到的形态学改变的疾病称为器质性疾病，其功能变化的物质基础易于理解。但心理精神疾病不能狭义地认为只有形态学变化才是疾病的物质基础。结构决定功能，机体的生理、生化或心理功能的变化是由于生物体内分子结构的改变，导致酶活性的变化、微量物质浓度的变化、电子的位移等物质运动变化的结果。

另一方面，躯体疾病与心理精神疾病并非截然对立的概念，两者的区分是相对的和有条件的。正如健康、亚（次）健康和疾病是一个无法分开的连续体一样，躯体和心理精神疾病中病理变化由轻到重程度不同的疾病，也构成了一个相互移行的连续谱。Spiro（1974）认为功能性消化不良、十二指肠炎、黏膜糜烂和十二指肠溃疡构成了一个病变逐渐加重的连续谱。因医学技术、观察方法和疾病进程的不同，躯体疾病与心理精神疾病的分界线并不是一成不变的。

随着医学技术的进步和人们认识水平的提高，一些原来认为是心理精神疾病（许多是病因未明的疾病）已找到明确的病因和病理变化，而被确定为器质性疾病。相反的事实也同时存在，“一朝被蛇咬，十年怕井绳”的恐怖症（怕蛇）可能源于被蛇咬伤；因食物中毒引起胃肠炎，后来患者可能患上神经性呕吐。即患者的症状原先有躯体疾病病因或形态学变化，后来同样的症状已无躯体形态学变化，躯体疾病就变成了心理精神疾病，如癌症患者因抑郁自杀。

最近，北京协和医院消化内科潘国宗教授等人历时 14 年，进行了肠易激综合征的流行病学调查，提出了诊断标准，发现了志贺菌为肠易激综合征（irritable boewl syndrome，IBS）的致病因素，证明了该病的神经免疫发病机制等。该研究开拓性地将微生物的致病作用与个体精神、神经、心理因素对疾病的影响统一研究，得到国际专家的高度评价。规范的流行病学调查发现，北京成人 IBS 患病率近 1%。他们发现肠志贺痢疾杆菌感染是国人 IBS 的致病因素，阐明了急性肠感染后是否发生 IBS，不仅取决于感染的强度和持续时间、人体的免疫状态，还要受个体精神、神经因素的调控，以及人的免疫与神经机制之间交互作用的影响。课题组发现细菌性痢疾和精神情绪是 IBS 的危险因素，并观察到患痢疾的病程越长，发生肠功能紊乱的危险度越高，揭示肠感染是通过启动免疫机制而引起 IBS。研究还发现，对 IBS 患者和志愿者施加同一种心理刺激，他们的直肠扩张感觉阈值显著不同，IBS 患者的内脏感觉要敏感得多。研究组对难治性 IBS 患者使用小剂量抗抑郁药物或心理认知疗法后，72%患者的症状得到缓解，他们的生活质量明显提高。

心身疾病是由心理社会因素为主要原因引起的躯体疾病。一般认为占全部疾病的 60%左右。

第五章
心身疾病的诊治思路

我们要用中医的原始、质朴、讲究整体、注重变化为特色的治未病和辨证施治的理念和西医的现代生物学手段和方法来研究亚健康以及慢性复杂性疾病，这是东西方两种认知力量的汇聚，是现代医学向更高境界提升和发展的一种必然性趋势。这种汇聚使中西医的内涵不断丰富和进步。

在哲学思想指导下的心身疾病诊治原则是：宏观审视，整体评估，以微观为基础，心身兼顾。其特点为：一个模式：中西医结合的整体医学模式。一条主线：在大脑皮质心理精神的主导下，中枢神经系统调控的躯体运动神经及自主神经支配的腺体组织器官系统。两个诊断：生物学诊断、心理学诊断。三个轴：下丘脑-垂体-肾上腺，下丘脑-垂体-内分泌腺，下丘脑-垂体-性腺。

现代医学发展总的趋势一方面是医学研究向微观深入，在多层次范围内展开，如量子—分子—亚细胞—组织—器官—系统—机体—群体—生态环境等，对医学的发展继续起主导作用。另一方面在高度分化的基础上呈现高度综合的趋势，并向整体化发展，重视生命科学的复杂性和整体性研究已成为新的发展趋势。

20 世纪初，俄国伟大的生理学家巴甫洛夫提出了著名的条件反射学说，他一生在血液循环、消化生理及高级神经活动三个方面对生理学作出了杰出贡献，是高级神经活动生理学的创始人。他发现了支配心脏的四种神经——减慢、加速、减弱和加强神经。他发现了“心理性分泌现象”，提出了条件反射的概念。条件反射的三个基本原则是：决定论原则、分析与综合统一原则、功能与结构统一原则。他把机体看成一个完整的系统，研究在环境条件下大脑皮质对机体的调控作用和对外界刺激信号的反应功能，揭示了条件反射形成的基本条件、方式和程序，以及中枢神经系统兴奋与抑制的基本过程。巴甫洛夫学说是生理学划时代的成就。他宣称人体是个整体，各部分是整体的一部分，整体没有某一部分，便是病态；部分离开整体，也无作用。

著名的英国神经生理学家、神经生理学创始人谢灵顿主要致力于脊髓生理研究，他逐渐形成了神经系统整合作用的重要概念。1906年他出版的《神经系统的整合作用》奠定了现代神经生理学基础。英国生理学家Langley于1898年首次提出自主神经的概念。自主神经系统是支配与调节内脏功能的自主神经装置，它与内分泌腺相互协调，共同调节机体的内环境。虽然自主神经系统在不受意识支配下能“自主”地调节内脏活动、平滑肌收缩和腺体分泌等功能，但实际上，自主神经系统的正常功能是在中枢神经系统的调控下完成的。

综上所述，我们清楚地看到心理精神与疾病（心身疾病）发生的关系：人的大脑是一个具有复杂关系的精细的神经结构，它能把各种感觉冲动作反复地联系和辨别，并善于将以往的活动痕迹应用到目前的反应上来。大脑的功能和结构异常可表现为精神、行为异常。高级神经活动整合下的神经系统和内分泌系统是人体实现心身统一和保持内外环境平衡的最重要的调节机制。人的思想情绪是一种心理反应形式，包括心境、激情和应激三种情绪状态。心身疾病的形成和维持与中枢和周围神经系统的一系列神经生理及免疫机制相关。系统地研究心身疾病的病因和发病机制，将为有效的治疗奠定理论基础。

从生理心理学的发展中，可以看到哲学观点起着重要的导向作用。整合论就是要用全局观点来整合技术还原论取得的微观成果，而不是抹杀或否定微观机制。人类对自身的认识经历了由人体整体至细胞分子，由宏观世界至微观世界领域的过程。越来越多的科学家认识到将复杂的生物现象还原成简单的组成部分（细胞或分子）就能充分解释生物现象的观点有失偏颇。

分子与整体、微观与宏观必须结合统一，这已显得日益重要和紧迫。生命科学也一样，仅是基因不能揭开生命之谜，生命是宏观的。心身疾病的诊断要点是：既要作生物学的诊断，又要作心理学的诊断，还要对躯体和精神相关的医学问题作出评估诊断。

心身疾病的相关诊断

法律要求举证倒置。医生要掌握好必要的检查，又要提高问诊水平，不断重视和综合考虑心理精神因素的作用。正确的诊断与对病情确切的评估是进行合理治疗的前提。在医学模式的转变中必须做到优化诊治，还需提高诊断的统一性。诊断标准需不断完善，需对疾病发生的病因多元化和多因素致病有更深刻的认识，需具备敏感性、有效性、统一性、可辨认性、可操作性。

1. 生物学诊断

基本方法：病史、物理检查、常规实验室检查及特殊检查。

2. 心理学诊断

广义的心理诊断既涉及临床心理学中的心理问题与心理障碍的诊断，也涉及临床精神病学的辅助诊断、疗效和预后评定问题。狭义的心理诊断则是专指临床心理学中对各类心理紊乱的定性区分与评估。严格地说，狭义的心理诊断更加确切。因为临床精神病学的诊断有自己的系统和一整套标准，可及时使用某些心理学方法取得某些结果。

3. 借鉴美国的五轴诊断

美国精神疾病分类（DSM－Ⅳ）的多轴分类中包括5个轴：轴Ⅰ：临床障碍；轴Ⅱ：人格障碍；轴Ⅲ：躯体情况；轴Ⅳ：心理社会和环境问题；轴Ⅴ：全面功能评估。在轴Ⅰ、轴Ⅱ、轴Ⅲ障碍之间作多轴区分并不意味着它们的概念有基本的差异，亦不意味着精神障碍与躯体因素或生物学因素无关，或躯体情况与行为因素或心理社会因素无关。区分躯体情况的目的是鼓励作全面评估及增进卫生工作者之间的交流。

4. 心身疾病诊治的临床决策

做出的临床决策应是人文文化与科学文化的协调统一；是东西文化兼容的统一；是以循证医学思维作指导兼顾并结合经验医学的优势。

第六章 心身疾病的生物医学诊断

一、搜集病史

除常规的姓名、性别、年龄、婚姻、个人史、家族史外，要特别注意心理学方面的内容，例如生活、学习、工作经历、兴趣、爱好、家庭、人际关系等。询问病史就是治疗的开始，应学会倾听并进行分析和引导。

二、体格检查

心、肾、肺、脑、肝等重要脏器都可产生心理活动的障碍。因此，必须详尽地进行体格检查以排除这些原发性疾病。

三、实验室检查

略。

第七章

心身疾病的心理学诊断

一、诊断方法和步骤

(一) 一般原则

1. 事先熟悉病史，掌握有关线索和询问重点，注意建立良好的医患关系。

2. 不轻易打断患者谈话，善于引导和启发。

3. 不过早评论患者谈话和给予说服指导。

4. 注意对不同对象采用不同的交谈方式。

(二) 检查项目

1. 一般表现：①接触情况：主动或被动，是否有礼貌和合作性，对周围环境态度，意识清晰度和障碍。②日常生活：包括外貌、衣着、修饰、清洁卫生、饮食、睡眠。与医生和病友的交际情况。女性经期。

2. 认知障碍：①感知障碍。②思维障碍。③记忆力。④智力：记忆力、注意力、计算力、定向力、理解力、判断力、成语解释和一般常识，必要时进行量表测查（如 MMSE）。⑤自知力。

3. 情感障碍。

4. 意志行为。

(三) 兴奋、木僵和不合作患者的精神检查

1. 一般外表：①意识状态。②姿势。③日常生活。

2. 言语。

3. 面部表情与情感反应。

4. 动作与行为。

二、心理分析

“心理诊断”这一概念虽然就内涵来说都是以观察法、会谈法、实验法、测量法获取临床资料，而后通过资料的分析与综合对当事人的心理过程和心理状态、智力水平及个性特征等作出判断，但它也只是供参考而不是精神病的诊断依据。只有临床心理学中为了心理咨询与治疗的目的对心理问题、心理障碍和边缘状态所进行的定性区分和判断才是以心理测评结果为依据的。由于“心理诊断”一词自身具有上述含混性质，也由于临床心理学中对当事人心理紊乱的定性区分更强调评估过程，所以近年来在临床心理学中又提出另一概念，即“心理评估—诊断”，或简称为“心理评估”。心理诊断更强调结果和确定性，它是相对静止和孤立意义上的概念；心理评估更强调过程，它是动态和变化意义上的概念。

人类群体中丝毫没有心理紊乱的人是少数，有精神疾病的人也是少数。从没有任何心理紊乱到患有精神疾病之间存在一个很广的过渡带。在这一过渡带中，人们经常发生心理问题和心理障碍，有的甚至达到精神病的边缘。为此，他们需要进行心身治疗，以平衡或矫正失常的心态与行为。人类群体中处在过渡带中的这些人便是心理诊断的对象，也就是说，这些求治的人首先要得到恰当的诊断。

心理诊断的任务是：正确区分正常精神活动和异常精神活动；寻找心理紊乱的原因。造成心理紊乱的原因形形色色，但按性质可分为社会原因、认知原因和生物学原因三类。临床上几乎看不到单因素致病的案例，但是，就造成心理紊乱来说，也不是各类原因同等地发生作用。为此，心理诊断工作就要在病因综合体中找出经常和起主要作用的原因，并且要对主要因素与从属因素的关系作出解释。

对心理紊乱状态作出分类诊断，临床上可把心理紊乱分为三大类：

第一类称为心理问题，系指近期发生的、内容尚未泛化和反应强度不甚剧烈的心理紊乱状态，主要为心境和情绪方面产生一定波动，思维却保持着严密的逻辑性，人格也十分完整。

第二类称为心理障碍，这是初始反应剧烈、持续时间久、内容充分泛化和自身难以克服的一种沉重的精神负担。这类心理紊乱患者不但在情绪方面波动较大，而且出现各种违反逻辑性思维或思维逻辑错误，由于长期的精神折磨，其人格也可能出现某些缺陷。

第三类称为心理疾病边缘，这是心理紊乱的严重状态。患者往往带有不甚典型的异常精神现象，如注意力涣散、好幻想、意志力减弱、自我评价过分偏离常态、社会交往和人格方面的改变等。

三、心理诊断的方法

心理诊断的直接目的是对心理紊乱的性质、程度和原因作出判断，而心理评估却是诊断的先决条件。只有通过全面的心理评估，才能够彻底了解患者的各种心态和个性特征，才能更有根据地确定患者心理紊乱的关键所在。

进行心理评估的途径和手段有以下几种：

（1）与患者本人或家属进行会晤——会谈法：会晤的交谈内容是十分广泛的，包括从患者的年龄到他对家庭成员的看法，从童年游戏到目前的职业，从婚姻状况到社交兴趣等。广泛的交谈是了解患者全面状况的重要途径。

（2）生活史的记录和资料收集——史料分析法：在通过生活史评估患者目前心理状况时应有重点，切实把握与患者目前生活有重要联系的生活史事实。由于个人生活史是由大量的生活活动组成的，所以无重点地考虑生活史往往会使我们牵强附会地把生活史中的某些事件与目前状况联系起来，从而在诊断时影响其准确性。

（3）测验与实验法：这是进行心理评估的重要手段，特别是把几种有用的测验首尾相接、有机地联系起来进行测试，这对于迅速了解患者的心理状况是很有帮助的，而且对于非专业人员来说，这类评估最令人信服。为此，测验是在世界各国应用最广泛的方法。测验和实验法可按其目的性分为以下几类：

认知能力类：包括各种智力测验和认知水平的测验。

情绪、情感类：包括各种个性量表和兴趣爱好测验等。

意志品质与个性类：包括各种个性量表和兴趣爱好测验等。

(4) 在现实活动中对患者的行为进行观察，并按等级量表给予评定。这种方法多半在住院患者和疗养时期的患者中最容易进行。这时可进行自然观察。对门诊咨询和治疗的患者，通常是在进行心理测验和谈话的同时，观察其行为表现，看其是否在回答和叙述某些问题时出现紧张或窘迫的表情与动作等。

(5) 产品分析法：由于人的劳动产品，特别是脑力劳动的产品，其自身都融汇了人的精神属性和特点，所以客观地分析其作品，可以洞察患者的内心世界，了解患者的情绪、愿望以及他们对世界的理解等，这类方法中以绘画和书写分析最为常用。

临床心理评估和诊断的方法各有优点和局限性。谈话法具有涉及内容广泛和形式灵活的优点，它获取的信息覆盖面较广，但由于它不是标准化方法，所以无法从量化的角度去分析患者的心理状态。试验和测验法是标准化的方法，以数据为依据，可以对所测定的心理活动作相对的定量分析，但由于测验的范围有限，实验条件控制较多，所以获取信息不够全面，甚至单就某种心理过程进行测定，可能会遗漏某些信息。行为观察和产品分析法都具有直观性和生动性的特点，但内在的精神活动和外部行为之间毕竟存在差异，因此也有缺陷。此外，分析者本身的洞察力和理论素养都会对这种方法带来影响。同时这和方法的掌握也是比较困难的。

第八章
中医关于心身疾病和亚健康的治疗方法

一、心身医学在中医中的渊源

在距今两千多年前，世界上第一部医学巨著《黄帝内经》中就有大量医学心理学思想的论述。心理学史家墨非（Murphy. G）认为："世界心理学的第一故乡是中国。"

《黄帝内经》中有五脏与五神的描述：心藏神（火），肺藏魄（金），肝藏魂（木），脾藏意（土），肾藏志（水）。

早期心身医学的身影：喜、怒、忧、思、悲、惊、恐——七情。过喜伤心，怒则伤肝，惊则伤肾，忧则伤肺，思则伤脾——七情所伤。悲哀忧愁则心动，心动则五脏六腑皆摇（病因）。木郁达之，火郁发之，土郁夺之，金郁泄之，水郁折之（治则）。形神合一与人体阴阳和调相互制约，人体五脏的功能活动相互滋生对立，人体与外界环境相对呈动态平衡统一。阴平阳秘，精神乃治。

源远流长的中医是中华民族几千年智慧的结晶，为中华民族的繁衍昌盛作出了巨大的贡献。21 世纪的中医学者有责任继承中医的理论，吸收当代最新的自然科学和社会科学的成果，解决威胁现代人类健康的主要疾病的防治问题，使中医随着时代的变化不断发展、创新、生生不息，将中医推向一个新的发展阶段。

二、关于中医的五个时代

在 5000 年的中医发展史中，大致可分为五个时代，即春秋战国的《黄帝内经》时代、《伤寒杂病论》时代、金元四大家时代、温病时代和21世纪的压力性疾病时代。

《黄帝内经》成书于春秋战国时期。《黄帝内经》奠定了中医学的理论基础，论述了精气学说、阴阳学说、五行学说、脏象学说以及病因病机、诊断治疗、预防养生等各个方面。春秋战国时期是中医发展史上的第一个时代，也是中医学的奠基时代。

东汉时期，伤寒病猖獗，张仲景在《黄帝内经》、《难经》理论的基础上，进一步总结了前人的医学成就，结合自己的临床经验，写成了《伤寒杂病论》。他创立了三阴三阳的伤寒病六经辨证方法。《伤寒杂病论》是中医中成功地运用辨证论治的第一部专书。

金元时期，战争频繁，社会动乱。运用经方已经不能完全治疗当时的疾病。所以刘完素、张子和、李东垣和朱丹溪在继承《黄帝内经》和《伤寒杂病论》的基础上，各自在泻火、攻下、补土、滋阴上进行了深入研究，形成了寒凉、攻下、补土、滋阴派四家，后人称为金元四大家。

进入清代，温病流行。叶天士、吴鞠通等人又创立了温病的卫气营血和三焦辨证。温病学说一直指导温病即传染病的诊断和治疗。

随着世界经济的发展、社会的进步和科学的日新月异，特别是我国进入快速发展时期，自然环境和社会环境发生了根本性的变化。市场经济竞争加剧，人际关系复杂，人们的情绪压力增大，压力性疾病即心身疾病越来越多，其数量超过了以往任何时期。因而造成情志致病即压力性疾病——心身疾病和亚健康状态成为新时代的主要研究对象。防治心身疾病成为医学发展的方向，因此中医心身医学应该成为21世纪新时代的主攻方向，21世纪则极可能成为中医学的第五个时代。赵志付引进了国外心身医学的方法和手段，初步完成了心身疾病和亚健康的刚柔辨证论治方法——两纲、四型、十六证候。临床验证疗效显著。

三、情志因素与心身疾病

如前所述，情志因素与心身疾病的关系在《黄帝内经》、《三因极——病证方论》中都有所阐述。清代王旭高专门论述了治肝三十法，并指出“肝病最杂”，“在杂症之中，肝病常居六七”。常见的心身疾病大部分是内科疾病。

四、心身疾病的刚柔辨证

中医心身医学的理论基础源于《黄帝内经》的“形神合一论”、“天人合一论”、“脏腑相关论”、“阴阳五行学说”。如《黄帝内经》所言：“主明则下安……主不明则十二官危，使道闭塞不通，形乃大伤。”“悲哀愁忧则心动，心动则五脏六腑皆摇。”精辟地阐述了心理对生理的影响。《黄帝内经》又指出：“人之有生也，有阴有阳，有短有长，有柔有刚。”因此中医的心理生理又具有阴阳刚柔对立统一的特点，笔者将其归纳为“中医刚柔心身论”（刚柔心理生理学说）。关于病因的认识，《黄帝内经》的正（内因）、邪（外因）学说与现代心身医学认识一致。内因包括了先天禀赋、气质、体质。外因有七情、六淫和饮食劳逸等，包括了心理、社会、生物、生活方式、行为诸多应激因素。调查内因可以找出心理素质和生理素质的虚弱所在，即正气虚的表现。调查外因则可找出心理、社会、生物、行为诸多致病因素，即邪气实的表现。

1. 中医心身疾病的病机研究

赵志付根据国内外的资料并结合临床实践，继承先师著名中医专家董建华教授和欧阳琦教授的学术思想与学术经验，认为：心身疾病发病后首先伤肝，后波及心、脾、肺，日久及肾。初期多为肝脾同病、肝心同病、肝肺同病，后期多为肝肾阴虚或肝脾肾的阳虚，末期阴竭、阳亡、阴阳离绝而终。病性为刚柔不能相济，而致疏泄失职，气滞血瘀，痰阻湿困或气逆化火，火热伤阴，升降失司，日久由实转虚，脾虚肝郁或肾虚肝旺，极少纯虚证。

心身疾病经过及时合理的治疗，多有较好的疗效，但容易因情志因素复发。少数患者因治疗不当，可由实转虚，最后阴亡或阳亡而终。另有少数患者可因剧烈的情志刺激、气血暴逆或气血暴脱，精去神亡。

关于中医心身疾病的诊断研究，我们应继承传统的四诊进行辨病和辨证，再吸收现代心身医学的心理诊断和躯体诊断两部分内容，从而为中医心身疾病的治疗建立客观依据。

中医心身疾病的治疗历来强调“先治其心，而后医其身”。在此我们将近十多年来中医心身治疗方法归纳为9种，即中医心理治疗、中医行为矫正治疗、中医心理药物治疗、辨证治疗、食物疗法、针灸治疗、推拿疗法、道家松静疗法、药枕浴足疗法。

2. 心身疾病的刚柔辨证

心身疾病与温病不同，温邪上受首先犯肺，心身疾病首先伤肝。根据人的气质的阳刚和阴柔的属性不同，导致肝疏泄不及或太过。

素体阳刚，七情过极，则出现疏泄太过的阳亢阴虚的肝旺证候，我们称之为刚证。

素体阴柔，七情过极，则出现疏泄不及、肝郁气滞、血瘀湿困的肝郁证候，我们称之为柔证。

临床发现心身疾病的病机主要为肝疏泄太过与不及引起的机体刚柔的不能相济，表现为气血阴阳失调。病机演化为“情志刺激，首先伤肝，刚者及心，柔及脾肺，终必及肾”。

治疗应柔以制刚，刚以制柔。

采用刚柔辨证论治方法，具体为肝疏泄太过而致刚证者用柔肝法，抑制其疏泄；肝疏泄不及而致柔证者，用刚法以疏肝，增强其疏泄，即《黄帝内经》所说：“用辛补之，用酸泻之。”逐渐形成了心身疾病刚柔辨证论治假说。

关于刚柔证候的治疗方药，根据《素问·阴阳应象大论》所说：“审其阴阳，以辨柔刚，阳病治阴，阴病治阳，定其血气，各守其乡，血实宜决之，气虚宜掣引之。”

心身疾病刚证、柔证辨证论治

↓

心理社会压力、情志刺激

↓

首先伤肝

↙　↘

	素体性急，阳刚疏泻太过——肝旺——刚证	素体性缓，阴柔疏泻不及——肝郁——柔证
实证	肝气上逆——抑肝降逆 肝火上炎——泻肝降火 心肝火旺——泻肝清心 心肝火旺、痰瘀互结——泄肝清心、化瘀活血	肝郁气滞——疏肝理气 肝郁血瘀——疏肝活血 肝郁脾困——疏肝理脾 肝郁痰湿阻肺——疏肝理肺化痰
虚证	心肝阴虚——柔肝养心 肝肾阴虚、肝阳上亢——滋阴平肝潜阳 肝肾阴虚风动——滋补肝肾熄风 阴损及阳——滋阴助阳	肝郁脾虚——疏肝健脾 心肝气虚——补肝养心 脾肾阳虚——温补脾肾 阳损及阴——补阳助阴
结局	阴亡阳亡	阳亡阴亡

（1）心身疾病的刚证治疗：

实证：心身疾病刚证中的实证是由于肝气上逆、化火进而生痰成瘀的证候。

虚证：刚证中的虚证是实证日久热邪伤阴导致的阴虚内热而血瘀。

（2）心身疾病的柔证治疗：

实证：心身疾病中的柔证中的实证是由于肝气疏泄不及而郁结导致肝郁气滞、血瘀痰阻、湿困寒凝的证候。

虚证：柔证中的虚证是由于肝气疏泄不及日久气虚阳虚而导致的血瘀的证候。

第九章
心身疾病的药物治疗

脑是一个极其复杂又高度统一的器官。亿万个神经元以神经化学物质传递的方式相互作用，共同维持着大脑功能。大脑又与神经内分泌系统和免疫系统相互作用，共同维持机体内环境的稳定性，并对外环境作出相应的反应，从而维持正常的躯体和精神状态。

在大脑皮质的调节下，通过下丘脑、脑干、脊髓侧角内的中枢自主神经系统经交感和副交感神经节及节后纤维组成的周围自主神经系统，支配内脏平滑肌和内分泌腺体，对立统一地调节机体的体温、循环、呼吸、消化、排泄和生殖系统，保障生命基本体征和重要活动的顺利进行。一种神经元细胞可以有两种或更多种神经递质共存。部分中枢神经递质系统的特点是：

一、神经递质系统

（一）去甲肾上腺素（NE）系统

1. 中枢 NE 的神经通路

NE 的轴索起源于桥脑和延髓的网状结构，包括蓝斑、腹侧被盖、孤束核等处的细胞，在蓝斑、腹侧被盖，NE 细胞的特点是轴索高度并行。这两处细胞发出的末梢都止于脑干和下丘脑。许多 NE 细胞起源于中枢而止于小血管，提示 NE 对脑血管有调节作用。

2. 肾上腺素能受体有 α、β 两型

激活 α 受体，使中枢和周围 NE 的功能下降；激活 β 受体，产生一系列细胞特异性反应。

（二）5-羟色胺系统

1. 5-羟色胺系统能神经元通路

主要集中在中脑下部、脑桥上部和延髓的中缝核，γ-氨基丁酸（GABA）、P物质、脑啡肽、促甲状腺素释放激素（TRH）常与5-羟色胺共存于中缝核，可能与5-羟色胺同时释放。

2. 5-羟色胺受体

人类有7种类型，即$5-HT_1$～$5-HT_7$受体，$5-HT_{1R}$细分为$5-HT_{1A}$～$5-HT_{1F}$ 6种受体。

$5-HT_{1A}$受体分布于额叶皮质、海马、外侧隔、中缝背核、脊髓前角等脑区，与焦虑、酒精依赖、冲动行为、心境障碍、精神分裂症有关。

$5-HT_{1B}$受体是位于突触前的自身受体，主要调控5-HT的合成与释放。

$5-HT_{1C}$受体主要分布在脑室的脉络丛、丘脑下核、黑质、中缝核、网状核和蓝斑等脑区。麦角酸二乙酰胺（LSD）与其有较高的亲和力，能产生幻觉与其他知觉障碍。

$5-HT_{1D}$受体主要分布于基底节及新皮质区。舒马曲坦为其选择性激动剂，可用于治疗偏头痛。

$5-HT_{1E}$弥散分布于大脑皮质。

$5-HT_{1F}$受体主要分布于大脑前额的大锥体细胞，其次分布于感觉运动区、海马、新皮质中缝背核等脑区。$5-HT_{1E}$、$5-HT_{1F}$受体与精神障碍的关系尚不清楚。

$5-HT_2$受体主要分布于带状核、嗅结节、新皮质等脑区。$5-HT_{2A}$受体参与神经内分泌的功能，如β-内啡肽、皮质酮和促黄体素的释放、强化学习与记忆过程等精神活动。$5-HT_{2A}$受体与5-HT综合征关系密切。

$5-HT_3$受体分布广泛，分布于皮质、海马、尾状核、下丘脑、小脑等部位，与焦虑和呕吐等症状有关。作用于中枢的$5-HT_3$受体拮抗剂有抗焦虑作用。

$5-HT_4$受体主要分布于大脑皮质、丘脑、下丘脑等，它对5-HT的亲和力不高。

$5-HT_5$受体又分为$5-HT_{5A}$和$5-HT_{5B}$受体，主要分布于大脑皮质、海马、松果体、中缝背核等脑区。对5-HT的亲和力不高，但对麦角胺类药物有高度亲和力。

$5-HT_6$ 受体在脑内主要分布于纹状体，其次为嗅球、大脑皮质、海马等脑区。与氯氮平、阿莫西平、氯丙咪嗪有高度亲和力，与 5-HT 亲和力不高。

$5-HT_7$ 受体与神经精神系统关系不明。

3. 功能

（1）5-HT 对维持正常精神活动有重要作用。抑郁障碍、强迫障碍、广泛性焦虑障碍和惊恐障碍以及进食障碍与中枢某些通路 5-HT 功能不足有关，而精神分裂症则可能与中脑边缘系统和前额叶 5-HT 某些亚型受体系统的功能过高或过低，导致 5-HT 系统功能失衡有关。

（2）抗焦虑药丁螺环酮、依普沙隆等药物共同的代谢产物 1-(2-嘧啶基）哌嗪是抗焦虑母体药的主要成分。这些抗焦虑药并非通过苯二氮䓬或 GABA 受体起作用，而是与 $5-HT_{1A}$ 受体有高度亲和力，对突触前 $5-HT_{1A}$ 受体为激动剂，而对突触后 $5-HT_{1A}$ 受体为拮抗剂。

长期抗抑郁药治疗可引起突触后 $5-HT_{1A}$ 受体敏感性升高，突触前 $5-HT_{1A}$ 受体敏感性降低。长期抑郁者的 $5-HT_2$ 受体异常，往往其密度升高而对 5-HT 的反应降低。有学者指出，强迫障碍与 $5-HT_1$ 受体超敏有关，5-HT 摄取剂如氯丙咪嗪能降低 5-HT 受体的密度，可能与其作用机制有关。

（3）睡眠：脑内 5-HT 为抑制性递质，对大脑有促眠效应。在人类主要影响快动眼睡眠，抑制 5-HT 生成或阻断 5-HT 受体，主要减少快波睡眠。

（4）痛觉：中枢 5-HT 有提高痛阈的作用。

（5）对激素的影响：静脉注射 5-羟色胺酸（5-HTP）可刺激 ACTH 分泌。反之，ACTH 大量输注也可以加速神经细胞内 5-HT 的更新，这可能是垂体和下丘脑之间短反馈产生的效应。此外，对中枢给予 5-HT 可促进生长激素的分泌，抑制促黄体素的分泌和促进催乳素的分泌。这种现象可能与 5-HT 抑制下丘脑促黄体素释放因子和催乳素释放因子的分泌有关。兴奋脑内 5-HT 药物可提高血清皮质醇、ACTH 的水平。$5-HT_{1A}$、$5-HT_{2A}$ 和 5-

HT_{2C}受体兴奋时还可以引起催乳素的释放。值得注意的是，5 - HT对内分泌活动的影响结果存在诸多矛盾的资料。

(6) 进食行为：5 - HT 可减少食欲，如 5 - HT 释放剂与 5 - HT 再摄取抑制剂均可以通过兴奋 5 - HT 能神经元特异性地增强饱食感，减少摄食次数。

(7) 5 - HT 和精神药理基础

5 - HT 低下假说：5 - HT 释放增加改善焦虑。

5 - HT 亢盛假说：高效价苯二氮䓬类药物立即抑制 5 - HT 更新，故起效快。

海马的 5 - HT_{1A}受体有抗焦虑，选择性 5 - HT 再摄取抑制剂 (SSRI) 和丁螺环酮、坦度螺酮促进 5 - HT_{1A}能受体，故可缓解焦虑、抑郁。

杏仁核的 5 - HT_{2A}受体抗焦虑。

(8) 兴奋或阻断 5 - HT 受体不同亚型引起不同的临床效应

5 - HT_1 受体兴奋：抗焦虑，抗抑郁，头晕。

5 - HT_2 受体兴奋：性功能障碍，焦虑不安，激越，失眠。

5 - HT_2 受体阻断：缓解抑郁，减轻焦虑，防止头痛，体重增加，改善睡眠。

5 - HT_3 受体兴奋：恶心，呕吐，头痛。

5 - HT_3 受体阻断：减轻焦虑，减少恶心，增强记忆。

(三) 多巴胺 (DA) 能系统

1. 中枢 DA 的神经通路

(1) 黑质纹状体系统：起源于黑质，主要向纹状体背部投射，这一投射与机体的运动功能关系密切。除含有多巴胺外，还含有另外的垂体递质，如胆囊收缩素 (CCK) 和神经降压素。新边缘系统起源于大脑脚腹侧被盖区的细胞群，向纹状体的腹侧投射，并有部分细胞发出纤维达到杏仁核、侧隔区、梨状皮质、内嗅区和额叶皮质。此投射系统与人类情感活动的关系比较密切。

(2) 漏斗结节系统：包括下丘脑正中隆起的弓状核、室旁核和下丘脑核的细胞，投射到漏斗和垂体中后部。此系统主要与神经内分泌功能关系密切。

(3) 间脑脊髓系统：神经元位于下丘脑的后部，发出神经纤维下行至脊髓的背角和中间侧索的细胞。

2. DA 能受体：

依据对腺苷酸环化酶（AC）活性影响的差别分成 D_1 类受体和 D_2 类受体。D_1 家族通过激活 Gs 进一步激活腺苷酸环化酶。D_1 受体的基因位于第 5 号染色体，通过激活 AC 活性而行使其功能。D_2 类受体可抑制或不影响 AC 活性。D_1 类受体家族又分成 D_1 和 D_5 受体。在脑组织内，尾状核、纹状体及嗅球 D_1 受体表达最高。D_5 受体也是通过激活 AC 而行使功能，主要分布在大脑边缘系统、嗅球、前额叶皮质、下丘脑和纹状体部位，在海马尾状核团的 γ-氨基丁酸能神经元内也有表达，其选择性激动剂与拮抗剂和 D_1 受体相同。D_2 类受体家族又分成 D_2、D_3、D_4 受体。通过 Gi 与腺苷酸环化酶呈负性偶联。D_2 受体主要在突触后膜分布，D_2 受体兴奋可减少 DA 释放，减少躯体运动，D_1 受体可增强 D_2 受体的此功能。D_2 受体在脑内表达最高的区域是尾状核、豆状核、伏隔核、嗅球与黑质的 DA 能胞体内。精神分裂症患者尸脑纹状体 D_2 含量增高。人的 D_3 受体主要分布在端脑、伏隔核、Calleja 岛，以及嗅球、海马、乳头体等边缘系统与下丘脑，少量存在于纹状体与大脑皮质的某些区域。目前认为 D_3 受体可能参与调节 DA 能系统对思维和情绪的控制，第一代与第二代精神病药均可影响 D_3 受体的表达。D_4 受体主要分布于额叶皮质、中脑、杏仁核和延髓，其次存在于纹状体和嗅球。D_4 受体兴奋可抑制 AC 活性，使 cAMP 生成减少，在抑制 Ca^{2+} 通道的同时激活 K^+ 通道。精神分裂症患者脑壳核组织中 DA 受体密度是正常人的 6 倍。精神分裂症患者脑壳核组织中 DA 受体密度增高，占 DA 受体总量的 40%，大大超过正常人 10% 的比例。

3. DA 转运泵（DAT）

主要功能表现为将释放到突触间隙的 DA 重新摄取到突触前膜而终止其生物活性。它也是多种精神药物和神经毒素进入神经元内的一种载体分子。DAT 是调节和维持 DA 神经递质最重要的因子，持续地灭活 DA 能神经递质，无法通过受体或 DA 合成的下调来代偿。临床检测 DAT 具有诊断帕金森病（Parkinson's disease，PD）的价值。PD 患者基底节区的 DAT 较正常人低下。

4. 中枢多巴胺的功能

（1）影响情绪和行为。中脑-大脑皮质、中脑-边缘系统的 DA 通路与人类的精神和情绪活动关系密切。服用多巴胺前体左旋多巴可使脑内 DA 增加，能取消利舍平引起的镇静作用和改善抑郁症状；α-甲基酪氨酸可抑制 DA 和 NE 合成，对人产生镇静效果，有时可导致抑郁；苯丙胺可使精神病患者加重幻觉、妄想、情感障碍；抗精神病药可降低脑内 DA 的活性。

（2）疼痛与镇痛：增强脑中 DA 能系统活动的药物都能明显地对抗吗啡镇痛，而减弱脑中 DA 能系统活动中的药物都能增强吗啡镇痛。

（3）调节躯体运动：DA 是锥体系统中的重要神经递质，中枢 DA 能系统尤其是黑质-纹状体，在躯体运动中起关键作用，如果 DA 能损害则呈现木僵状态，拒饮拒食，乃至死亡。

（4）调节下丘脑-垂体内分泌功能：向第三脑室注射微量 DA，结果使垂体的促黄体素（LH）和促卵泡素（FSH）分泌增加，催乳素分泌受抑制，促进人的性行为与排卵的发生。长期服用 DA 受体阻断剂氯丙嗪等药物后，可出现泌乳现象，利舍平可耗竭儿茶酚胺，或用甲基多巴抑制 DA 合成也可诱发产生高催乳素血症，提示 DA 有强力性抑制催乳素分泌的功能。DA 能纤维进入垂体中叶、后叶，通过 D_2 受体促进 α-促黑激素和 β-内啡肽释放加快。DA 激动剂左旋 DA 均可降低人血浆 PRL 水平。

（5）DA 亢进对神经-精神功能的损害：DA 在氧化过程中可产生自由基。当脑内还原型谷胱苷肽（GSH）系统缺乏、铁含量增多时，致自由基聚集，引起神经元变性、坏死，因此用左旋多巴治疗帕金森病时，毒性自由基产生增加，加速 DA 神经元变性。所以，在使用此药抗帕金森病时要使剂量既能改善临床症状及生存质量，又能避免多巴胺代谢产生的毒性自由基对黑质神经元的损伤。

（四）乙酰胆碱（ACh）能系统

脑中许多神经元之间由乙酰胆碱构成胆碱能系统，ACh 也是运动神经、自主神经系统中的节前纤维和副交感神经节后纤维的兴奋性递质，以 ACh 为递质的神经总称为胆碱能神经。

1. 中枢乙酰胆碱神经通路

脑区 ACh 最富集的部位分别是纹状体及脊髓腹角。大脑皮质的 ACh 由传入同路的神经末梢释放，主要存在于突触小体内。ACh 通路主要起兴奋性（慢）效应，涉及毒蕈碱受体。脑中的 ACh 主要通路为：①基底前脑胆碱能通路：包括中隔核、卧核、顶核、斜束的水平支、视前区的腹侧、视前大细胞核、红核、底核和豆状袢核。这一系统的胆碱能神经元发出广泛的神经纤维，向大脑皮质、海马、嗅球、杏仁核以及脑干的缰核和脚间核投射。此外，纹状体内在神经元之间有 ACh 通路。②背盖-脑干通路：从楔状核、旁臂核、脑桥和延髓的背盖区有胆碱能纤维向脑干网状结构、丘脑和下丘脑投射。③胆碱能的脑区内环路除以上放射状投射外，胆碱能神经元还有一些区域内的环路，存在于皮质、嗅结节和视网膜。

2. 胆碱能受体

按不同的激动剂和阻断剂效应分为毒蕈碱（M）受体和烟碱（N）受体。

（1）M 受体：M 受体分 M_1、M_2、M_3、M_4 和 M_5。脑中 M_1 受体占 M 受体的 50%～80%，M_2 和 M_3 在神经组织分布较少。M 受体为糖蛋白，与激动剂（毒蕈碱、毛果芸香碱、槟榔碱、氧化震颤素等）或拮抗剂（阿托品、东莨菪碱等）结合后产生不同效应。M 受体在神经组织内分布十分广泛，既存在于胆碱能神经元的胞体和树突上，也存在于非胆碱能神经元的胞体和轴突终端部位。M 乙酰胆碱兴奋性受体主要位于大脑皮质深部的锥体细胞，此外，尾核头部、海马、丘脑腹侧核、中脑、脑桥、延髓等脑区也分布着 M 乙酰胆碱受体。M 乙酰胆碱抑制性受体位于大脑皮质浅表神经元，又能高度自发放电，被视为 M 受体抑制性神经元。此外，大脑皮质的感觉运动区、听区、视区的锥体细胞、下丘脑、脑桥、延髓也都有抑制性 M 乙酰胆碱受体。目前已知一个神经元可同时拥有 M 受体和 N 受体，如下丘脑神经分泌细胞同时具备 N 胆碱兴奋性受体和M胆碱抑制性受体。

（2）N受体：由于中枢神经元的N受体与自主神经节、神经-骨骼肌接头的烟碱受体均受烟碱作用，故统称为烟碱受体，分为周围神经受体（又分骨骼肌N受体及神经节N受体）和中枢神经受体［包括中枢神经元N受体及α-BGT（$α_1$-银环蛇毒/烟碱结合蛋白］。

N受体直接控制离子通道的开启和关闭，通过改变细胞膜的离子通透性而介导快速信号传递。

3. ACh的作用

（1）精神活动：胆碱能中间神经元兴奋轴突后GABA神经元，后者对苍白球有抑制作用，胆碱能神经活性亢奋可使正常人产生抑郁情绪。海马胆碱能系统兴奋是学习、记忆和意识的基础之一。大脑皮质感觉区也含M_1受体，是清醒-睡眠周期密切相关的部位，大剂量M受体拮抗剂东莨菪碱可导致麻醉，这是抑制大脑皮质和海马M受体功能的结果。ACh在行为、脑电活动、摄食、饮水、体温与血压调节中枢也有一定作用。

（2）感觉功能：感觉特异投射系统有三级神经元，其第二、第三级神经元为胆碱能神经元。

（3）运动功能：锥体外系运动的高级中枢在纹状体，内含M胆碱能中间神经元，它既受黑质-纹状体DA抑制性调控，又接受丘脑中央内核的胆碱能神经末梢和大脑皮质运动区谷氨酸能神经末梢的兴奋性信息。此中间神经元与人类的僵人综合征和帕金森病关系密切。

（五）γ-氨基丁酸（GABA）能系统

1. GABA在脑内的分布

中枢氨基酸能神经占70%～80%，抑制性氨基酸以GABA最重要，其他还有甘氨酸、β-丙氨酸和牛磺酸等。谷氨酸和天冬氨酸是主要的兴奋性神经递质。氨基酸类神经递质在脑组织中的含量通常为单胺类神经递质的1000倍。GABA在黑质含量最高，其次为苍白球、下丘脑、四叠体、纹状体和舌下神经。

2. 神经通路

GABA 能神经元仅少部分从一个脑区发出投射到另一个神经元，大部分为中间神经元，可直接从胞质释放到突出间隙，向附近的神经元扩散其抑制作用。有的脑区内或脑区间存在少量 GABA 能投射神经元的轴突终扣，与其他非 GABA 能神经元终末围绕、穿插，起突触后的抑制性调控作用。部分 GABA 能神经元终扣与突触前终末形成轴-轴突触，产生突触前抑制作用。中间 GABA 能神经通路有 4 条，如新皮质、嗅皮质、嗅球的 GABA 阳性终扣几乎围绕着锥体细胞。大多数非锥体细胞是 GABA 能神经元，绝大多数（90%～95%）含神经肽的中间神经元也都属于 GABA 能，这些 GABA 能神经元在运动调控中可能具有重要作用。

3. GABA 的受体

GABA 受体有 GABA－A 和 GABA－B。GABA－A 受体分布于整个脑中。地西泮激活 GABA－A 受体的 BZ 识别位点，产生强的对抗兴奋作用。还有抗癫痫药和巴比妥类药物的作用位点产生抗焦虑、镇静及抗惊厥作用。GABA－B 受体存在于整个神经系统。中枢肌肉松弛剂巴氯芬为 GABA－B 受体的特异性激动剂。γ-羟基丁酸为一种 GABA 代谢产物，能激活突触后 GABA－B 受体，激活钾电流，转而产生低阈钙电流，引发节律性爆发放电，产生皮质双侧同步低频棘-慢综合波，引起失神癫痫发作。

4. GABA 的功能

（1）抗焦虑作用：地西泮受体激动剂和巴比妥类药物均可产生抗焦虑作用。由于 GABA 受体与抗焦虑药物受体在空间构象上的密切关系，焦虑障碍被推测与内源性 BZ 受体激动剂功能不足有关。

（2）致焦虑肽（DBI）和 GABA－A 受体：DBI 存在于小脑、杏仁核、海马、皮质、纹状体等脑区。DBI 下调 GABA－A 受体，GABA－A 受体与配基结合减少而致焦虑，而地西泮类则使GABA－A 受体数目上调，致 GABA－A 受体与配基结合增多而抗焦虑。

（3）GABA 可能对下丘脑摄食中枢有抑制作用。

（六）谷氨酸能系统

1. 谷氨酸在中枢的分布

谷氨酸被称为兴奋性神经递质或兴奋性氨基酸，在脑内分布很广泛。以大脑皮质含量最高，其次为小脑和纹状体，再次为延髓和脑桥。在脊髓的含量明显低于在大脑的含量，其中在背根的含量高于腹根。

2. 兴奋性氨基酸递质的受体

①脑内有数种兴奋性氨基酸受体。②所有兴奋性氨基酸受体被其配基激活后除了产生兴奋作用以外，过度激活后还能产生毒性作用。

二、神经精神系统药理学的基本概念

心理精神障碍主要是由神经精神系统内递质和受体的功能混乱引起的。治疗心身疾病的这类药物针对的靶器官就是神经精神系统。有些药物针对的靶症状就是各内脏的自主神经症状。药物主要通过中枢递质和受体起作用。

三、合理使用药物

常用抗抑郁药物的选用原则

（一）药物的选用

1. 常用抗抑郁药分类

三环类抗抑郁药：阿米替林、多塞平；四环类抗抑郁药：马普替林；单胺氧化酶抑制剂（MAOIs）：司来吉林；选择性 5 - HT 再摄取抑制剂（SSRIs）：氟西汀、舍曲林、帕罗西汀、氟伏沙明、西酞普兰、艾司西酞普兰；5 - HT 和 NA 再摄取抑制剂（SNRIs）：万拉法新、欣百达；5 - HT 拮抗剂和 5 - HT 再摄取抑制剂（SA-RI）曲唑酮；NA 类抗抑郁剂（NASSA）米氮平；5 - HT 再摄取促进剂（SSRE 或 SSRA）达体朗；其他：氟哌噻吨美利（黛力新）；植物、中药：路优泰、疏肝解郁颗粒、乌灵胶囊等。

2. 常用抗焦虑药物

地西泮、艾司唑仑、氯硝西泮、劳拉西泮、阿普唑仑、咪达唑仑、丁螺环酮、坦度螺酮。

抗躁狂和其他精神症状药物：卡马西平、丙戊酸钠、氯丙嗪、奋乃静、氟哌啶醇、舒必利、氯氮平、喹硫平、再普乐、利培酮片、卓乐定、阿立哌唑。

3. 非典型抗精神病药物

抗抑郁剂加增效剂［氟西汀加奥氮平，帕罗西丁加喹硫平，利培酮（维思通）加喜普妙］可改善抑郁情绪、降低疼痛阈值、改变躯体化强迫观念。

非典型抗精神病药的应用：快速镇静效果；抗难治效果；抗抑郁增效作用；抗强迫增效作用；心境稳定作用。缺点：体重增加、血糖升高、血脂异常。

非典型抗精神病药的最佳适应证：首发病例；兴奋激越为主要表现者；阳性、阴性症状为主要表现者；伴抑郁症状；强迫症状者；难治性病例。伴认知功能损害者（脑器质性或躯体疾病所致精神障碍）；老年期患者；症状缓解期和慢性阶段的维持治疗。

（二）基本治疗原则

抑郁症状完全缓解，达到临床治愈，恢复病前职业和社会心理功能，减少或预防复燃与复发。药物治疗是目前抑郁症治疗的主流方法；治疗越早，效果越好；70%以上的患者治疗有效，但充分的疗效需要到治疗1～2个月后才能出现；药物治疗可使患者恢复到病前水平；足够的疗程可预防症状的复发。

急性期治疗：达到临床治愈。建议：足够疗程，足够剂量。

维持期治疗：预防复燃与复发。建议：首次发作：用药6～8个月，第二次发作：3～5年，2次以上发作：长期治疗。

（三）常用药物

略。

参考文献

[1] 刘增垣，何裕民．心身医学．上海：上海科技教育出版社，2002.
[2] 徐斌，王效道，刘士林．心身医学．北京：中国科学技术出版社，2002.
[3] 徐俊冕．医学心理学．上海：上海医科大学出版社，1990：191，214－217，210－213.
[4] 张明岛，陈福国．医学心理学．上海：上海科学技术出版社，1998.
[5] 殷大奎．中国精神卫生工作的现状、问题及对策．中国心理卫生杂志，2000，14（1）：6－7.
[6] 张明圆．应重视综合性医院就诊者心理障碍的诊断与治疗．中华医学杂志．1999，79（5）：325－326.
[7] 沈渔邨．精神病学．3版．北京：人民卫生出版社，1999：725－732.
[8] 石川中．心身医学入门．姜天正，等译．北京：人民卫生出版社．1986：8－13，19－21.
[9] B. 鲁班-普罗查，W. 普丁格，F. 克鲁格，等．实用心身医学．刘斌译．北京：科学出版社，1998：1－16.
[10] 沈渔邨．心理、情绪与心身健康．中华医学杂志，1999，79（2）：155－156.
[11] 陈彦方，李舜伟．脑部疾病诊断治疗学．北京：中国协和医科大学出版社，2003.
[12] 中华医学会精神科分会编．CCMD－3（中国精神障碍分类与诊断标准）．3版．济南：山东科技出版社，2001.
[13] 陈彦方．CCMD－3相关精神障碍的治疗与护理．济南：山东科技出版社，2001.
[14] 张培信，张文风，吕占模．心身疾病与心身治疗．济南：山东科学技术出版社，2002.
[15] 张文，施榕，李小娥，等．医德心理学．北京：军事医学科学出版社，1998.
[16] 曾文星，徐静．心理治疗：理论与分析家．北京医科大学中国协和医科大学联合出版社，1994：20－21，38－39.
[17] 王长虹，丛中．临床心理治疗学．北京：人民军医出版社出版，2001：

79，86－89.
[18] 医学与哲学 1980－2008. 大连医科大学，医学与哲学杂志社．
[19] 郑日昌．大学生心理咨询．济南：山东教育出版社，1996：137－139.
[20] 陈晓民，崔秋耕．Ⅰ－Ⅱ期原发性高血压患者的生物反馈与放松训练疗效观察．中国心理卫生杂志社，1995，9（3）：126－125.
[21] 张苏范．生物反馈治疗高血压临床疗效剖析．中国心理卫生杂志社，1995，9（4）．
[22] Richrd S. Sharf. 心理治疗与咨询的理论及案例．胡佩诚，译．北京：中国轻工业出版社，2000：461－472.
[23] 车文博．心理治疗指南．长春：吉林人民出版社，1990.
[24] 任高，陆再英．内科学．5 版．北京：人民卫生出版社，2000.
[25] 李明华，殷凯生．哮喘病学．北京：人民卫生出版社，1998.
[26] 杜文东，周梅，蔡雄鑫．医学心理学．南京：南京出版社，1990.
[27] 张亚林．神经症理论与实践．北京：人民卫生出版社，2000.
[28] 徐东，徐健，阮晓云等．支气管哮喘生活质量问卷的研究与应用．中国康复医学杂志．
[29] 钱铭怡．心理咨询与心理治疗．北京：北京大学出版社，1994：185－239.
[30] 龚耀先．医学心理学．北京：人民卫生出版社，1999：133－142.
[31] 胡顺江（中国台湾）．复健医学与护理．北京：科学技术文献出版社，1999：169－176.
[32] [美] 克鲁逊. 克氏康复医学．南登崑，等编译．长沙：湖南科学技术出版社，1990：92－103.
[33] 何权瀛．中华结核和呼吸杂志，2001，9（24）：518－519.
[34] 牛轶，程自立，往高华，等．支气管哮喘的心身相关研究进展．中国心理卫生杂志，2001，15（6）：429－430.
[35] 尹文刚．心理疗法对支气管哮喘患者的治疗反应．现代康复，2001，5（8）：7－9.
[36] 王曾礼．肺结核//叶任高．内科学．5 版．北京：人民卫生出版社，2000：84－104.
[37] 谢惠安，阳国太，林善梓，等．现代结核病学．北京：人民卫生出版社．2000.
[38] 牛汝楫．呼吸疾病诊疗指南．北京：科学出版社．2000.
[39] 中华医学会结核病学分会．肺结核诊断和治疗指南．中华结核和呼吸杂志，2001，24：70－74.

[40] 赵佩瑚，庄建杰．肺结核患者艾森克个性量表评定分析．健康心理学杂志，1998，6（3）：305－306.
[41] 朱林，李拯民，范若兰，等．心理社会因素与青年肺结核发病关系的调查研究．中国防痨杂志，1996，18（2）：61－63.
[42] 邢亚．158例肺结核患者的心理分析及治疗．中国社会医学，1994，53（4）：28－30.
[43] 杨菊贤．心身疾病临床应用的进展．中国社会医学，1994，50（1）：45－47.
[44] 于清汉．心身医学与心身疾病简述．中国心理卫生杂志，1987，1（4）：145－147.
[45] 韩江娜，朱元珏，李舜伟．高通气综合征的临床诊断与治疗．中华结核和呼吸杂志，1998，21（2）：98－101.
[46] 韩江娜，Schepers R，Stegen K，et al. 高通气综合征？还是惊恐障碍？中华结核和呼吸杂志，2001，24（9）：516－517.
[47] 张洪稳，高允东．高通气综合征的认知行为治疗．中国行为医学科学，2001，10（4）：311－312.
[48] 王维治，神经病学．北京：人民卫生出版社，2006.
[49] 许兰萍，郎森阳，姜凤英，等．心身疾病的诊断与治疗．北京：人民卫生出版社，2005.
[50] 陈文彬，程德云．呼吸系统疾病诊疗技术．北京：人民卫生出版社，2000.
[51] Gabriel MK. 编肺部疾病诊断与治疗．王辰主译．北京：人民卫生出版社，2001.
[52] 陈灏珠．实用内科学．11版．北京：人民卫生出版社，2001.
[53] 翁心植．慢性阻塞性肺疾病与肺源性心脏病．北京：北京出版社，1999.
[54] 黄念秋，吴善．现代老年呼吸病学．北京：人民军医出版社，1998.
[55] 龚兰生．原发性高血压//陈灏洙．内科学．4版．北京：人民卫生出版社，1996：224－233.
[56] 孙宁玲．高血压的诊断//孙宁玲．今日高血压．北京：中国医药科技出版社，2000.
[57] 张维熙．高血压伴发的精神障碍//沈渔邨．精神病学．3版．北京：人民卫生出版社，408－411.
[58] 孙宁玲，韩建德，赵华等．A型行为对原发性高血压患者血浆儿茶酚胺的影响．中国心理卫生杂志，1995，9（1）：4－6.
[59] 孙宁玲．应激、行为类型与急性心肌梗死后的生理生化改变．中国心理

卫生杂志，1994，10.
[60] 吴恺，胡夏生，王作伟，等．缺血性脑血管病与卒中后抑郁．中华老年医学杂志，2000，19（2）：131-132.
[61] 许兰萍，张冬梅，焦俊杰等．心理精神障碍明尼苏达多相人格测查结果研究．中华内科杂志，2001，40（12）：805-808.
[62] 周吕，柯美云．胃肠动力学基础与临床．北京：科学出版社，1999：615-619.
[63] 于皆平等．实用消化病学．北京：科学出版社，1999：720-743.
[64] 张成林，储兴，林周等．溃疡性结肠炎患者的心理健康状况及个性特征．中国行为医学科学，2201，10（1）：32-33.
[65] 杨雪峰．剖宫产及剖宫产指征 14 年变化研究．中国实用妇科与产科杂志，2002，12（1）．
[66] 傅改玲．未婚先孕妇女心理状况分析．健康心理学报杂志，1998，6（2）：129.
[67] 梁位流．未婚女青年人流前后心理状况分析．中原精神医学杂志，1996，2（2-3）：120-122.
[68] 张佩珍．围婚期妇女生殖健康状况及需求调整．中国妇幼保健，2001，16（2）：91-93.
[69] 野村纯一，季伟华．产后精神障碍的疾病分类及内分泌侧面．临床精神医学杂志，1996，6（3）：156.
[70] 金辉，杨文才．产褥期精神障碍的防治．中国实用妇科与产科杂志，2001，17（5）．
[71] 盛素娜，张新波等．产后与非产后精神分裂症的临床对照研究．四川精神卫生，1995，10：45.
[72] 翟书涛．妇女精神卫生．北京：人民卫生出版社，1999.
[73] 常娇娥等．产后抑郁症患者胎盘激素的变化．中华妇产科杂志，1995，30（6）：342（10）．
[74] 张绍珍、张蕴憬、崔丽侠，等．不孕妇女的心理状况及血浆 β-内啡呔水平．中国心理卫生杂志，1998，12（1）：231.
[75] 张占英，杨永生，宋爱芹．男女不孕患者心理因素对照研究．中国心理卫生杂志，2000，14（1）：40.
[76] 马永清，边旭明，朗景和．子宫畸形妇女妊娠及生育能力研究．中华医学杂志，2001，81（7）：415-417.
[77] 朱家美．人流术后继发不孕 50 例临床分析．国际医药卫生导报，2002，

01 (1): 73 - 74.
[78] 乐杰. 妇产科学. 5 版. 北京: 人民卫生出版社, 2000.
[79] 全国儿科哮喘防治协作组. 儿童哮喘防治常规（试行）. 中华儿科杂志, 1998, 36 (12): 747 - 751.
[80] 戴家熊, 韩连书. 小儿哮喘. 上海: 上海科学技术文献出版社, 1998.
[81] 徐东, 文娟, 赵秀荣等. 哮喘教育在哮喘患者中的初步应用及评价. 中国心理卫生杂志, 2002, 16 (1): 46.
[82] 冯益真, 王金荣, 赵炳喜. 哮喘病的病因学及哲学思考. 医学与哲学, 2001, 22 (8): 28.
[83] 陶国泰. 儿童少年精神医学. 南京: 江苏科学技术出版社, 1999: 268 -269.
[84] 王慕逖. 儿科学. 5 版. 北京: 人民卫生出版社, 2002: 23.
[85] 李锦华. 儿童保健学. 贵阳: 贵州人民出版社, 1988: 549 - 550.
[86] 徐正国. 小儿神经性尿频 53 例报告. 实用临床医学, 2002, 3 (2): 87.
[87] 宋艳红, 宋晓辉, 郭玉香. 麻黄素与 654 - 2 治疗小儿神经性尿频 54 例. 黑龙江医学, 1998, 168 (6): 32.
[88] 耿泽华, 史云霞. 小儿精神神经性尿频 50 例临床分析. 河南实用神经疾病杂志, 2001, 4 (6): 48.
[89] 余永言. 葡萄糖酸锌佐治小儿神经性尿频 27 例疗效观察. 浙江实用医学, 1999, 4 (1): 36.
[90] 赵德明, 周云龙, 吴汉民. 神经精神障碍性皮肤病. 赵辨. 临床皮肤病学. 3 版. 南京: 江苏科学技术出版社, 2001: 705 - 723.
[91] 姚传芳. 情感性精神障碍. 长沙: 湖南科学技术出版社, 1999.
[92] 许又新. 精神病理学. 长沙: 湖南科学技术出版社, 1998.
[93] 李凤鸣. 眼科全书. 北京: 人民卫生出版社, 1996.
[94] 严密. 眼科学. 4 版. 北京: 人民卫生出版社, 1996.
[95] 许又新. 心理治疗基础. 贵阳: 贵州人民出版社, 1998.
[96] 刘家琦, 李凤鸣. 实用眼科学. 2 版. 北京: 人民卫生出版社, 1999.
[97] 黄选兆, 王吉宝. 实用耳鼻咽喉科学. 北京: 人民卫生出版社, 1998: 1020 - 1147.
[98] 姜泗长, 顾瑞. 临床听力学. 北京: 北京医科大学、中国协和医科大学联合出版社, 1999: 400 - 406.
[99] 谢毓秀. 牙体非龋性疾病和发育异常//郑麟蕃, 张震康. 实用口腔科学. 北京: 人民卫生出版社, 1994: 38.

[100] 罗丽，罗宗赉，易新竹．精神因素与夜磨牙症．华西口腔医学杂志，1988，6（3）：170-173.

[101] 李勇．夜磨牙症个性与肌电关系的研究．实用口腔医学杂志，1990，6（1）：50-51.

[102] 田茂能，王青云，黄红焰等．口腔扁平苔藓与复发性口疮的心理测定及分析．华西口腔医学杂志，1993，11（1）：47-48.

[103] 岳玉敏．精神因素在灼口综合征发生和治疗中的作用．国外医学口腔医学分册，1997，24（4）：220-221.

[104] 刘卫军，史宗道．颞颌关节紊乱综合征发病危险因素的研究．华西口腔医学杂志，1997，15（1）：36-39.

[105] 谢洪．复发性口疮患者行为类型特征分析．中华口腔医学杂志，1989，24（1）：55-57.

[106] 赵德明，周云龙，吴汉民．神经精神障碍性皮肤病//赵辨主编．临床皮肤病学．3 版．南京：江苏科学技术出版社，2001：705-723.

[107] 许兰萍，张冬梅，吴玥．综合医院神经科门诊抑郁症的临床研究．中国康复医学杂志，2003，18（4）：239-240.

[108] 中国就业培训指导中心．中国心理卫生协会组织编写．心理咨询师（二级）．北京：民族出版社，2005.

[109] 中国就业培训指导中心．中国心理卫生协会组织编写．心理咨询师（基础理论）．北京：民族出版社，2005.

[110] 中国就业培训指导中心．中国心理卫生协会组织编写．心理咨询师（三级）．北京：民族出版社，2005.

[111] Malmberg LP，Tamminen K，Sovijarvi ARA. Orthostatic increase of respiratory gas exchange in hyperventilation syndrome. Thorax，2000，55：295-301.

[112] Klinnet R，McQuaid EL，*et al*. Multimethod assessment of behavioral and emotional adjusment in children with asthma. Indian J Physiol Pharmacol，2000，25（1）：35-46.

[113] Glaser R，Marucha PT，*et al*. Stress-related changes in proinflammatory cytokine production in wounds. Psychother Psychosom，1999，56（5）：450-456.

[114] How JA，Mest CG. Psychosocial interventions for patients with chronic obstructive pulmonary disease. Home Healthc Nurse，1997，15（6）：414-20.

［115］ Kunik ME；Braun U；Stanley MA，*et al*. One session cognitive behavioural therapy for elderly patients with chronic obstructive pulmonary disease. Psychol Med，31（4）：717－23.

［116］ Alexopoulos，GS，Meyers．BS，Young，RC，Campbell，S，Silbersweig D，Charlson，M.'Vascular epression' hypothesis. Arch Gen Psychiatry，1997，54：915－922.

［117］ Coffey，C.E.，figiel，G.S.，Djang，WT，Cress，M，Saunders，WB，Weiner，RD. Leukoencephalopathy in elderly depressed patients referred for ECT. Bool. Psychiatry，1998，517－522.

［118］ Dr. Rajamannar Ramasubbu MD MRC，Psych. F. R. C. P（C），M. Sc. Relationship between depression and cerebrovascular disease：conceptual issues. Journal of Affective Disorders，2000，57：1－11.

［119］ Eaton，WW，Armenian，H，Gallo，J，Pratt，L. Ford，DE. Depression and risk for onset of type Ⅱ diabetes. A prospective population based study. Diabetes Care，1996，19：1097－1102.

［120］ Fujikawa，T，Yamawaki，S，Touhouda，Y. Incidence of silent cerebral infarction in patients with major depression. Stroke，1993，24：1631－1634.

［121］ Grethe Andersen，MD，Karsten Vestergaard，MD，Lise Lauritzen，MD. Effective treatment of poststroke depression with the selective serotonin reuptake inhibitor citalopram. Stroke，1994，25：1099－1104.

［122］ Jonas，BS，Frank，P，Ingram，DD. Are symptoms of anxiety and depression risk factors for hypertention? Longitudinal evidence from the National Health and Nutrition Examination Survey I：Epidemiologic Follow-up Study. Arch Fam Med，1997，5：44－48.

［123］ Joan C. Borod. The neuropsychology of emotion. oxford：Oxford University Press. 2000，246－254.

［124］ Krishnan，KR，Goli，VlkEllinwood，EH，France，RD，Blazer，DG，Nemeroff，CB. Leukoencephalopathy in patients diagnosed as major depressives. Biol Psychiatry，1988，23：519－522.

［125］ Robinson，RG，Boston，JD，Starkstein，SE，&Price，TR. Comparison of mania with deresssion following brain injury：Causal factors. American Journal of Psychiatry，1988，145；172－178.

后　记

完成此书，意犹未尽，掩卷沉思，任重道远，曙光在前。

其一，医学发展与人文精神的缺失在于：①现代技术将“病”与“人”割裂，望闻问切、望触叩听的基本功被忽视，医生脱离了患者整体的需求，局部功能的考虑大于整体的维护，医生的创新性和同情心被失去人性的高新技术取代。②商品经济的冲击。③教育与管理的滞后。临床工作中备受重视的仍然是高新技术和医疗设备。把握先进医疗资源信息和高科技技术的医生，就可以不顾生命的价值和人的感受，不考虑患者整体利益，就病论治，头痛医头，脚痛医脚。医学模式的转变仍然是“没有桥墩的桥梁”。

其二，我们要做的整合工作诸多：以哲学观系统论为依据，以整体为依托要开展多科协作，研究心理社会因素与疾病关系；心与身的关系；中枢与周围神经的关系；自主神经与疾病的关系……研究对评估有心理精神与躯体疾病共病的病例，如心律失常、哮喘、胃炎、更年期等，从流行病学疾病分布规律及影响分布的因素，到临床实验医学药物治疗效果、安全性、选择合适方案（例如心律失常一组中枢神经系统药物，一组中枢神经系统药物＋抗心律失常药，一组抗心律失常药；更年期一组中枢神经系统药物类，一组中枢神经系统药物＋激素替代剂，一组激素替代剂，治疗评估，依此类推，以确定最佳诊治方案）。真正做到宏观审视、整体评估，微观基础、心身兼顾。

其三，我们要继续深入学习祖国传统文化和传统医学，胸中应存大宇宙、大规律、大生命、大状态。宏观把握整体，追求宏观的深度和远度。微观探索真谛，精深科学清晰的局部。宏观求道，微观求真，大医精诚。秉承祖国医学天人合一之医学思想的一贯追求，通天理、近人情、达国法。遵循防重于治、未老养生的治未病思想，天人和谐、形神一体的整体观，调整阴阳的平衡观，动静结合的恒动观。懂自然规律，遵循自然规律，知道医学追求的最高境界是相反相成，最难的也是相反相成。任何事物都是一分为二的，往往从一个方面走向另一个相反的方面，任何事物的原则规律都是相对的，不是相对的就无法发展。面对患者和疾病首先想到的不是消灭根除对方，而是不懈的追求两极的统一。

心身医学是一门边缘学科，然而她又代表着未来医学方向。现代医学的走向，必将是在中西医学各放溢彩的同时，两者逐步达到比较完美的结合。

心身医学新模式将在学科发展中，整体与局部、综合与专科相互促进，在不断分化的同时，又不断走向综合，以科学方法研究人文现象的本质和规律，揭示其中的自然问题。生命科学与物质科学、信息科学、认知科学、复杂性科学的组合，将提升人类重新认识世界和人类自身的能力，为科学指明方向和道路，为科学研究提供研究对象和方法论基础，不断超越人类的传统认识，完成从低层次向高层次的复杂运动形式的飞跃。

我们必须对我们的事业有一种宗教徒的殉道精神。走在时代前面，全身心地投入医学临床，融医学于人文之中。把此作为崇高的事业，在临床中展现自己真善美的感情，在从医中给人们以崇高的精神启迪。最大限度地深入传统，最大限度地跳出传统，最大限度地融入社会和生活，以求最大限度地高于社会生活和大自然，最大限度地认识自我，最大限度地超越自我，选择责任、义务和奉献，在临床实践中确立自己的人格取向，构建铸造自己完整的医学人文品格。真正达到物我两忘的心境，在利益、道德、价值三个层面力求价值取向。在小隐隐于野（依赖周围的环境忘却世事，沉湎于桃源世外），中隐隐于市（匿于市井之中，藏龙卧虎之地），大隐隐于朝（隐于朝野之中，处于喧嚣的时政，却大智若愚、淡然处之）的三个层面力求在最世俗的市朝中排除嘈杂的干扰，自得其乐，体验隐居于市朝中心灵上真正的升华。摒弃浮躁，踏实求真，耐得孤独寂寞，将奉献作为自己高贵灵魂的信仰。在自己钟爱的事业中做铺路石，为医学事业做泥砖瓦，尽己微薄之力，并促进一场医学观念的革命。我们的道路尽管是崎岖的，我们的目标始终如一。

本书中的精神疾病案例承蒙精神科老前辈田祖恩、于庆波、崔玉华、罗和春、吕秋云、张培琰、蔡焯基等教授参与指导讨论诊断，在此致以衷心谢意！

主编 许兰萍
2011年10月